EL CUERPO ES SABIO

Rachel Carlton Abrams

EL CUERPO ES
SABIO

(Body Wise)

Descubre la
INTELIGENCIA CORPORAL
para una salud perfecta

URANO
Argentina – Chile – Colombia – España
Estados Unidos – México – Perú – Uruguay – Venezuela

Título original: *Body Wise*
Editor original: Rodale Wellness, New York
Traducción: Núria Martí Pérez
Ilustraciones: Michael Gellatly

1.ª edición Septiembre 2017

Este libro no es un manual médico, sino una obra de consulta general. El propósito de la información que contiene es ayudarte a tomar decisiones más informadas sobre tu propia salud. No pretende sustituir ningún tratamiento médico. Si sospechas tener algún problema de salud, te aconsejo vivamente que recurras a un facultativo competente.

La autora y la editorial no patrocinan a las compañías, las organizaciones o a los profesionales citados en este libro. De forma recíproca, las compañías, las organizaciones o los profesionales citados no patrocinan el contenido de esta obra.

Las direcciones de Internet citadas en esta obra eran válidas en el momento en que se publicó la edición original.

ISBN: 978-84-7953-990-0
E-ISBN: 978-84-16990-44-3
Depósito legal: B-11.581-2017

Fotocomposición: Ediciones Urano, S.A.U.

Impreso por Rodesa, S.A. – Polígono Industrial San Miguel Parcelas E7-E8
31132 Villatuerta (Navarra)

Impreso en España – *Printed in Spain*

Para Jesse, Kayla y Eliana,
me curáis el corazón cada día.

Índice

TERCERA PARTE
Usa la sabiduría del cuerpo para sanar tu vida

Introducción

El secreto de tu salud y bienestar está dentro de ti

Durante más de dos décadas he sido doctora de atención primaria en la vanguardia de la medicina moderna, tiempo en el que me he familiarizado con los problemas de salud con los que más batallan las mujeres. He sostenido las manos y los corazones de innumerables pacientes mientras compartían conmigo el dolor y el sufrimiento que esos trastornos les producían en su vida. Al menos el 75 por ciento de las afectadas expresan la misma retahíla de quejas.

Están cansadas. No duermen bien. Han perdido el apetito sexual. Sufren algún tipo de dolor crónico, como cefaleas, dolor de espalda o dolor pélvico. Padecen depresión, ansiedad o ambas dolencias. Y con frecuencia también tienen alergias, trastornos autoinmunes o algún otro signo de que su cuerpo está atacándose a sí mismo. Quizá no manifiesten todos estos síntomas a la vez, pero suelen tener la mayoría con los años. A mí, desde luego, me ocurrió.

Durante años me he estado preguntando por qué tantas mujeres manifiestan alguno de estos síntomas o todos. ¿Es una simple casualidad? ¿Estarán vinculados? ¿Y hay alguna forma de eliminarlos?

Como médico que practica la medicina integrativa tengo la suerte de disponer del tiempo para escuchar de verdad a mis pacientes y oír lo que hay detrás de sus síntomas. Dedico una hora entera a los nuevos para escuchar sus preocupaciones y quejas y enterarme con todo lujo de detalles de su vida. Las mujeres me cuentan una y otra vez los mismos retos cotidianos. Se sienten divididas por sus numerosos papeles y responsabilidades. Partidas entre tener que ocuparse de su familia y amigos y dedicarse a su trabajo. Abrumadas y agotadas por las bondades y las cargas de sus compromisos. Responden a la llamada social de «supermujeres» pese a su edad y su etapa vital. Desde las veinteañeras recién licenciadas de la facultad hasta las septuagenarias jubiladas, muchas mujeres están exhaustas en su vida. Son conscientes de su ajetreada existencia hasta cierto punto, pero carecen de la profunda inteligencia sobre su instrumento más importante: su propio cuerpo. Mis colegas de medicina primaria también son testigos de la misma epidemia de síntomas. Esta serie de quejas es tan habitual que no he acabado viéndola como un conjunto de síntomas inconexos, sino como un diagnóstico en sí mismo: agotamiento físico crónico.

> Pero escuchar el cuerpo no consiste solo en evitar futuras enfermedades, sino en sentirte bien y vital en el presente y en llevar una vida que a ti —y a tu cuerpo— os encanta llevar.

El agotamiento físico crónico viene de las exigencias que la vida moderna le impone a nuestro cuerpo y de haber dejado de estar en sintonía con su inteligencia. Muchas mujeres de mi consulta y de mi círculo de amistades y familiar han acabado aceptando unos niveles inauditos de dolor y molestias como normales sin ver que su cuerpo les está pidiendo a gritos que le presten atención antes de que aparezca una enfermedad más seria. Pero escuchar el cuerpo no consiste solo en evitar futuras enfermedades, sino en sentirte bien y vital en el presente y en llevar una vida que a ti —y a tu cuerpo— os encanta llevar. He acabado viendo la inteligencia del cuerpo —lo que se podría llamar el cociente corporal o CC— como una medida fundamental de salud y bienestar. La inteligencia del cuerpo también es igual de importante para los hombres, y si eres un varón o una persona transgénero que está leyendo este libro por tu propio interés o el de tu pareja, ¡bienvenido! Tengo muchos pacientes varones en mi consulta, pero he decidido centrarme en las mujeres para poder hablar con claridad de la relación única que mantenemos con nuestro cuerpo. No obstante, los principios y las prácticas de un cuerpo sabio son igual de importantes para los hombres.

Como migrañosa, conozco tanto como cualquier otro mortal el gran alivio de cuando el dolor desaparece. Y, sin embargo, los patrones de las jaquecas o de otras clases de dolor pueden ser los mensajes del cuerpo intentando decirnos algo crucial en nuestra vida. Después de trabajar siete años en una clínica importante equipada con todas las especialidades médicas en la que solo podía dedicar quince minutos a cada paciente, empecé a plantearme dejarla para abrir mi propia consulta integrativa. Deseaba desesperadamente tener el tiempo suficiente para escuchar y respetar el corazón de mis pacientes, pero me daba miedo. En aquella época mis hijos eran pequeños y me preocupaban las exigencias de abrir una consulta privada. No me había formado para dirigir un negocio y me angustiaba fracasar económicamente y ser incapaz de pagar la hipoteca o las compras del supermercado. Y también temía que mis colegas más convencionales me hicieran el vacío por dedicarme a la medicina integrativa, ya que esta acepta que otras tradiciones curativas puedan tener la misma eficacia y en algunos casos incluso superar la de la propia medicina occidental. En la actualidad, numerosas investigaciones están demostrando los tratamientos alternativos que funcionan o no, pero en aquel tiempo esta clase de medicina era muy nueva. Así que lo fui posponiendo. Y a medida que mi frustración crecía por no poder ofrecer a mis pacientes la clase de atención médica que requerían, empecé a padecer migrañas por primera vez en mi vida y el dolor de cuello, que no había vuelto a tener desde las prácticas médicas, apareció de nuevo.

Al principio creí que las jaquecas me venían del dolor de cuello y decidí recurrir a la fisioterapia. Este tratamiento me alivió el dolor, pero las jaquecas no desaparecieron. El amable y talentoso colega osteópata que me trataba el dolor de cuello tuvo que susurrarme al oído: «¿Te has dado cuenta de que solo te duele la cabeza los días laborables, cuando no estás en casa con tus hijos?» Mmmm. Empecé a comprender que el cuerpo estaba intentando decirme algo importante. Después de reflexionar largo y tendido y de estar hecha un manojo de nervios, extraje la difícil conclusión de que necesitaba dejar mi trabajo para sentirme bien. Había estado viviendo una situación laboral que me agotaba física y emocionalmente y me sentía fatigada y deprimida. Las jaquecas eran la forma en la que mi cuerpo me lo estaba intentando decir.

Al final, pese a mis miedos, escuché la sabiduría de mi cuerpo y decidí dejar mi trabajo. Curiosamente, aunque el contrato estipulara que debía seguir trabajando seis meses más en la clínica, mis migrañas desaparecieron como por arte de magia. La sabiduría de mi cuerpo me ayudó —a decir verdad, ¡me obligó!— a pasar a la siguiente etapa necesaria de mi viaje curativo.

Ahora, como médico que practica la medicina integrativa en una consulta privada, es cuando más que nunca disfruto practicando la medicina. Mi trabajo, en lugar de dejarme reventada, me llena, estimula e inspira. Si llego al trabajo malhumorada, vuelvo a casa contenta, animada por mis increíbles colegas y la profunda curación que presencio en mis pacientes.

Los síntomas que manifestamos no son más que el cuerpo intentando decirnos lo que necesitamos. Se tiende a patologizar y medicar los propios signos que nuestro cuerpo nos envía para que nos curemos. Estos síntomas no son molestias que tengamos que aliviar a toda costa o simplemente ignorar, sino mensajes importantes que podemos usar para averiguar cómo curarnos. Yo ayudo a mis pacientes a escuchar el lenguaje de su cuerpo y, juntas, tratamos las causas subyacentes de sus síntomas para que eviten desarrollar una enfermedad más seria y descubran la salud auténtica y duradera.

La herramienta de diagnosis más poderosa

La herramienta de diagnosis más poderosa que tengo en mi consulta es la inteligencia del cuerpo femenino. Suelo decirles a mis pacientes que solicitaré analíticas, pero que la mejor prueba de la que dispongo es su percepción sobre su propio cuerpo, qué sienten y por qué lo sienten cuando se encuentran de esa manera, y qué es lo que les alivia o empeora los síntomas. Escuchar lo que saben de su propia experiencia es el secreto para esclarecer el misterio del origen de su dolor o su sufrimiento. Cuando mis pacientes se fijan en esta intuición natural, los resultados son extraordinarios. Y para Sofia lo fueron, sin duda. Esta mujer menuda y vivaz de veintiséis años con el pelo rubio rizado, llegó a mi consulta llevando a su adorable hija pequeña en brazos. Estuvo riendo con ella de cualquier cosa y su afecto mutuo se palpaba en el aire mientras jugaban en la sala de espera con los bloques de madera sentadas en el suelo.

Sofia y su marido se conocieron y enamoraron cuando tenían poco más de veinte años y les entusiasmó la idea de vivir juntos y formar una familia. A Sofia le encantaba ocuparse del jardín y cocinar. Crear un hogar saludable es lo que de verdad le hacía feliz. Me sorprendí cuando al preguntarle por qué había venido a verme, me repuso: «Me temo que no podré volver a tener hijos nunca más». Al principio no entendí ese miedo suyo, porque a los veintiséis no había ninguna razón para no poder volver a ser madre. Sofia prosiguió diciendo: «Estoy teniendo sueños recurrentes de

> Ser una mujer de cuerpo sabio significa descubrir una nueva forma de ser en la que eres consciente de lo que necesitas y de cuándo lo necesitas, y confías en que respetarás estas maravillosas necesidades. Es una receta sencilla para el bienestar que se adapta a cualquier circunstancia.

una serpiente mordiéndome en la cabeza y el cuello, me siento aterrada, creo que hay algo en mí que no va bien». Siempre procuro escuchar con gran atención a mis pacientes y respeto el poder de los sueños y del inconsciente. Pero para ser sincera, no sabía cómo interpretar su miedo ni sus presentimientos.

Sofia se sentía cansada hasta extremos inauditos incluso para una madre ocupada con una hija de corta edad. También le dolía el cuerpo, de modo que solicité una serie de análisis de sangre. Las pruebas revelaron una hipofunción de la glándula tiroidea y altos niveles de calcio en la sangre. Después de solicitar más análisis e IRM cerebrales, descubrí que Sofia tenía una neoplasia endocrina múltiple, un síntoma de cánceres en muchos órganos endocrinos. Le había salido un tumor cerebral en la glándula pituitaria y otro en el cuello —en la glándula paratiroidea—, tal como su sueño le había anunciado. Y los tumores le habían hecho infértil. Establecí unos tratamientos especiales para su patología y la ayudé emocionalmente a gestionar estas demoledoras noticias. Lo positivo para Sofia era que gracias a la sabiduría de su cuerpo los tumores le fueron diagnosticados en la fase inicial, antes de que cualquiera de los cánceres pudiera llegar a poner en peligro su vida. Y a su padre también le diagnosticaron más tarde la misma patología y se la trataron con éxito.

Aunque Sofia ya no pueda tener más hijos, la sabiduría de su cuerpo le salvó la vida a ella y también a su padre. Siguió manifestando a lo largo del tratamiento una intuición portentosa sobre su cuerpo y sus necesidades, por lo que pudimos ayudarla con más facilidad a mejorar pese al diagnóstico. Después de tratarse y recuperarse, Sofia decidió abrir una guardería en su casa, y en la actualidad la vida que lleva le sigue llenando. Hace lo que más le gusta, que es cuidar y enseñar a niños. Sigue gozando de salud y está libre del cáncer, aunque continúa con la rutina de seguimiento que se les hace a los pacientes en estos casos.

Todos podemos llegar a tener un cuerpo sabio y quiero ayudarte a desarrollar la inteligencia corporal que necesitas para prosperar en la vida. Este libro no trata de hacer menos cosas, porque a la mayoría de mis pacientes no les parece bien la idea. Están encantadas con su familia, su trabajo y su vida, y no quieren privarse de ninguno de estos aspectos. Yo creo que la solución para estar sana no es dejar de hacer lo que te apasiona ni intentar buscar algún equilibrio imaginario en la vida. Ni tampoco engrosar tu lista de tareas pendientes o seguir una dieta o una rutina de ejercicio en concreto, porque la verdad es que el cuerpo de cada mujer es único y necesita cosas distintas para mantenerse sano.

En lugar de una receta genérica para todo el mundo, te ofreceré los principios y las prácticas que te permitirán llevar la vida única y vital que anhelas. Te enseñaré a escuchar tu cuerpo para que captes mejor sus mensajes, a saber cuándo debes cambiar algo en tu vida. Ser una mujer de cuerpo sabio significa descubrir una nueva forma de ser en la que eres consciente de lo que necesitas y de cuándo lo necesitas, y, además, confías en que respetarás estas maravillosas necesidades. Es una receta sencilla para el bienestar que se adapta a cualquier circunstancia.

Como soy doctora, esposa y madre de tres hijos, la gente siempre me está preguntando: «¿Cómo consigues hacer tantas cosas y mantenerte sana?» Ante todo debo decir que mi salud no es perfecta. Enfermo de vez en cuando como nos pasa a todos. Padezco un dolor de cuello que se me dispara cuando me estreso o si no fortalezco o estiro mi cuerpo lo suficiente. No tengo palabras para expresar lo agradecida que les estoy al quiropráctico y al acupuntor de mi clínica, son unas personas extraordinarias. Sufro migrañas cuando me viene la regla. Y soy propensa a un nivel alto de azúcar en la sangre debido a causas hormonales y genéticas (y también al montón de Doritos y de Cap'n Crunch que devoré en la infancia). A veces hago demasiadas cosas y lo compenso excediéndome en las tazas de delicioso café que tomo, y esto me hace sentir irritable y agotada.

Pero lo que me devuelve el equilibrio y me ayuda a recuperarme es escuchar mi cuerpo sabio. Mi vida, como la de cualquier otra persona, es todo un reto día tras día, semana tras semana, año tras año. Nunca me ha funcionado ver el «equilibrio» como algo estático. Estoy haciendo, como cualquier otra mujer, malabarismos constantemente para poder ocuparme de mis seres queridos, trabajar, hacer ejercicio, descansar y relajarme. Todas tenemos que manejar en nuestra vida unas necesidades tanto propias como ajenas que chocan unas con otras, pero escuchar nuestro cuerpo sabio nos permite seguir sintiéndonos bien en medio de las cambiantes circunstancias de la vida.

¿Qué es tu CC?

Llevo tiempo advirtiendo que muchas de mis pacientes se sienten a los cuarenta como si tuvieran sesenta años —y también lo aparentan—, y que muchas otras se sienten a los sesenta como si tuvieran cuarenta y, además, lucen el aspecto de una mujer más joven. En cuanto las empecé a observar desde la óptica de la sabiduría de su cuerpo, entendí por qué era así. Las mujeres que parecen y se sienten más jóvenes responden a los mensajes de su cuerpo, toman sus decisiones guiadas por ellos, y esto les da la clase de belleza atemporal que solo la buena salud otorga. La mujer de cuerpo sabio sabe interpretar las señales y los síntomas de su cuerpo y capta lo que necesita para mantenerse sana año tras año, mes tras mes, e incluso momento a momento. Pero lo más importante es que escucha su cuerpo y le hace caso. Lo ilustraré con un ejemplo.

Con el paso de los años he aprendido que escuchar mi cuerpo es la manera más rápida de llevar la vida que deseo. Cuando estaba de guardia en urgencias en mi época de residente y trabajaba cien horas semanales pese a estar embarazada de mis hijas gemelas, apenas tenía tiempo de ir al lavabo o de comer en un sistema que, irónicamente, no respetaba la salud de los mismos médicos que intentaban curar a los pacientes. No es de extrañar que para evitar sufrir un parto prematuro acabara viéndome obligada a hacer reposo en cama casi tres meses.

Había estado ocupándome de los bebés prematuros en la UCIN (unidad de cuidados intensivos neonatales) y quería desesperadamente hacer todo lo posible para proteger la salud de mis hijas. El cuerpo me exigió el descanso que no le había estado dando. Cada semana durante el reposo en cama, mi marido y yo celebrábamos el desarrollo de lo que estaba teniendo lugar en mi seno: esta semana se ha desarrollado el sistema nervioso. Esta semana se han formado los pulmones. Y al finalizar el tiempo de reposo en cama, tuve la suerte de traer al mundo a dos niñas gemelas saludables y felices (¡una pesó 2,80 kilos y la otra 3!) Y las tres nos beneficiamos de la situación, porque el reposo en cama, probablemente, evitó que mis hijas nacieran prematuramente. Mi hijo de cuatro años también se benefició. Le encantaron los deliciosos ratos que de pronto podía disfrutar conmigo, acurrucándose a mi lado para que le leyera un cuento... o una docena.

Todos necesitamos escuchar las señales del cuerpo —a veces de una claridad meridiana— que solemos ignorar.

La inteligencia corporal es vital

En la primera visita siempre les pido a mis pacientes que traigan los medicamentos y suplementos que están tomando para comprobar si vale la pena que sigan invirtiendo tiempo y dinero en ellos y para asegurarme de que ninguno sea perjudicial o contraindicado a causa de otro. Algunos me traen literalmente bolsas repletas de fármacos, vitaminas y plantas medicinales. Otros toman hasta cincuenta clases de suplementos nutricionales. E igual de preocupante es que también los hay que me traen veinticinco tipos de medicamentos recetados. No estoy segura de lo que me asusta más. Tanto los fármacos como los suplementos pueden ser bastante perjudiciales y, además, encubren la inteligencia del cuerpo. Si están tomando un medicamento o un suplemento para tener más energía ¿cómo sabrán cuándo su cuerpo está cansado de verdad? Y si están tomando siempre ibuprofeno para el dolor de cuello ¿cómo sabrán si se debe a la mala postura que adoptan ante el ordenador? Una de mis pacientes me contó que su otro médico le había recetado Prilosec para el reflujo gastrointestinal y que le dijo que ya no necesitaría preocuparse más por tomar café cada mañana y vino antes de acostarse, ni por su trabajo excesivamente estresante que le hacía sentir este imperioso deseo. Hay algo en esta forma de ver las cosas que es totalmente errónea. Es bueno aliviar los síntomas, pero debe hacerse sin correr el peligro de agravar lo que los origina.

Agradezco los medicamentos cuando son necesarios, y también los suplementos cuando funcionan, porque tienen menos efectos secundarios que los fármacos. Pero si uno toma pastillas a puñados para sentirse mejor, significa que hay algo que va mal. Que hay un problema de fondo que no se está tratando; de lo contrario, no dependería tanto de los productos farmacológicos para sentirse mejor.

Ser una mujer de cuerpo sabio te permite juzgar si una determinada vitamina o antidepresivo te está ayudando o no de verdad. E intuir qué situaciones o reacciones hacen que la tensión arterial se te dispare o te baje de pronto te permite controlarla de forma natural. Estoy a favor de tomar medicamentos o suplementos que ayuden o protejan a mis pacientes, pero en muchos casos, si son conscientes de sí mismas y se ocupan de sus reacciones físicas, pueden encontrar una forma sana de consumir menos fármacos. Y conseguir que la tensión arterial te baje respirando profundamente o meditando —o incluso con una sesión de soltar tacos metida dentro de un armario— tiene menos efectos secundarios que cualquier pastilla.

Como he afirmado, no me opongo a la toma de medicamentos cuando es necesario, pero prefiero que mis pacientes se curen a sí mismas con la inteligencia de su propio cuerpo y el estilo de vida que deciden llevar cuando es posible. Eso sí es una curación auténtica y duradera en lugar de limitarse a aliviar los síntomas. Es una curación de todo el cuerpo. Tengo muchas pacientes que han reducido sus valores del colesterol hasta 100 puntos, han revertido la diabetes, han eliminado su dolor de espalda crónico y han dejado de tener sofocos menopáusicos al fijarse en las necesidades de su cuerpo y cambiar su estilo de vida.

Solo tú puedes saber lo que tu cuerpo necesita. Ni siquiera tu médico lo sabe. La práctica de la medicina se basa en estudios de investigación que revelan lo que hace que la mayoría de las personas enfermen y las terapias que les ayudan a mejorar. Y la «mayoría» se basa sobre todo en las investigaciones realizadas en los últimos cincuenta años con participantes varones. Pero incluso en los estudios concebidos para una diversa variedad de mujeres, los resultados de la «mayoría» pueden o no aplicarse a ti. Eres única genéticamente, al igual que tu experiencia vital, y ahora se sabe que esta influye enormemente en la expresión de tus genes. Y ya no vivimos en la era de una medicina única para todos. La secuencia del genoma humano se descodificó hace una década y ahora es posible medir la increíble diversidad de la actividad fisiológica humana. Cuando una paciente me dice «Soy muy sensible», me la creo absolutamente. Los fármacos no afectan por igual a todo el mundo porque cada organismo es distinto.

¿Acaso no conoces a alguien que puede tomar café justo antes de acostarse sin ningún problema? Y algunas de nosotras, como me ocurre a mí, si tomamos cafeína pasado el mediodía ¡no podemos pegar ojo hasta las dos de la madrugada! Estas diferencias se deben a que algunas mujeres metabolizan más rápido la cafeína, por lo que el efecto es mínimo, y otras, debido a la genética, la metabolizan más despacio, de ahí que les produzca unos efectos más duraderos e intensos. Es posible solicitar un test genético para saber si uno la metaboliza con rapidez o lentitud, pero los análisis de laboratorio suelen ser innecesarios cuando se yuxtaponen al conocimiento intuitivo del propio cuerpo. Una mujer con inteligencia corporal sabe si puede pedir en la cena un capuchino sin ningún problema o si necesita tomárselo descafeinado.

Dentro de todos, en este mismo instante, hay una sabiduría innata que nos indica cómo la vida nos afecta: desde los medicamentos que tomamos y los alimentos que ingerimos hasta el trabajo que llevamos a cabo y las relaciones que mantenemos. Debemos prestar mucha atención a estas señales que el cuerpo nos envía para cuidarnos y mantenernos sanas.

Incluso un médico de clínica fantástico —y hay muchos médicos y otros profesionales de la salud maravillosos— no puede en 10 minutos saber a conciencia, o *ayudarte* a saber a fondo, lo que necesitas hacer para curarte. Puede diagnosticar problemas comunes como infecciones del tracto urinario o esguinces de tobillo, pero no dispone del tiempo suficiente para ayudarte a hacer amplios cambios en tu vida que te permitan a la larga estar sana y sentirte bien. Ahora que los médicos van tan escasos de tiempo, es más importante que nunca para ti escuchar tu cuerpo sabio para saber qué te ayuda a sentirte bien, qué te hace enfermar y qué necesitas para progresar en la vida.

Dirijo una clínica en la que trabajo con un naturópata, un quiropráctico, un acupuntor, un psicólogo y otros profesionales de la salud que colaboran conmigo. Siento un gran respeto y aprecio por estas otras tradiciones curativas y por cómo ayudan a los pacientes, a menudo de formas que se complementan con la medicina moderna. Y en muchos casos estas tradiciones son de gran utilidad cuando los tratamientos médicos resultan peligrosos o ineficaces. Y aun así, estos profesionales de la salud no pueden saber lo que ocurre en tu cuerpo mejor que tú. Es una gran suerte encontrar profesionales de la salud en los que confíes, pero es mejor no tener que poner tu salud en sus manos, por más amables y talentosos que sean. Cuando cualquiera de ellos te pida que tomes un medicamento o un suplemento, escucha atentamente cómo se siente tu cuerpo: ¿está esta sustancia mejorando tu salud de un modo palpable o visible? Cuando dejas que tu intuición decida por ti, puedes evitar tomar sustancias químicas, aunque sean naturales, que no te están ayudando realmente.

Curándote a ti, curando al planeta

Todos nacemos conociendo a fondo nuestro cuerpo y sabiendo lo que necesita. Si no fuera así no habríamos sobrevivido ni evolucionado. Antes del último siglo, cuando intentábamos encontrar comida, sobrevivir a los elementos, dar a luz y criar a los hijos, si no hubiéramos escuchado la profunda inteligencia de nuestro cuerpo, habríamos muerto. Pero en la actualidad vivimos en un mundo que está más desconectado que nunca de nuestras necesidades físicas básicas. Podemos estar sentados ante el ordenador sin hablar ni movernos en todo el día. Es muy poco habitual que cultivemos o recolectemos nuestra propia comida, y con la abundancia de platos congelados y de servicios que nos llevan la comida a domicilio, ni siquiera necesitamos cocinar. Podemos tomar algo para estar despiertos toda la noche y otra sustancia para dormir de día si queremos o si el trabajo nos lo exige. Básicamente, estamos ignorando las necesidades o las señales del cuerpo la mayor parte del tiempo, y aun así sobrevivimos. El 80 por ciento de las enfermedades en las sociedades desarrolladas vienen del estilo de vida, como las enfermedades cardíacas, la hipercolesterolemia, la diabetes y muchos cánceres. La falta de sabiduría corporal en estos casos está haciendo que enfermemos como sociedad y como individuos.

Me apasiona ayudar a las mujeres a desarrollar la inteligencia de su cuerpo porque creo que es la forma más poderosa y revolucionaria de curarnos y de curar a la sociedad. Como descubrirás, cuando nos respetamos a nosotras mismas y a nuestra salud como mujeres, acabamos curando a nuestra familia, nuestras organizaciones e incluso nuestra relación con la Tierra.

Cuando escuchas la voz de tu cuerpo que te ha estado hablando toda la vida y empiezas a entender el lenguaje con el que se expresa, tienes la clave para ser feliz y sentirte bien. Las decisiones difíciles se vuelven más fáciles. La comida se vuelve más placentera a medida que entiendes lo que tu cuerpo quiere de verdad. Y cuando te mueves, comes y descansas escuchando las necesidades de tu cuerpo, te sientes mucho más vital e inspirada. Desarrollas un «sexto sentido» para elegir a las personas que son una influencia positiva en tu vida, usando la inteligencia corporal a modo de talismán. Tiendes menos a enfermar, porque escuchas lo que los primeros síntomas del cuerpo te están diciendo. Y, además, tienes el poder y el potencial para eliminar los síntomas del agotamiento físico crónico. Si deseas sentirte alegre, vital y longeva, empieza a escuchar la sabiduría natural de tu cuerpo y cambia el agotamiento por la renovación, por un estado de plenitud y de salud radiante.

Los ejercicios que se proponen en este libro tienen, a veces, versiones complementarias en audio, así como otros recursos que podrás encontrar en mi web (por ahora sólo en inglés). Si no puedes usarlos no te preocupes: puedes leer los ejercicios mientras los realizas, o bien grabártelos para hacerlos de forma más relajada.

PRIMERA PARTE
¿Cómo se vuelve sabio tu cuerpo?

1
Cómo medir y mejorar tu CC

Si creciste en un entorno como el mío, seguramente no te inculcaron la idea de que necesitas desarrollar y conservar la inteligencia del cuerpo, tu cociente corporal, junto con tus aptitudes para la lectura, la escritura y la aritmética. Podrías alegar que en la mayoría de las culturas, madurar consiste en parte en *ignorar* las necesidades del cuerpo para «hacer cosas de mayor envergadura». Y, por supuesto, es importante ser capaces de posponer las gratificaciones físicas y de realizar diversas tareas, como las que nos permiten gozar de comida y techo. Pero en el mundo de la sociedad actual la mayoría de las personas han perdido el contacto con un caudal de sabiduría interior que puede guiar su vida hacia una dirección más sana y crear mucha más alegría y goce. ¡Y todos queremos conseguirlo!

La sabiduría del cuerpo

Tu cuerpo se vuelve sabio cuando desarrollas tu inteligencia corporal a cuatro niveles distintos. Según mi opinión, consiste en reunir información sobre tu propio bienestar de fuera a dentro. Ante todo, mides tu estado de salud con la información reunida, sirviéndote de análisis clínicos o de dispositivos electrónicos. En segundo lugar, te fijas en lo que tu cuerpo siente. En tercer lugar, adviertes cualquier impresión o emoción que tenga que ver con esas sensaciones físicas. Y en cuarto lugar, intentas discernir las pautas vitales que te ayudan a entender lo que notas y sientes. Considera el cuarto nivel del discernimiento como el de un detective usando a modo de pistas la información que has ido reuniendo con tus sensaciones y emociones para descubrir cómo mantenerte sana y sentirte bien.

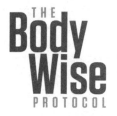

1. **MIDE:** reúne información médica sobre tu estado de salud
2. **SIENTE:** observa las sensaciones del cuerpo
3. **CAPTA:** advierte lo que sientes o intuyes sobre tu cuerpo
4. **DISCIERNE:** descubre las pautas vitales que están intentando decirte algo, como las influenciadas por el inconsciente (sueños, visiones, símbolos)

Mide

Hace varios años, Joe, un hombre afable de lo más encantador, vino a verme aquejado de dolores de cabeza diarios. Ignoraba que su tensión arterial era de 200/120 (lo normal es de 135/85 o unos valores más bajos). La cabeza le dolía por la elevada presión a la que le circulaba la sangre. Las analíticas que pedí revelaron que tenía los índices de colesterol y de inflamación por las nubes. Joe era una bomba de relojería ambulante. Nos dedicamos a solucionar el problema en todos los aspectos: reduciendo el nivel de estrés, estableciendo una rutina de actividad física, cambiando de dieta y recetándole un medicamento para la tensión. En la actualidad pesa 10 kilos menos, es un fanático del ejercicio y, además, tiene un nivel de colesterol excelente y unos índices inflamatorios y valores de la presión arterial normales (por el medicamento que toma). Y, por supuesto, la cabeza ya no le duele. Medir los parámetros de su salud le salvó literalmente la vida.

En el caso de Joe, su cabeza «notaba» que él tenía la tensión alta, pero en la mayoría de los casos no sentimos nada cuando la presión arterial o las pulsaciones son demasiado elevadas, por eso tenemos que medírnoslas de vez en cuando. Paul, otro paciente, vino a verme tras *hacerse* una analítica y descubrir que tenía hipertensión. Lo chocante del caso era que Paul seguía una dieta supersaludable, tenía el peso idóneo, hacía ejercicio con regularidad y carecía de antecedentes familiares de hipertensión. Como no quería que le recetara ningún medicamento, le aconsejé que tomara suplementos nutricionales, redujera el nivel de estrés, meditara e hiciera más ejercicio. Pero todo fue en vano. Entonces le receté una medicación. Probé tres clases distintas de fármacos. Pero no funcionó. Seguía teniendo la tensión alta. En la siguiente visita vino acompañado de su mujer (seguro que es la razón por la que los hombres casados son más longevos que los solteros). «Ya sabes, cielo, que te dije que le contaras a Rachel lo de los ronquidos…» Mmmm. Como Paul al principio se mostró reacio a someterse a un estudio médico del sueño —en el que se dedicaría literalmente a dormir en un laboratorio conectado a una serie de aparatos que registrarían la saturación de oxígeno, el pulso y los ciclos del sueño—, le sugerí que usara en su casa uno de esos dispositivos electrónicos sencillos que monitorizan los ciclos del sueño. ¿Cuál fue el resultado? *No* entraba en el estado de sueño profundo. Y esta clase de sueño es vital para estar sanos.

La falta de sueño profundo puede venir de otras causas, pero la más común es la apnea nocturna, en la que dejamos de respirar por la noche. Como estar sin respirar durante más de 5 minutos es incompatible con la vida, el cuerpo, tras varios minutos de apnea, o de ausencia de respiración, nos despierta mientras dormimos. Este ciclo se va repitiendo toda la noche. Los ronquidos llevan a la apnea y el cuerpo se despierta al dejar de respirar durante unos momentos. Este proceso se puede dar cada seis minutos a lo largo de la noche. Algunos de los efectos a largo plazo de la apnea nocturna son somnolencia diurna, falta de concentración, depresión y, como habrás imaginado, hipertensión y un mayor riesgo de sufrir un infarto.

Cuando el aparato electrónico le mostró que dormía mal por la noche, Paul decidió someterse a un estudio médico del sueño. Este reveló que sufría una apnea nocturna severa. Desde entonces ha estado usando siempre un respirador (dispositivo CPAP nasal de presión positiva constante en las vías respiratorias para que no se le cierren mientras duerme) y tiene una tensión arterial normal. Y, además, se siente más vital y feliz.

A veces reunir un poco de información (los valores de la tensión arterial, el registro del ciclo del sueño, los resultados del estudio del sueño) es lo único que necesitas para entender lo que el cuerpo te está intentando decir. Simplemente mediante diversos análisis clínicos y aparatos electrónicos puedes conocer tu tensión arterial y pulsaciones, los niveles de oxígeno, de azúcar en la sangre y de colesterol, tu peso y la composición corporal, los pasos que das a diario, los ciclos del sueño y otros parámetros medibles. En el mercado encontrarás fácilmente diversos dispositivos para controlar tu estado de salud, como los pulsómetros o las básculas que muestran el peso o la composición corporal. Usar algunos de estos novedosos aparatos, como las pulseras de actividad o los relojes inteligentes, te permite controlar la frecuencia cardíaca, los pasos dados a diario, la duración del ejercicio físico realizado o los ciclos del sueño. Te ofrecen un nuevo método para conocer tu estado físico a diario e incluso te lo muestran en Internet o lo comparan con el de tus amigos. Sistemas médicos, como el tensiómetro manual, las analíticas de sangre y orina y los análisis de composición corporal (para medir la grasa corporal, la hidratación celular y el tejido magro del cuerpo), son fundamentales para controlar el estado de salud. Incluso existen pruebas médicas más sofisticadas, como las que miden hasta qué punto somos proclives a sufrir cáncer o problemas cardiovasculares. Se puede afirmar que nunca antes habíamos tenido al alcance una variedad tan grande de dispositivos y análisis clínicos diseñados para conocer el estado de salud y de bienestar. En el capítulo dos describiré algunos de estos dispositivos y recomendaré los más eficaces. Cuando combinas este conocimiento objetivo con la intuición que has desarrollado para conocer tu estado físico, te resulta mucho más fácil mantenerte sana.

Siente

Después de haber reunido una buena cantidad de información médica, ha llegado el momento de mirar en tu interior. La forma más sencilla de hacerlo es siendo consciente de lo que siente tu cuerpo, ya que te indica si te encuentras bien, si estás soñolienta, hambrienta o sedienta, si sufres fatiga muscular o mareos, si necesitas ir al lavabo, si notas algún tipo de dolor, si sientes deseo sexual y otras necesidades físicas. Algunas son fáciles de interpretar. Por ejemplo, si estás sedienta significa que tienes que beber más agua. Pero otras son un poco más complicadas, como saber si te sientes soñolienta por falta de sueño, por necesitar comer algo debido a un bajón de azúcar o por la soporífera reunión laboral de la tarde que estás manteniendo con tus colegas. Cuando te fijas en las señales de tu cuerpo puedes saber con más precisión qué es lo que necesita.

Tal vez te parezca raro, pero no todo el mundo siente lo que su cuerpo le pide. No es que el cuerpo no se lo «diga», sino que el cerebro no está receptivo a lo que siente el cuerpo y simplemente no lo «escucha». Como en el caso de una persona estoica, insensible al dolor o al hambre. Todos somos estoicos de vez en cuando, pero en algunas personas el estoicismo se convierte en un hábito peligroso. Por ejemplo, una de mis pacientes comía compulsivamente para satisfacer sus necesidades emocionales (¿acaso no lo hacemos todos de vez en cuando?). En esos casos no notamos que estamos llenos. Como no lo percibimos, comemos en exceso a diario ajenos a la señal de saciedad indicándonos que engullamos toda la bandeja de nachos.

Tamar, una empresaria muy exitosa, me contó a lágrima viva la primera vez que vino a verme que era incapaz de controlar su apetito y su peso. Sabía perfectamente, como todo el mundo, que el sobrepeso no es bueno para el cuerpo y, además, estaba a punto de volverse diabética. Pero tenía un trabajo estresante y el hábito de comer le ayudaba a relajarse y a sentirse segura. En la niñez y la adolescencia había sufrido abusos sexuales. Esta horrible experiencia es, por desgracia, muy común en todo el mundo, y en Estados Unidos una de cada cuatro o cinco mujeres menores de dieciocho años la sufre.[1] Las víctimas de abusos, sean sexuales o de otra índole, «desconectan» psíquicamente de su propio cuerpo para olvidar la dolorosa experiencia física de abusos, bloqueando lo que sienten e ignorando su mundo interior. Su cuerpo lo nota, pero ellas no. Por esta razón muchas mujeres traumatizadas se acostumbran a no captar lo que siente su cuerpo, tanto si es algo doloroso como agradable. Esta insensibilidad física adquirida como mecanismo de defensa puede poner en peligro su propia salud y goce de la vida en la adultez. En el caso de Tamar, no notaba realmente cuándo tenía el estómago lleno.

Todos pasamos por momentos ajetreados en la vida en los que ignoramos lo que siente nuestro cuerpo. En la Facultad de Medicina me animaron, sin duda, a ignorar mi necesidad de dormir, comer, orinar o cualquier otra que no tuviera que ver con la atención médica o el estudio. Recuerdo que, cuando estudiaba en la facultad, una conocida cirujana especializada en trasplantes de hígado se negó en redondo a «largarse» del quirófano durante una operación a pesar de haber roto aguas y de estar a punto de dar a luz. ¡Madre mía, esa mujer nos demostró a todos hasta qué punto era capaz de ignorar las señales de su cuerpo! Para curarse, Tamar tenía que aprender «a vivir» de nuevo en su cuerpo, a percibir y reconocer lo que ocurría en su interior y a sentir las emociones que esas sensaciones le suscitaban. Le aconsejé que fuera a ver a un psicólogo especializado en traumas para que la ayudara a superarlo y a crear un lugar seguro en el que curarse y aprender a sentir de nuevo. El psicólogo le enseñó una serie de ejercicios para que volviera a ser dueña de su cuerpo y aprendiera a fijar límites. Tamar se dedicó a mirar en su interior y empezó a notar de nuevo lo que sentía. Peter Levine, psicólogo y escritor, es el fundador de Conciencia Sensorial, una escuela de terapia de trauma cuyo objetivo es ayudar a la gente a volver a sentir las numerosas sensaciones del cuerpo. Si has sufrido alguna clase de trauma, sus libros y los terapeutas formados con sus métodos te serán de gran ayuda (véase el Apéndice B).

Tamar consiguió captar por fin las señales de su estómago indicándole que estaba lleno y este cambio tuvo un gran efecto en su vida. Fue perdiendo más de 22 kilos poco a poco a lo largo de dos años, revirtió su prediabetes y se sintió mucho mejor en su propia piel. Y por primera

---

1. J. Barth, L. Bermetz, E. Heim, S. Trelle y T. Tonia, «The Current Prevalence of Child Sexual Abuse Worldwide: A Systematic Review and Meta-Analysis», *International Journal of Public Health*, 58 (3), 2013, pp. 469-483, doi: 10.007/s00038-012-0426-1. Publicado en Internet el 21 de noviembre de 2012.

vez en su vida pudo sentir no solo el placer de comer, sino también el placer sexual. Se sintió una mujer nueva y completa.

Capta

En esta etapa miras con aún más atención en tu interior para advertir las emociones que te producen lo que tu cuerpo siente. Hace varios años tuve una discusión con una de mis pacientes sanas de unos cuarenta y cinco años por una mamografía. En aquella época las autoridades sanitarias aconsejaban a las mujeres hacerse una cada dos años de los cuarenta a los cincuenta años (en la actualidad no se aconseja *en absoluto* en esta franja de edad). Como se había hecho una mamografía el año anterior, le dije que no hacía falta que se hiciera otra, pero que la decisión dependía de ella. Me confesó que mientras lo estábamos hablando había sentido un gran vacío en el estómago y que al observarlo había descubierto que era miedo. No sabía por qué, pero quería hacerse otra mamografía a toda costa. Acepté su decisión y le concerté una cita para ello. Gracias a la mamografía le diagnosticaron un cáncer de mama incipiente y le extirparon el tumor por medio de una lumpectomía. El «vacío» que sintió en el estómago le salvó literalmente la vida.

Nuestras «sensaciones inteligentes» nos pueden salvar la vida. Nos ayudan a elegir una pareja o cónyuge maravilloso. Nos guían a la hora de decirle a un posible cliente lo que necesita oír para cerrar un trato o nos permiten intuir si nuestros hijos están enfermos de verdad o si nos toman el pelo para evitar una presentación oral de historia. Tu cerebro es un aliado incondicional de tu bienestar si eres capaz de escucharlo y de hacer lo que te pide.

En mi consulta les informo a mis pacientes sobre los numerosos métodos que funcionan para que cada uno elija el que crea que mejor le irá. Dejo que se ocupen de su propia salud y, como son ellos los que *intuyen* el que prefieren, tienen muchas más probabilidades de que les funcione. Ten en cuenta que el efecto placebo —la capacidad autocurativa del cuerpo— se da en un 30 e incluso en un 40 por ciento en cualquier tratamiento.[2] Para que expresen su capacidad curativa, les pido a mis pacientes que elijan el tratamiento dejándose llevar por su «instinto visceral».

Nuestra capacidad de pensar y sentir está presente en todo el cuerpo. El plexo nervioso cardíaco y el plexo nervioso intestinal mode-

---

2. Si deseas conocer más a fondo la sorprendente capacidad autocurativa del cuerpo, este tema se analiza magníficamente en *La mente como medicina: la ciencia de la autosanación*, de Lissa Rankin.

ran y guían nuestras respuestas emocionales. Esta inteligencia emocional del cuerpo se refleja en expresiones como «sigue los dictados de tu corazón», «corazonada» o «tu instinto visceral». De hecho, el Instituto HeartMath de Boulder Creek (California) ha demostrado que cuando tenemos que tomar una decisión nos guiamos más por nuestro «corazón pensante» y nuestro instinto visceral que por los pensamientos y las intuiciones que nos pasan por la «cabeza».[3]

El plexo nervioso que rodea el corazón y los intestinos forma parte de nuestro sistema nervioso simpático y parasimpático, por lo que está vinculado directamente a la respuesta de lucha o huida. Poder «percibir» lo que estamos pensando es fundamental para nuestra capacidad de supervivencia. Una mujer que va por una calle oscura por la noche es extremadamente consciente del entorno (el nivel sensorial de la inteligencia del cuerpo) y también se guía por lo que siente en su corazón y por su instinto visceral (la sensación de vacío en el estómago o la presión en el pecho ligada al miedo). En cuestión de segundos interpreta estas señales combinadas como un patrón de peligro (discernimiento) que le indica que cambie de calle o se suba a un taxi en lugar de seguir caminando por ella. Estas «corazonadas» emocionales son las que nos mantienen a salvo en una selva, en especial en la «selva» de la vida cotidiana.

Para ilustrarte cómo puedes acceder a la inteligencia de tu cuerpo sensibilizado, te enseñaré un ejercicio que aprendí de Julie Schwartz Gottman, una brillante psicóloga con una gran inteligencia corporal. Así tu cuerpo te servirá a modo de instrumento adivinatorio para captar lo que ya intuyes en tu interior.

Por suerte, puedes usar tu cuerpo como un diapasón para saber la verdad, la única herramienta de la que dispones para entender lo inteligente que es. Cuando haces sonar el diapasón de una determinada nota musical y le acercas otro de la misma nota, el segundo se pone a vibrar y a «cantar» por sí solo. Reconoce y capta la vibración del otro diapasón. Este ejercicio le ayuda a tu cuerpo a reconocer y cantar la nota musical del «sí» ante una idea o concepto afín a ti, y a emitir una nota discordante cuando no vibres con ello.

---

3. Rollin McCraty, Mike Atkinson y Raymond Trevor Bradley, «Electrophysiological Evidence of Intuition: Part 1. The Surprising Role of the Heart», *Journal of Alternative and Complementary Medicine*, 10 (1), 2004, pp. 133-143.

Ejercicio 1: Sintoniza con tus «síes» y «noes»

1. Siéntate cómodamente y respira hondo tres veces para relajarte y ser consciente de tu cuerpo. Si lo prefieres, cierra los ojos.
2. Imagínate algo que no sea verdad, por ejemplo: «No soporto a los gatitos» o «Detesto las rosas». Repite la frase en tu interior una y otra vez. Como harás en el ejercicio «La cualidad de la sensación» de la página 58, observa las sensaciones que sientes con el mayor detalle posible. Tal vez notes una opresión en el pecho, un peso en los hombros, un nudo en la boca del estómago, un temblor en las manos, los pies fríos o quizá nada. Observa las sensaciones con el mayor detalle posible. Advierte cómo es la sensación (opresiva, punzante, dolorosa) y su magnitud, densidad, temperatura o color. Lo que sientes físicamente es el «no» de tu cuerpo inteligente. Es la sensación que te produce al reaccionar rechazando esta mentira.
3. Cambia la frase para que ahora sea cierta y repítela en tu interior una y otra vez: «Adoro a los gatitos» o «Me encantan las rosas». Observa la reacción de tu cuerpo. ¿Qué sientes en él cuando dices la verdad? Tal vez notes una sensación de calidez y apertura en el pecho. O un cosquilleo en el vientre, los brazos o las piernas. O una sonrisa o una mirada de dulzura. Advierte cómo es la sensación (hormigueante, espaciosa, expansiva) y su magnitud, densidad, temperatura o color. Las distintas reacciones del cuerpo te sirven para saber la verdad, es su forma de decirte lo que es cierto o no para ti. Lo que sientes es el «sí» de tu cuerpo inteligente. La sensación que te produce al abrirse totalmente a esta posibilidad.
4. Respira profundamente tres veces y abre los ojos.

Para hacer este ejercicio busca un lugar cómodo donde sentarte en el que no haya distracciones. Si te cuesta ser consciente de las sensaciones que experimenta tu cuerpo, no te preocupes. En el capítulo dos aprenderás de forma detallada cómo hacerlo. En doctorrachel.com encontrarás la versión en audio (en inglés) de este ejercicio.

Este ejercicio te ayuda a captar el «sí» o el «no» de tu cuerpo en cualquier situación. A base de práctica aprenderás a interpretar el lenguaje de tu cuerpo, el significado de cada sensación que notes para poder tomar buenas decisiones.

Discierne

Cuando me di cuenta de que solo tenía migraña los días laborables (trabajaba solamente parte de la semana) y no el resto, descubrí (con una pequeña ayuda de mi osteópata) que este patrón de migrañas venía de mi cuerpo que me decía que mi trabajo era literalmente «un quebradero de cabeza». Y cuando escuché a mi cuerpo inteligente y dejé el trabajo, mis migrañas desaparecieron. Suelo buscar esta clase de patrones de la sabiduría del cuerpo en las historias de mis pacientes para ayudarles a volver a sentirse bien. En mi consulta al menos seis pacientes que se quejaban de diversos problemas ginecológicos —relaciones sexuales dolorosas, dolor pélvico crónico, constantes infecciones en la vejiga— se curaron de golpe al dejar la relación de pareja disfuncional que mantenían.

Los estudios científicos están demostrando cada vez más hasta qué punto el cerebro inconsciente dirige nuestra vida. El «inconsciente» es como un iceberg enorme sumergido bajo el agua, mostrando solo la punta, lo único de lo que somos conscientes. Significa que la mayor parte de la información sensorial a la que estamos expuestos —tanto por dentro como por fuera— la procesa la mente inconsciente. Por esta razón existen experiencias que parecen mágicas —como la de mi paciente Sofia (véanse las páginas 14 y 15), que soñó con su cáncer antes de que se lo diagnosticaran. El inconsciente —siempre activo en la trastienda de la mente— nos ayuda a darnos cuenta de algo en un sueño o en una visión que refleja lo que está ocurriendo en nuestro cuerpo y en nuestra vida. Puedes aprovechar los mensajes de tu inconsciente advirtiendo los patrones vitales que usa para intentar decirte algo.

Una de las formas en las que te ayuda es asociando las experiencias actuales a otras que te impactaron en el pasado. Por ejemplo, antes he hablado de una mujer caminando de noche por una calle. Seguro que si la hubieran atracado o agredido sexualmente en una situación parecida en el pasado, las señales de advertencia de su cuerpo (el ritmo cardíaco, la presión arterial, las sensaciones en el pecho o en el estómago) la habrían puesto en un gran estado de alerta en lugar de generar sugerencias sutiles. Nuestro inconsciente intenta protegernos del peligro, y averiguar *por qué* sentimos lo que sentimos es una parte importante del discernimiento. Por ejemplo, mi madre hace los bollos de canela más deliciosos que he probado en toda mi vida. Los solía comer de niña, calentitos y recién salidos del horno, cubiertos de caramelo y nueces pecanas, en Navidad (durante la entrega de los regalos) o cuando toda mi familia se reunía feliz en casa para celebrar el día de Acción de Gracias (un ambiente cálido, confortable, afectuoso y seguro).

Gracias a mi facultad de discernir he llegado a entender por qué me resulta casi imposible pasar por delante de un Cinnabon[4] sin que la boca se me haga agua. Todas esas dulces vivencias emocionales asociadas a los bollos de canela y al caramelo hacen que me cueste una barbaridad no entrar a comprar uno cuando huelo su aroma. Pero este antojo de canela tiene mucho más que ver con mis recuerdos de la infancia que con mi apetito, y ser capaz de distinguir un deseo del otro es fundamental para que mi cuerpo se vuelva sabio.

Mide tu CC

Ahora que ya conoces los cuatro niveles de la sabiduría del cuerpo, te preguntarás ¿es sabio el mío? He creado un test para que calcules cuál es tu CC, el cociente de inteligencia de tu cuerpo, y te hagas una idea de hasta qué punto lo es. Quiero que sepas cuál es tu nivel para que averigües en qué debes centrarte para mejorar tu CC. Y al mejorarlo, tu bienestar también mejorará enormemente. Haz ahora este breve test y sé sincera. No tienes por qué compartir los resultados con nadie a no ser que lo desees. Al final del libro puedes volver a hacerlo para comprobar si has sido capaz de aumentar tu CC. Y si destacas en este test, ¡estupendo! En este caso puedes usar el talento de tu sabio cuerpo para entender y aplicar todas las ideas que te ofrezco a lo largo del libro para mejorar tu salud y tus síntomas.

Test del CC (Test de inteligencia corporal)
Mide

1. ¿Recuerdas los valores de tu tensión arterial de los dos últimos años?

1	2	3	4	5
(¡Ni siquiera recuerdo habérmela tomado!)		(Seguramente son normales)		(Sé que varió 10 puntos)

_____

4. Cadena estadounidense de repostería. *(N. de la T.)*

2. ¿Sabes si tu peso ha variado 2 kilos? (Si no te subes a la báscula porque no te gusta, pero tu peso no ha variado, ponte 4 o 5 puntos.)

1	2	3	4	5
(Tal vez mi peso ha variado 7 kilos)		(Sé que mi peso ha variado 4 kilos)		(Sé cada semana o cada mes cuánto he variado de peso)

3. Si tienes más de 45 años, ¿sabes si tu nivel de colesterol es excelente, normal o demasiado alto? (Si tienes menos de 45, ponte un 5, a no ser que *sepas* que en tu familia hay antecedentes de colesterol alto y no te hayas preocupado de medirte el tuyo.)

1	2	3	4	5
(Nunca me he hecho un análisis para saberlo)		(Conozco mi nivel, pero no sé si es normal)		(Conozco mi nivel y también sé si es normal)

4. Si tienes más de 45 años ¿sabes cuál es tu nivel de azúcar en la sangre? (Si tienes menos de 45, ponte un 5, a no ser que *sepas* que en tu familia hay antecedentes de diabetes y no te hayas hecho un análisis para conocer tu nivel.)

1	2	3	4	5
(Nunca me he hecho un análisis para saberlo)		(Conozco mi nivel, pero no sé si es normal)		(Conozco mi nivel y también sé si es normal)

5. ¿Sabes la cantidad de horas que duermes y si descansas bien por la noche?

1	2	3	4	5
(No tengo idea)		(Si me dices las horas que debo dormir, lo sabré)		(Sé cuántas horas duermo y las que necesito dormir)

6. ¿Cuál es o era la duración de tu ciclo menstrual? (La cantidad de días entre una menstruación y la siguiente.) Si no has tenido nunca el periodo, ponte un 5.

1	2	3	4	5
(¿Qué es el ciclo menstrual?)		(Apenas sé cuándo me va a venir)		(Siempre sé la duración de mi ciclo regular o irregular)

7. ¿Sabes cuándo estás ovulando? (Si ya no ovulas, ¿lo sabías cuando ovulabas?) Si sabes que nunca has ovulado, ponte un 4 o 5.

1	2	3	4	5
(¿Qué es ovular?)		(Apenas sé cuándo estoy ovulando)		(Sé siempre el día en que ovulo)

(Suma la puntuación de las 7 preguntas)
Subtotal del test Mide: _____

Siente

1. ¿Te das cuenta en las comidas de cuándo estás llena antes de «atiborrarte»?

1	2	3	4	5
(Nunca)	(Casi nunca)	(A veces)	(A menudo)	(Casi siempre)

2. ¿Dejas de comer cuando estás satisfecha sin llegar a «atiborrarte»?

1	2	3	4	5
(Nunca)	(Casi nunca)	(A veces)	(A menudo)	(Casi siempre)

3. ¿Tomas un *snack* o una comida cuando sientes un retortijón de hambre durante los 30 minutos siguientes?

1	2	3	4	5
(Nunca)	(Casi nunca)	(A veces)	(A menudo)	(Casi siempre)

4. ¿Vas normalmente al lavabo cuando sientes esta necesidad durante los 15 minutos siguientes?

1	2	3	4	5
(Nunca)	(Casi nunca)	(A veces)	(A menudo)	(Casi siempre)

5. Cuando te duelen los músculos o las articulaciones, ¿dejas de hacer las actividades que te empeoran el dolor?

1	2	3	4	5
(Nunca)	(Casi nunca)	(A veces)	(A menudo)	(Casi siempre)

6. ¿Notas cuando tu cuello, espalda, muñecas, manos o piernas están cansados de una actividad repetitiva (como teclear, escribir, trabajar con el ordenador, usar el teléfono o conducir)? Si tu trabajo es en gran parte físico ¿te das cuenta de cuándo necesitas hacer un descanso para que no te duela el cuerpo ni te lesiones?

1	2	3	4	5
(Nunca)	(Casi nunca)	(A veces)	(A menudo)	(Casi siempre)

7. Si tu situación te lo permite ¿dejas un trabajo repetitivo para levantarte, estirarte, caminar, descansar u ocuparte de tu cuerpo de cualquier otra forma por lo menos cada 90 minutos? (Si tu trabajo te lo impide, aunque quieras hacerlo, ponte un 5... y averigua si puedes cambiar de trabajo.)

1	2	3	4	5
(Nunca)	(Casi nunca)	(A veces)	(A menudo)	(Casi siempre)

8. ¿Con qué frecuencia has notado la sensación de deseo sexual en tu cuerpo a lo largo del último año?

1	2	3	4	5
(Nunca)	(De una vez al mes a una vez al año)	(De una vez a la semana a una vez al mes)	(De una a tres veces a la semana)	(Más de tres veces a la semana)

9. ¿Encuentras una manera sana de satisfacer tus necesidades sexuales (sola o con una pareja)?

1	2	3	4	5
(Nunca)	(Casi nunca)	(A veces)	(A menudo)	(Casi siempre)

(Suma la puntuación de las 9 preguntas)
Subtotal del test Siente: _____

Capta

1. En los últimos seis meses, ¿con cuánta frecuencia tuviste una «corazonada» sobre una decisión o una persona que acabó siendo cierta?

1	2	3	4	5
(Nunca)	(Dos o tres veces al año)	(Una vez al mes como mínimo)	(Una vez a la semana o más)	(A diario)

2. ¿Con cuánta frecuencia has escuchado y te has dejado llevar por tu «corazonada» sobre una decisión o una persona?

1	2	3	4	5
(Nunca)	(Casi nunca)	(A veces)	(A menudo)	(Casi siempre)

3. Cierra los ojos e imagínate por unos momentos que pierdes a una mascota o a un ser querido en el futuro. ¿Notas dónde y cómo se manifiesta esta sensación de pérdida en tu cuerpo?

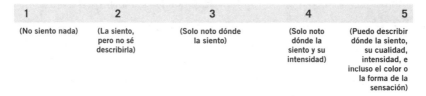

1	2	3	4	5
(No siento nada)	(La siento, pero no sé describirla)	(Solo noto dónde la siento)	(Solo noto dónde la siento y su intensidad)	(Puedo describir dónde la siento, su cualidad, intensidad, e incluso el color o la forma de la sensación)

4. Imagínate que te han dicho que recibirás una gran suma de dinero por algo que has creado para compartirlo con el mundo. ¿Notas dónde y cómo se manifiesta esta sensación de excitación, sorpresa o alivio en tu cuerpo?

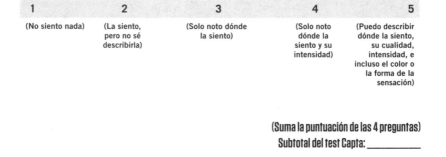

1	2	3	4	5
(No siento nada)	(La siento, pero no sé describirla)	(Solo noto dónde la siento)	(Solo noto dónde la siento y su intensidad)	(Puedo describir dónde la siento, su cualidad, intensidad, e incluso el color o la forma de la sensación)

(Suma la puntuación de las 4 preguntas)
Subtotal del test Capta: _____

Discierne

1. Piensa en una parte del cuerpo que te haya estado doliendo. ¿Sabes qué clase de conducta (actividades, consumo de determinados alimentos, suplementos nutricionales o medicación, masaje o acupuntura) te ha aliviado el dolor?

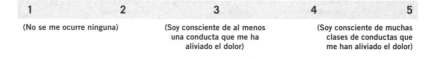

1	2	3	4	5
(No se me ocurre ninguna)		(Soy consciente de al menos una conducta que me ha aliviado el dolor)		(Soy consciente de muchas clases de conductas que me han aliviado el dolor)

2. ¿Sabes qué clase de conducta (actividades, consumo de determinados alimentos o falta de sueño) ha empeorado tu dolor?

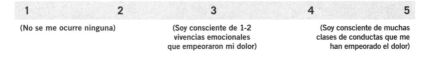

1	2	3	4	5
(No se me ocurre ninguna)		(Soy consciente de 1-2 vivencias emocionales que empeoraron mi dolor)		(Soy consciente de muchas clases de conductas que me han empeorado el dolor)

3. ¿Se te ocurre fácilmente una vivencia emocional que haya causado o empeorado el dolor que sientes en el cuerpo (por ejemplo, dolor de cabeza, dolor menstrual, dolor en el cuello o en la espalda, lesión)? Por ejemplo, «Noto que cuando estoy muy estresada, la regla me duele mucho más».

1	2	3	4	5
(Me resulta imposible)		(Soy consciente de 1-2 vivencias emocionales que empeoraron mi dolor)		(Soy consciente de muchas vivencias emocionales que empeoraron mi dolor)

4. ¿Se te ocurre alguna vivencia emocional (unas vacaciones relajantes, estar con alguien al que quieres, sentirte cuidada) que haya reducido el dolor que sentías?

1	2	3	4	5
(No se me ocurre ninguna)		(Soy consciente de 1-2 vivencias emocionales que me aliviaron el dolor)		(Soy consciente de muchas vivencias emocionales que me aliviaron el dolor)

5. Dedica un momento a recordar la última vez que estuviste enferma. ¿Ves fácilmente las pautas de conducta o de riesgo que contribuyeron a que enfermaras?

1	2	3	4	5
(No se me ocurre ninguna)		(Soy consciente de 1-2 conductas que pudieron haber contribuido a que enfermara)		(Soy consciente de muchas conductas que pudieron haber contribuido a que enfermara)

(Suma la puntuación de las 5 preguntas)
Subtotal del test Discierne: _____

	EXCELENTE	BUENO	DEBES MEJORARLO
Subtotal de Mide (de 7 a 35 puntos): _____	31-35	24-30	<24
Subtotal de Siente (de 9 a 45 puntos): _____	40-45	32-39	<32
Subtotal de Capta (de 4 a 20 puntos): _____	18-20	14-17	<14
Subtotal de Discierne (de 5 a 25 puntos): _____	23-25	18-22	<18
TOTAL (de 25 a 125 puntos): _____	112-125	88-108	<88

Si has obtenido «excelente» en todas las áreas, ¡enhorabuena! Este libro te ayudará a entender con fluidez el lenguaje de tu cuerpo y a evitar los problemas antes de que aparezcan. Puedes usar tu inteligencia corporal aplicando los recursos y la información ofrecida en este libro para llevar una vida feliz escuchando tu sabio cuerpo. Si has obtenido «bueno», leer el siguiente capítulo en detalle y hacer los ejercicios te ayudará a construir la base de la sabiduría de tu cuerpo. Y si has obtenido como resultado «debes mejorarlo» en cuanto a tu capacidad de escuchar lo que te dice el cuerpo y de ocuparte de ti, este libro te mostrará el viaje perfecto para conseguirlo. Incluso ir mejorando poco a poco tu capacidad de escuchar lo que te dice marcará una *gran* diferencia en tu salud y en tu felicidad.

> En cuanto aprendes a interpretar los mensajes de tu cuerpo, descubres que es un comunicador claro y eficaz que te apoya al cien por cien en la vida que quieres y te mereces llevar. Después de todo, tú eres tu cuerpo. Y cuando la mente, el corazón y el cuerpo funcionan al unísono, te pueden ocurrir los milagros más sorprendentes.

En mi propio viaje de aprendizaje del lenguaje corporal, he descubierto que el cuerpo es tanto resiliente como comprensivo. Si intento cuidarme incluso de pequeñas formas (dejando de escribir este libro durante unos momentos para relajar el cuello y los hombros), mi cuerpo se siente muchísimo mejor (¡sin dolor!). Y si me niego a escucharlo, se hace oír —como ayer, que *no me tomé* un respiro mientras escribía para estirarme y el cuello me estuvo doliendo mucho toda la noche. En cuanto aprendes a interpretar los mensajes de tu cuerpo, descubres que es un comunicador claro y eficaz que te apoya al cien por cien en la vida que quieres y te mereces llevar. Después de todo, *tú* eres tu cuerpo. Y cuando la mente, el corazón y el cuerpo funcionan al unísono, te pueden ocurrir los milagros más sorprendentes.

2
Cómo aumentar tu inteligencia corporal

Mejorar el cociente de inteligencia de tu cuerpo, o CC, es más fácil de lo que crees. Lo primero es aprender el Protocolo de un Cuerpo Sabio: cómo medir, sentir, captar y discernir el lenguaje del cuerpo. Y aunque tu cuerpo se exprese a su propia manera, los principios básicos para saber escucharlo y entenderlo son los mismos para todo el mundo. Los siguientes ejercicios y sugerencias te ayudarán en cada uno de los cuatro niveles. Tal vez desees fijarte en especial en los aspectos del Protocolo de un Cuerpo Sabio en los que *no* obtuviste una buena puntuación en el test Mide tu CC (Test de inteligencia corporal) de las páginas 34-39.

Afina tu capacidad para medir

Aprender a reunir información sobre el buen funcionamiento de tu cuerpo es quizás el nivel más sencillo del Protocolo de un Cuerpo Sabio. Esta parte del lenguaje del cuerpo se entiende sin ningún problema porque se expresa con palabras y cifras, un lenguaje al que estamos acostumbrados. Más adelante te propondré métodos sencillos y también de alta tecnología con los que podrás medir tu estado de salud en cada momento.

Pulsaciones y presión arterial

Empezaré con las mediciones básicas de las pulsaciones y la presión arterial. Medirte la frecuencia cardíaca y la presión arterial es, probablemente, la forma más rápida de evaluar tu estado fisiológico y tu nivel de estrés. Y una mujer con el cuerpo sabio *nota* si sus pulsaciones son rápidas u *oye* cuándo el corazón se le acelera de excitación o de miedo.

Las pulsaciones son los «latidos» regulares de la presión producida por el corazón en los vasos sanguíneos al contraerse y empujar la sangre por las arterias. Tu presión arterial es literalmente la presión en la que la sangre circula por las arterias y se mide con dos valores, por ejemplo, 130/75. El más alto (presión arterial sistólica) mide el punto más elevado de presión en tus arterias. El más bajo (presión arterial diastólica) mide el punto más bajo.

¿Por qué es importante? Los latidos de tu corazón (o pulsaciones) reflejan la capacidad de tu cuerpo de irrigar los tejidos con sangre cargada de oxígeno y nutrientes. Tanto la frecuencia cardíaca como la presión arterial suben con el aumento de la demanda de oxígeno, por ejemplo, mientras haces ejercicio. Cuanto mejor sea tu forma física, más eficientes serán tus vasos sanguíneos y tu músculo cardíaco; significa que necesitará ejercer menos presión para que la sangre circule por el cuerpo. Por ejemplo, las pulsaciones de una mujer promedio de cuarenta años son de 70 por minuto (ppm), mientras que las de una deportista de la misma edad que corre maratones son de 45 ppm.

Una persona relajada en buena forma física tiene por lo general una frecuencia cardíaca y una presión arterial más bajas. En cambio, una persona estresada que no esté en tan buena forma las tendrá más elevadas. La presión arterial también está condicionada por la edad, la genética y los medicamentos recetados. Por esta razón es tan importante que te tomes la tensión con regularidad, ya que te revela los cambios naturales o anormales de tu cuerpo, permitiéndote ocuparte de ello con más rapidez.

Tu presión arterial, en especial el valor más alto, o sistólica, sube con cualquier estrés real o imaginado. El cuerpo no distingue el estrés *real* (un coche está a punto de arrollarme) del estrés *imaginado* (estoy a punto de comprarme mi primer coche). Cuando estás estresada el cuerpo reacciona como si tu vida corriera peligro por causas físicas, es como si, por ejemplo, un tigre te fuera a atacar. Te prepara para la *lucha* (defiéndete y enfréntate al tigre) o *huye* (lárgate pitando antes de convertirte en su cena). Los vasos sanguíneos se dilatan en los músculos de

> Cuando respiras profundamente activas las reacciones opuestas a las del sistema nervioso simpático. El ritmo cardíaco se reduce, la presión arterial baja, los músculos se relajan y aumenta el riego sanguíneo en el sistema digestivo y en los genitales.

mayor tamaño de tus brazos y piernas para que huyas y salves el pellejo, y se contraen en los órganos que no son vitales (el sistema digestivo o los genitales). Esta reacción de lucha o huida va de maravilla para salvarte la vida cuando un coche se te echa encima, te permite reaccionar con mayor viveza y rapidez. Pero no es tan útil cuando intentas mantenerte serena y lúcida mientras *compras* tu primer coche.

Medir tus pulsaciones es fácil en cuanto sabes cómo hacerlo. Ponte dos dedos en la parte interior de la muñeca, debajo del pulgar, y percibe si sientes tu pulso. Desliza los dedos por la muñeca hasta encontrar el mejor lugar. Pruébalo con la muñeca derecha y con la izquierda, quizá te resulte más fácil sentirlo en una de las dos. Si te cuesta, tómatelo en la arteria carótida (una de las grandes arterias) presionando ligeramente con los dos dedos el cuello, debajo del ángulo de la mandíbula. No presiones con fuerza sobre la carótida del cuello porque al cerebro no le gusta que ¡le corten el riego sanguíneo!

La forma más fácil de tomarte el pulso es contando la cantidad de pulsaciones durante 6 segundos y añadir un cero al resultado. Si quieres tomártelo con más precisión, cuenta las pulsaciones durante 30 segundos y multiplícalas por 2. Por ejemplo, 36 pulsaciones en 30 segundos equivalen a 72 ppm. El ritmo cardíaco de un adulto sano en reposo es de unos 60 a 100 latidos por minuto. Sin embargo, si el tuyo es de 45 a 60 latidos por minuto, significa que estás en buena forma y que no sufres mareos; lo más probable es que te encuentres en perfecto estado de salud. El ritmo cardíaco de los atletas de élite en estado de reposo es de 45 a 55 latidos por minuto.

Tomarte el pulso es fácil si tus pulsaciones son regulares, significa que el espacio entre un latido y el siguiente es muy similar, como el cadencioso tantán de un tambor. El ritmo cardíaco de la mayoría de las personas es regular. Y es normal que se te acelere un poco si estás nerviosa o que se te ralentice si te relajas respirando hondo varias veces. Cuando respiras profundamente activas las reacciones opuestas a las del sistema nervioso simpático. El ritmo cardíaco se reduce, la presión arterial baja, los músculos se relajan y aumenta el riego sanguíneo en el sistema digestivo y en los genitales.

Algunas personas tienen un ritmo cardíaco irregular, lo que indica que el espacio entre un latido y el siguiente no es siempre el mismo. En estos casos puede darte la sensación de haberte «saltado» un latido o varios. La mayor parte del tiempo estas irregularidades son benignas, es decir, no son peligrosas. Se pueden percibir como un ritmo cardíaco «acelerado» o «irregular» en el pecho. Casi todos estos latidos prematuros aumentan con el estrés y los estimulantes. Pero en algunos casos estas irregularidades en los latidos son peligrosas. Si notas que tu pulso es irregular, es mejor ir al médico para conocer la causa.

Intenta tomarte el pulso imaginándote una situación estresante. ¿Se acelera? Respira ahora profundamente y practica tres veces la respiración abdominal. ¿Baja tu puso? El ritmo cardíaco indica el estado básico de tensión del cuerpo. Te recuerda directamente tu nivel de estrés y la necesidad de bajar el ritmo y de respirar hondo varias veces. Si tienes un aparato electrónico que registra las pulsaciones (como un pulsómetro pectoral o un reloj pulsómetro), puedes usarlo para medirte el ritmo cardíaco y sus cambios.

Para medirte la presión arterial necesitarás otro tipo de dispositivos, pero siguen siendo muy fáciles de utilizar. Puedes adquirir un tensiómetro automático para la parte superior del brazo (los que se aplican en la muñeca no son tan fiables) y tomarte la presión en casa. Hay tensiómetros manuales de gran precisión, pero requieren el uso de un manguito, un estetoscopio y de otra persona para auscultar y observar la lectura de la presión arterial. También hay una variedad de *apps* de salud para controlar la presión arterial, el pulso, el peso, la actividad física y otros parámetros. Muchas se pueden incluso conectar a tu tensiómetro. Si se te da bien la tecnología, puedes considerar comprarte un tensiómetro que se sincronice con una aplicación en Internet y con otros dispositivos que registren la actividad física, en el caso de tenerlos. Si sientes curiosidad por conocer tu presión arterial pero no quieres comprarte un tensiómetro, puedes tomártela en la farmacia. La mayoría de los aparatos que utilizan para ello son muy precisos.

Es importante que te tomes la presión en un ambiente en el que te sientas cómoda porque cuando la gente se la toma en un consultorio médico le suele subir. Yo no llevo bata blanca, pero te aseguro que a muchos de mis pacientes, aunque se sientan muy a gusto conmigo, se les dispara la presión cuando se la tomo en la consulta; en cambio, en su casa la tienen normal. Tal vez no *crean* que están estresados cuando van a verme, pero ¡su cuerpo dice lo contrario! Como nadie quiere que le receten un medicamento para la presión sin ninguna necesidad, si sabes que cuando vas al médico te sube la presión, te aconsejo vivamente que antes de ir te la tomes en casa para ver la diferencia entre ambas.

La presión arterial, como el ritmo cardíaco, varía mucho a lo largo del día dependiendo de la actividad y de los niveles de estrés. Creo que es mejor no verla como una cifra, sino como una serie de cifras. En estado de reposo, lo más aconsejable es que el valor más alto (presión sistólica) sea inferior a 135 y el más bajo (presión diastólica) sea inferior a 85. Se considera que unos valores a partir de 140/90 y por encima es una presión alta. Pero el factor de riesgo cardiovascular y de ictus empieza a aumentar con cada incremento por encima de 115/75, como lo ilustra el gráfico inferior.

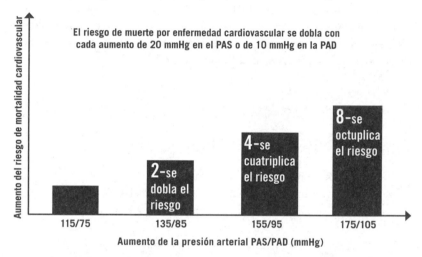

Una presión arterial normal puede llegar como máximo a 85/55, pero si tienes estos valores o unos más bajos y síntomas —como mareos, náuseas, fatiga, visión borrosa— ¡ve a ver al médico! Lo más probable es que exista un tratamiento para estabilizarte la presión arterial.

A medida que te acostumbres a tomarte la presión, fíjate en cuándo se te dispara. Es un buen indicador de la respuesta de estrés del cuerpo. ¿Cómo te va en el trabajo? ¿Te la has tomado después de circular en hora punta? ¿De pelearte con tu pareja? ¿Sabes relajarte para que te baje? He mencionado que a muchos de mis pacientes se les dispara la presión cuando vienen a verme. También es cierto que la gran mayoría saben reducirla hasta 20 puntos simplemente respirando hondo tres veces. ¡Puedes controlar hasta este punto la respuesta de estrés del cuerpo! Si sabes que la presión te sube en situaciones laborales estresantes, puedes protegerte el corazón y el cerebro tomando medidas para bajarla de manera natural. Tómate ahora el pulso (y la presión arterial, si es posible). Y prueba luego el sencillo y al mismo tiempo sumamente eficaz ejercicio para relajarte que describo más abajo. Esta respiración de 5-2-7 es una práctica antigua que el doctor Andrew Weil también ha fomentado recientemente.

Vuelve a tomarte el pulso (y la presión arterial, si es posible). ¿Ha cambiado? Cuando te acostumbras a relajarte con la respiración puedes calmarte incluso en las circunstancias más difíciles. En mi consulta he usado la respiración abdominal sencilla para ayudar a pacientes a superar situaciones de toda índole, desde ataques de pánico severos hasta conflictos conyugales. Puede literalmente «desactivar» la agresiva respuesta de lucha o huida permitiéndote recuperar la calma para que tengas la cabeza clara y resuelvas los conflictos sin recurrir a la violencia verbal o física. Y estar más relajada y ser más paciente te ayuda en las relaciones que mantienes en el hogar y el trabajo.

Ejercicio 2: Respiración abdominal

1. Inspira por la nariz y espira por la boca.
2. Ponte una mano sobre el vientre e inspira profundamente llevando el aire hacia él, siente cómo se hincha. La respiración abdominal sencilla consiste en esto.
3. Si deseas practicar una respiración más profunda, inspira el aire por la nariz contando hasta 5 y luego retenlo contando hasta 2. Siente la quietud que se da entre las respiraciones.
4. Espira el aire lentamente por la boca contando hasta 7, soltando la tensión.
5. Repítelo al menos cinco veces, o hasta que te sientas relajada.

El peso y la composición corporal

Es difícil encontrar un «valor» más polémico u odiado del cuerpo femenino que el peso. Recientemente, una amiga mía y colega —una mujer muy lista y competente— me dijo después de hacerse el test de CC: «¡Claro que sé cuánto peso! Me subo a la báscula cada mañana y la cifra que me muestra determina si tendré un buen o un mal día». Y esta frase viene de una mujer atractiva y saludable. Es todo un reto decir algo impactante sobre las mujeres y el peso y esperar ser oída entre la cacofonía de los mensajes negativos de la sociedad. Siento que es mi responsabilidad velar tanto por la salud mental como física de mis pacientes. Por eso nunca insisto en saber cuánto pesan si esto les incomoda. Pero prefiero conocerlo si ello no les va a afectar emocionalmente. Me resulta sobre todo útil porque cuando vuelvo a ver a una paciente al cabo de tres meses y está disgustada por haber engordado 5 kilos, le puedo asegurar que no ha sido así.

Las mujeres somos implacables con nosotras mismas cuando se trata del peso. Pero al fin y al cabo el peso no es más que la fuerza con la que la Tierra atrae a un cuerpo. Ni más ni menos. Muchas investigaciones demuestran que las mujeres que hacen ejercicio, comen saludablemente y gozan de amor en su vida están sanas al margen de lo que pesen. No estoy diciendo que el sobrepeso o la obesidad sean buenos, ya que las articulaciones se resienten y el riesgo de padecer diabetes aumenta. Pero puedo afirmar que a mi consulta acuden *muchas* mujeres que entran en la categoría de sobrepeso u obesidad con unos parámetros de salud perfectos —presión arterial, colesterol, azúcar en la sangre e insulina, análisis nutricional profundo, fuerza y flexibilidad— que no creo que corran ningún peligro en cuanto a su salud. Una mujer muy delgada con malos hábitos de salud corre más peligro de enfermar que una con sobrepeso con buenos hábitos. También acuden a mi consulta una serie de mujeres que intentan mantener su peso, son esbeltas por naturaleza, pero cuando se estresan o se enfrentan a situaciones difíciles adquieren una delgadez peligrosa. Este estado tampoco es fácil. Y, además, la gente no entiende hasta qué punto les cuesta no adelgazar.

Muchos profesionales de la salud ya no se sirven únicamente del peso sino que usan además el IMC (índice de masa corporal) para hacer el seguimiento a sus pacientes. El IMC tiene en cuenta la estatura y da una escala común que supuestamente le sirve a todo el mundo. Aunque no les funciona a las personas extremadamente musculosas, que según esta fórmula tal vez pesen más de lo recomendado para su altura debido a la abundante masa muscular. Pero un individuo muy musculoso puede estar de lo más saludable, así que el IMC es relativo. El IMC es una fórmula sencilla de calcular en la que se divide el peso por el cuadrado de la estatura en metros.

IMC = Peso (kilos)/estatura (metros)^2

La web www.indicemasacorporal.org te muestra cómo calcular el índice de masa corporal.

Ni el peso ni el IMC indican nada sobre tu composición corporal: el peso del agua, de la masa muscular, de los órganos y de la grasa que contiene tu cuerpo. Por ejemplo, a veces en mi consulta organizo programas de *fitness* en los que salimos a correr en grupo y de dietas depurativas. En el último, después de estar tres meses portándome la *mar de bien*, engordé 1,5 kilos. Este aumento habría sido muy frustrante de no haber estado midiendo mi composición corporal. En realidad, había perdido 3 kilos de grasa y medio kilo de fluido extracelular (la clase de líquido del que no quieres tener demasiado). Había ganado 4 kilos de masa muscular y 1 kilo de fluido intracelular (la clase de líquido que hace que tus células estén rellenitas y contentas). Había engordado, pero estaba más saludable. Tenía menos grasa y me encontraba más hidratada y musculada. ¡Todo eran ventajas! Si subirte a la báscula te deprime, no vale la pena que lo hagas a diario. No creo que a todo el mundo le vaya bien tener una en el cuarto de baño. Sin embargo, la mujer promedio de Estados Unidos engorda cada año 2 kilos después de las fiestas de otoño e invierno. Y la culpable no es la genética sino las galletas, los bombones, el pavo y los rellenos. Es fácil no darte cuenta de lo que comes si no controlas el efecto que tiene en tu peso o en tu cintura. Para evitar engordar esos kilos debes ser responsable de tu cuerpo, ya que perderlos cuesta mucho más que ganarlos. Y el 35 por ciento de la población adulta estadounidense se vuelve obesa al ir engordando año tras año. Por esta razón debes tener un cuerpo sabio y aprender a dejar de engordar sin parar. El secreto está en parte en ser responsable de tu cuerpo.

Allegra es una de mis pacientes más sanas. Constituye una fuente de inspiración para todo el mundo por sus complejos conocimientos sobre la resistencia y la flexibilidad del cuerpo, y, además, te hace partir de risa con las disparatadas historias que cuenta. Como tantas otras mujeres, ha tenido problemas con la comida y la imagen corporal desde la adolescencia. Allegra había engordado 9 kilos, algo de lo que no se enorgullecía, pese a la saludable dieta y al vigoroso ejercicio que hacía. Concebimos un plan de adelgazamiento que le funcionara y le permitiera perder 7 kilos, la cantidad de grasa que había ganado según la medición de su composición corporal. Hace poco me confesó que llevaba varios meses sin pesarse y que había engordado 3 kilos comiendo lo que cualquier persona llamaría una dieta saludable. Simplemente se había excedido un poco en ella. Volvió a pesarse y a controlar su composición corporal a diario durante una semana y este simple control le ayudó a perder 1 kilo en cuatro días.

Como tantas otras mujeres, Allegra mantiene una relación de amor-odio con la báscula. La necesita como sistema de medición que contribuye a que su cuerpo se vuelva más sabio y está intentando al máximo verla de este modo en lugar de usarla para juzgar su propia valía.

Hay muchas formas de controlar el cuerpo y de responsabilizarse de él. Si te sientes bien pesándote en casa, asegúrate de tener una báscula que sea precisa. También puedes adquirir una que mida la composición corporal, pero ten en cuenta que la precisión de esta clase de básculas no es perfecta. Si deseas conocer tu composición corporal con más exactitud, recurre a un entrenador personal, nutricionista, fisioterapeuta o médico para que te la mida. Algunos profesionales de la salud siguen usando un plicómetro para medir la grasa corporal «pellizcando» la piel en varias partes del cuerpo. El análisis de impedancia bioeléctrica (AIB) mide con más precisión la composición corporal que una báscula o un plicómetro. El médico te lo hará en cuestión de minutos. Consiste en enviar una corriente eléctrica por el cuerpo para medir la resistencia que opone, la cual determina la cantidad de grasa, tejido magro y fluido que contiene. Sin embargo, el método más preciso para medir la composición corporal es el que realizan los entrenadores y médicos mediante las técnicas de desplazamiento de agua o de desplazamiento de aire, pero este sistema es caro y requiere más tiempo.

Si prefieres no volver a subirte a una báscula nunca más, pero quieres controlar tu grasa corporal de algún modo para ser consciente de tu cuerpo, mídete el contorno de la cintura. Si pierdes grasa corporal lo más probable es que también la pierdas en esta zona. Utiliza una cinta métrica para ello.

Te interesará saber que desde el punto de vista médico, la grasa de las nalgas y los muslos no es tan peligrosa como la de la barriga en cuanto al riesgo de sufrir un infarto, un ictus o diabetes. La grasa abdominal es inflamatoria y se asocia a las enfermedades cardíacas; en cambio, las nalgas y los muslos generosos no aumentan este riesgo. En el Apéndice A encontrarás instrucciones concretas para medirte el contorno de la cintura y las caderas.

Monitoriza tu ciclo menstrual

El ciclo menstrual depende de las hormonas de las glándulas suprarrenales (la hormona luteinizante, HL, y la hormona foliculoestimulante,

HFE) que les «hablan» a los ovarios. Bajo la influencia hormonal, los ovarios producen un óvulo, y si este no es fecundado por el esperma masculino, es expulsado de los ovarios junto con el revestimiento mucoso interno del útero al cabo de unas dos semanas, creando el sangrado menstrual. Esta secuencia de acontecimientos es el ciclo menstrual femenino, en el que los niveles de las fluctuantes hormonas (estrógeno, progesterona y testosterona) van cambiando según el ritmo del propio ciclo. Hay, sin embargo, una serie de mujeres a las que no les influyen estos cambios hormonales:

- Las mujeres que usan métodos anticonceptivos —píldoras, parches, anillos vaginales, implantes o inyecciones hormonales— no ovulan (no liberan un óvulo) y, por tanto, solo menstrúan cuando dejan el tratamiento hormonal.
- Las mujeres menopáusicas que han dejado de tener el ciclo menstrual.
- Las mujeres embarazadas.
- Las mujeres que no menstrúan por razones médicas (por ejemplo, por el síndrome de los ovarios poliquísticos, hipertiroidismo o hipotiroidismo, un peso o un porcentaje de grasa corporal demasiado bajos o por otras razones).
- Las mujeres a las que les han extirpado los ovarios o con una función ovárica deficiente debido a un tratamiento de quimioterapia o de radioterapia.
- Las mujeres jóvenes que aún no han llegado a la menarquia (todavía no tienen el periodo).

Si aún tienes el ciclo menstrual, aunque sea irregular, quizá te influye más de lo que crees el medio hormonal de la parte del ciclo en el que te encuentres. Los altibajos en el estado de ánimo, los cambios en el apetito, la sensibilidad emocional, las alteraciones en la libido, la tendencia al dolor de cabeza y la hinchazón y mayor sensibilidad en los senos son algunos de los estados que se van dando a lo largo del ciclo. Si nunca has seguido el tuyo, te aconsejo vivamente que lo hagas. No solo evitarás un embarazo con más eficacia (si necesitas hacerlo) y te quedarás encinta con mayor facilidad (si lo deseas), sino que además podrás prever y entender tus cambios físicos y emocionales de una nueva forma. Algunos de los cambios físicos que puedes ir siguiendo durante el ciclo menstrual son:

- Temperatura corporal basal: la temperatura corporal basal se dispara durante la ovulación y se mantiene elevada hasta la última mitad del ciclo. Para medirla usa un termómetro de alta sensibilidad al despertarte por la mañana.
- Sensibilidad en los senos: empieza en la ovulación, pero los senos tienden a hincharse una semana o dos antes de la menstruación.
- Moco cervical: sé que te preguntarás *qué diantres es eso*. La mucosidad cervical es el líquido que fluye del cuello uterino. Esta parte es la más inferior del útero (el órgano donde se desarrolla el feto durante el embarazo y se produce el sangrado menstrual) y lo puedes notar en el fondo de la vagina (una zona firme pero flexible, como la punta de la nariz). Puedes observar el fluido cervical examinando tu ropa interior, ya que fluye de la vagina, o introducirte un dedo en ella para extraer un poco y analizarlo. Durante la ovulación el moco cervical es transparente y gelatinoso, como la clara de huevo, permitiendo que el esperma se desplace hasta su objetivo. Durante el resto del ciclo menstrual, es blanquecino y ligero.

Probablemente la mejor forma de monitorizar tus síntomas esos días es con una *app* para teléfonos inteligentes u ordenadores diseñada para este fin. Hay muchas de este tipo. O si lo prefieres puedes hacerlo a la antigua usanza empleando una tabla del ciclo. Encontrarás una en doctorrachel.com, en la pestaña «BodyWise». (Todos los recursos de mi web por ahora, están en inglés). Si deseas entender con mayor detalle y profundidad tu ciclo menstrual, el libro *Taking Charge of Your Fertility* es una guía excelente.[1]

Monitorizar tu ciclo menstrual y ver cómo te influye en la vida cotidiana es la gran ventaja de ser una mujer de cuerpo sabio. Te permite no programar ese evento tan importante cuando más irritable estás, o entender por qué por la mañana querías volver a meterte en la cama. O darte cuenta de que no te has lastimado la espalda sino que simplemente está a punto de venirte la regla. O saber por qué estás deseando saltarle encima a tu pareja: ¡hola, ovulación! Entender tu ciclo hormonal te permite armonizar con las necesidades de tu cuerpo.

---

1. Toni Weschler, *Taking Charge of Your Fertility: The Definitive Guide to Natural Birth Control, Pregnancy Achievement, and Reproductive Health* (ed. 20 aniversario), William Morrow, Nueva York, 2015.

Monitores de actividad:
mide tu sueño, tus pasos y otros parámetros

En el mercado encontrarás una asombrosa variedad de monitores de actividad que registran el ritmo cardíaco las veinticuatro horas del día, cuentan los pasos que das y miden los efectos de tu actividad física mientras corres, nadas o pedaleas, registrando la quema de calorías e incluso los detalles de tu ciclo del sueño. Y dependiendo del dispositivo que elijas, también te muestra la hora y sirve para escuchar música y conectar con los mensajes de texto y los correos electrónicos. El precio también varía considerablemente, pero si investigas un poco encontrarás dispositivos de diferentes precios que te ayudarán a reunir una valiosa información sobre tu cuerpo a lo largo del día.

No es *necesario* que adquieras uno de estos milagrosos dispositivos electrónicos. Puedes controlar tu estado físico sin este tipo de tecnología. Pero si te apasiona disponer de información más detallada o estás interesada en mejorar de verdad tu rendimiento atlético, este tipo de pulseras de actividad te irán como anillo al dedo.

Sin embargo, como médico practicante de la medicina integrativa, debo mencionar que cada vez estamos más expuestos a las ondas de radiofrecuencia que penetran en nuestro cuerpo debido al uso de móviles y monitores de actividad. El Centro Internacional de Investigaciones sobre el Cáncer de la Organización Mundial de la Salud emitió un comunicado en el 2011, después de analizar una serie de investigaciones sobre la telefonía móvil, advirtiendo de que los móviles eran posiblemente «carcinógenos», poniéndolos en la misma categoría que los productos químicos para la limpieza en seco y algunos pesticidas, como el DDT. El problema parece venir del estrecho contacto que mantenemos con el móvil, ya que en las personas que más lo usan se triplica el riesgo de sufrir glioma, un tipo de cáncer cerebral. Por lo visto, lo más seguro es mantener el móvil alejado del cuerpo siempre que sea posible, usando un manos libres o sosteniéndolo a una cierta distancia. No existe ninguna investigación que demuestre los riesgos de llevar el móvil encima y vale la pena mencionar que ninguna entidad estadounidense creíble, como la agencia gubernamental de Administración de Alimentos y Medicamentos (FDA), la Sociedad Nacional del Cáncer o los Centros de Control y Prevención del Cáncer (CDC), piensan que exista la evidencia de una relación causal entre móviles y cáncer. Pero mi experiencia me indica que los riesgos a largo plazo tardan mucho en aparecer. Por lo que me preocupa llevar el móvil en el bolsillo trasero del pantalón, porque los ovarios, la próstata y los testículos —órganos proclives al cáncer, que son los que crearán la siguiente generación—, están expuestos a las ondas del móvil. Además, están aumentando los casos de cáncer, de mama en mujeres en la veintena y la treintena, sin antecedentes familiares de cáncer que llevan el móvil guardado entre los senos.[2] Se está realizando un experimento de gran envergadura a nivel mundial sobre la tecnología y sus efectos en el cuerpo, pero no se conocerán los resultados hasta dentro de muchos años.

El problema radica sobre todo en llevar un emisor 3G o 4G (un móvil) cerca del cuerpo. Un reloj inteligente como el Apple Watch o el Jawbone Up están dotados de Bluetooth y wifi, y por ahora no existe ninguna prueba de que estas tecnologías aumenten el riesgo de sufrir cáncer. Sin embargo, algunas pulseras de actividad que están apareciendo en el mercado llevan un chip de móvil y no las puedo aconsejar hasta disponer de una información más segura. No tengo ningún problema en usar esta clase de tecnología por la noche durante una o dos semanas para registrar mis ciclos del sueño. Pero no puedo recomendar llevarlos encima todo el día ni usar el móvil como dispositivo para registrar los ciclos del sueño dejándolo debajo de la almohada todas las noches. No es necesario y, además, todavía no se sabe si es seguro. En estos casos es mejor ser precavidos.

Dicho esto, si quieres explorar la posibilidad de usar esta clase de tecnología para medir mejor tu estado de salud, las dos cosas más importantes a tener en cuenta a la hora de comprar un monitor de actividad son: 1) ¿qué funciones quiero y necesito?, y 2) ¿cuánto dinero me quiero gastar?

Si solo deseas registrar el ritmo cardíaco y los pasos que das, te bastará con los modelos más económicos del mercado, descubrirás que hay una gran variedad. Pero si eres una atleta consumada, hay monitores de actividad que puedes llevar mientras corres y nadas que te ofrecen una información detallada de tus movimientos (como, por ejemplo, la cadencia o la longitud de la brazada) y que incluso te entrenan para mejorar tu rendimiento deportivo.

Si deseas un monitor de actividad que también te muestre la hora y te conecte con los mensajes de texto y los correos electrónicos, puedes adquirir un reloj inteligente. Aunque no sea una opción al alcance de todos los bolsillos para controlar tu estado físico, este tipo de dispositivos son de una calidad extraordinaria. Si lo que quieres es moni-

---

2. John G. West, Nimmi S. Kapoor, Shu-Yuan Liao, June W. Chen, Lisa Bailey y Robert A. Nagourney, «Case Report: Multifocal Breast Cancer in Young Women with Prolonged Contact between Their Breasts and Their Cellular Phones», *Case Reports in Medicine*, 2013.

torizar tus ciclos del sueño, en el mercado encontrarás una serie de dispositivos que se colocan bajo las sábanas y detectan los movimientos y la temperatura corporal (y también activan la alarma del despertador para despertarte en el momento favorable del ciclo del sueño). Son, probablemente, más precisos que las pulseras de sueño, pero se pueden alterar con el movimiento de alguien durmiendo a tu lado. Las pulseras de sueño son fiables y al menos te darán una idea de cuánto te mueves por la noche y si de verdad gozas de un sueño profundo.

Y, por último, si eres una de esas mujeres que quieres reunir toda la información personal sobre tu estado de salud, hay varias compañías que están creando sistemas integrados de monitores de actividad, básculas de composición corporal, tensiómetros y monitores de sueño, que elaboran un programa de entrenamiento personalizado al introducir toda esta información en una aplicación para teléfonos inteligentes. Sea como sea que elijas controlar tu estado de salud, desde tomarte tú misma el pulso hasta monitorizar tu forma física con un programa informático; ser consciente de tu estado de salud es un paso importante en el viaje para tener un cuerpo más sabio.

Expande tus sentidos

Somos conscientes de sensaciones físicas como las de dolor, somnolencia o atiborramiento después de un atracón de comida navideña. Pero en muchas ocasiones estamos tan metidas en nuestra ajetreada vida que pasamos muchas horas ignorando las sensaciones del cuerpo. Lo hacemos para seguir rindiendo. Pero, por desgracia, muchas veces las ignoramos demasiado. Ensimismadas tecleando ante el ordenador, no nos damos cuenta de tener el cuello dolorido o los dedos agarrotados. Dándonos prisa para terminar el trabajo u ocuparnos de los hijos, ignoramos nuestra necesidad de comer o de ir al lavabo. Esta actitud tiene consecuencias físicas. Estar demasiado tiempo sin comer puede causarte dolor de cabeza, mareos o incluso una sensación de ansiedad. ¿Has notado alguna vez que te sientes mucho mejor físicamente cuando estás de vacaciones? En las vacaciones nos sentimos más vitales y serenas en gran parte porque nos fijamos más en las necesidades del cuerpo de dormir, comer y moverse. Hacer que tu cuerpo se vuelva sabio consiste en ser también consciente de él en la vida cotidiana. Y el primer paso para conseguirlo es advertir lo que sientes.

Cuando una paciente viene a verme a la consulta porque le duele el estómago, lo primero que le pido es que me describa la sensación, la duración y la zona del dolor. ¿Le duele antes o después de comer (una úlcera frente a una gastritis)? ¿Es un dolor agudo y punzante (distensión abdominal, obstrucción intestinal o diverticulitis) o lacerante y profundo (úlcera, gastritis o inflamación intestinal)? ¿Es constante (inflamación intestinal) o va y viene (vesícula biliar o gastritis)? ¿Lo siente en la parte superior derecha del abdomen (vesícula biliar e hígado) o en la parte inferior izquierda (ovarios, diverticulitis o inflamación intestinal)? Estas preguntas me permiten entender el lenguaje del cuerpo y la causa del dolor. Ser capaz de notar con precisión lo que sientes te permite diagnosticar lo que te ocurre.

Si te cuesta imaginar lo que sentirías si escucharas a tu cuerpo, consulta la lista de «Sensaciones físicas» que aparece más abajo. ¿Cuántas reconoces en ti? Cuanto más rico sea tu vocabulario para describir tus sensaciones, más matices captará la sabiduría de tu cuerpo.

Empieza haciendo un sencillo ejercicio de conciencia corporal. Relájate y escucha la versión en audio de este ejercicio en doctorrachel. com clicando en la sección de libros de *BodyWise*. También puedes seguir este ejercicio y los otros de este libro en el curso en vídeo para *BodyWise* en RodaleU.com.

SENSACIONES FÍSICAS		
Densa	Apretada	Fluida
Sin aliento	Como un revoloteo	Nerviosa
Incómoda	Expandida	Flotante
Pesada	De cosquilleo	Eléctrica
Fluida	Aterida	Agarrotada
Mareada	Plena	Congestionada
Vaga e imprecisa	Temblorosa	Agitada
Tensa	Caliente	Burbujeante
Dolorosa	Tambaleante	Calmada
Sofocante	Como un zumbido	Enérgica
Trémula	Constreñida	Cálida
Anudada	Helada	Ligera
Bloqueada	Hueca	Fría
Desconectada	Sudorosa	Continua

Fuente: Doctor. Peter A. Levine, *Sanar el trauma: un programa pionero para restaurar la sabiduría del cuerpo,* Neo Person, Madrid, 2013, p. 72.

Ejercicio 3: Sé consciente de tu cuerpo

1. Cierra los ojos si estás escuchando este ejercicio en la versión audio en doctorrachel.com. Te resultará más fácil mirar dentro de ti si no te distraes con el exterior. Si no dispones del audio, relájate simplemente y ve leyendo el ejercicio.

2. Siéntate o túmbate en una postura cómoda.

3. Respira hondo tres veces. Respira por la nariz, dejando que el vientre se hinche como hiciste en el ejercicio de la «Respiración abdominal» en la página 46.

4. Ve observando mentalmente cada parte del cuerpo, de los pies a la cabeza.

   * Pies y dedos de los pies: fíjate en los dedos del pie izquierdo. Observa si sientes alguna sensación en esta zona. Tal vez descubras que al fijarte en el pie izquierdo notas una sensación de calor o de hormigueo que antes no sentías. Al prestar atención a cualquier parte del cuerpo, se incrementa la circulación sanguínea y la actividad nerviosa en ella. Céntrate ahora en el pie derecho y los dedos del mismo. Percibe cualquier sensación o diferencia entre el pie izquierdo y el derecho.

   * Piernas y nalgas: fíjate en las pantorrillas y luego en las rodillas y muslos, hasta llegar a las nalgas. Mientras vas escaneando mentalmente las distintas partes de tu cuerpo, sé consciente de cualquier sensación y también de si en alguna zona no sientes nada.

   * Pelvis y vientre: observa si notas alguna sensación en la zona de la pelvis. Por sensación me refiero a una amplia variedad de impresiones, desde la temperatura corporal hasta una sensación de presión o plenitud, de hormigueo, efervescencia o molestia. La sensación de molestia también puede ser muy amplia: desde un dolor vago hasta uno agudo, punzante o fuerte. Fíjate ahora en la barriga. ¿Tienes hambre? ¿Te sientes llena? ¿Notas los movimientos de la digestión?

- Pecho y senos: siente el peso de los senos sobre la caja torácica. Percibe el tórax y los pulmones hinchándose y deshinchándose mientras respiras. ¿Sientes el pecho abierto y relajado o cerrado y tenso? Fíjate ahora en tu corazón, dentro del pecho. ¿Lo sientes palpitar? ¿Lento o rápido? ¿Con suavidad o con fuerza?
- Espalda y hombros: observa los fuertes músculos de la zona lumbar. ¿Sientes algún dolor o molestia en esta parte? Ve ascendiendo por la espalda y los omóplatos hasta llegar a los hombros. Nota si tus hombros están relajados y sueltos o tensos y alzados.
- Brazos y manos: presta atención a la parte superior de los brazos y ve descendiendo hasta llegar a la inferior. Observa ahora tus manos y dedos. Siente las palmas y cada uno de los dedos. ¿Notas algún tipo de dolor? ¿O de hormigueo? Vuelve a centrarte en los brazos y los hombros, hasta llegar al cuello.
- Cuello y cabeza: siente la musculosa parte posterior del cuello alzándose desde los hombros y la espalda. ¿Está relajada o tensa? Percibe la parte delantera del cuello mientras el aire circula por la tráquea. Lleva ahora la atención a la parte posterior de la cabeza, donde se une con el cuello. Ve ascendiendo por el cráneo y pasa por el interior hasta llegar a la cara. Observa ahora las mejillas y los ojos. ¿Te notas los ojos calmados, abiertos y relajados o un poco tensos?

5. Escanea tu cuerpo. Lleva de nuevo la atención a los pies y ve ascendiendo luego por las piernas y el torso, los brazos y los dedos, hasta llegar al cuello, la cara y la cabeza. Sé consciente de las partes de tu cuerpo que parecen estar hablándote. Capta las particulares sensaciones de estas zonas del cuerpo.

6. Respira hondo como si llevaras el aire a estas partes del cuerpo y recuerda la sensación que te produce. Abre los ojos.

Si tu cuerpo te está diciendo que estás cansada o hambrienta, o que un músculo está dolorido, sabrás ocuparte de esta necesidad. Pero a veces no tenemos idea de lo que estamos sintiendo. El ejercicio 4, «La cualidad de la sensación», en la página 58, te permite reunir más información sobre las sensaciones físicas al observarlas detalladamente. Cuando entiendes los matices de tus sensaciones eres un detective descubriendo los mensajes de tu cuerpo. Puedes escuchar la versión audio de este ejercicio en doctorrachel.com.

Si estás acostumbrada a notar lo que sientes en tu interior, estos ejercicios serán facilísimos para ti. Pero si eres como la mayoría de la gente y has pasado buena parte de tu vida ignorándolo, te costará un poco más. Te aseguro que a medida que te vayas fijando cada vez más en el lenguaje de tu cuerpo, te resultará mucho más fácil notar lo que sientes y advertir la cualidad de esas sensaciones con más detalle.

Si te cuesta notar lo que ocurre en tu interior, no te preocupes. A veces lleva su tiempo volver a sentirlo. Pero te prometo que es absolutamente posible y que ¡vale la pena intentarlo! A veces tocarte la zona en la que te estás fijando te ayuda a concentrarte mejor. Por ejemplo, puedes ponerte la mano sobre el vientre mientras te centras en esta parte del cuerpo. Algunas personas notan la sensación y otras en cambio la visualizan o la «ven» en su interior. Lo importante es captar lo que te dice el cuerpo, sea como sea.

Ejercicio 4: La cualidad de la sensación

1. Cierra los ojos y respira hondo.
2. Concéntrate en la parte del cuerpo donde notes una sensación.
3. Respira como si llevaras el aire a esta parte y sé consciente de ella.
4. ¿Qué clase de sensación es? ¿Es fuerte o vaga? ¿Es hormigueante o efervescente? ¿Es opresiva o expansiva?
5. ¿Cuál es la magnitud de la sensación, si es que puedes visualizarla? ¿Es pequeña como una semilla o grande como un balón de baloncesto, o de un tamaño intermedio?
6. ¿Cuál es su densidad? ¿Es pesada y densa como una barra con pesas o liviana y ligera como una bolita de algodón o un globo?
7. ¿Cuál es su temperatura? ¿Es fría, templada, cálida o ardiente?
8. ¿De qué color es? ¿Es incolora o tiene uno o muchos colores?
9. Fíjate en la sensación y capta si cambia su cualidad al observarla.
10. Imagínate que la sostienes en las palmas de tus manos y le das las gracias por hablarte a través del lenguaje de tu cuerpo.
11. Respira hondo y abre los ojos.

¿Y si no puedes sentir una parte del cuerpo?

Hay varias razones por las que algunas personas no pueden sentir ciertas partes de su cuerpo. Por ejemplo, si creciste en el seno de una familia o en una cultura que se avergonzaba de la sexualidad o la rechazaba, tal vez hayas estado ignorando la sensación corporal de esas partes «vergonzosas». Al fijarte en las partes de tu cuerpo que están silenciosas y escucharlas, también puedes recobrar tu capacidad para sentir placer. Cuando una niña es víctima de abusos sexuales por parte de un adulto, es habitual que intente sobrevivir a aquella horrible experiencia reduciendo las dolorosas sensaciones que le produce y desconectando de su propio cuerpo. De esta manera la intensidad del dolor físico y emocional dejan de abrumarla. Esta reacción es natural y constituye, además, un importante mecanismo de defensa. Sin embargo, en la adultez esta insensibilidad le impedirá sentir el dolor de la experiencia y superarla. Traumas físicos, como los de un accidente automovilístico, una cirugía de urgencia o una complicación en un parto, pueden generar un sufrimiento emocional y físico tan intenso que «apagamos el volumen» del lenguaje del cuerpo para rehuir el profundo dolor.

Volver a fijarnos en nuestro cuerpo es el primer paso para superar el dolor y la vergüenza que hemos experimentado. En el cuerpo humano no hay ninguna parte que sea vergonzosa. Todo él se merece nuestra atención y cuidados. Si en el pasado has sido víctima de maltratos físicos, de abusos sexuales o de una violación, quizá te cueste intentar sentir tu cuerpo, pero es un paso muy importante para curarte. Si es este tu caso, te aconsejo vivamente que recurras a un terapeuta especializado en ayudar a las mujeres a recuperarse de la vergüenza y el trauma. En el Apéndice B encontrarás una lista de terapeutas especializados en ayudarte a escuchar tu cuerpo.

Aprende a sentir

Ahora que has aprendido a percibir lo que ocurre en tu interior, estás empezando a hablar el lenguaje básico del cuerpo. A muchas personas les cuesta distinguir una «impresión» de una «sensación», ya que suelen experimentarlas en el cuerpo como una sola cosa. Por ejemplo, asocian la «sensación» de una vejiga llena con la impresión o la interpretación de «tengo que orinar». Pero cualquier mujer que haya contraído una infección de vejiga sabe que en estos casos se «siente» la necesidad de orinar aunque se tenga la vejiga vacía. Esta sensación es uno de los principales síntomas de una cistitis, por eso les entran ganas a las mujeres que la padecen de ir al lavabo a todas horas aunque no lo necesiten. Y a algunas mujeres también les da la impresión de tener la vejiga llena cuando están ansiosas. La impresión que tienen es esta, pero está causada por una emoción o sensación de ansiedad. Distinguir entre una impresión y una sensación te permite ser más precisa en tu interpretación. «¿La sensación de tener la vejiga llena significa de verdad que necesito orinar? ¿O es, simplemente, una cistitis? ¿O no son más que nervios?» La sensación, o la interpretación, puede variar, dependiendo de la circunstancia.

Muchas sensaciones tienen que ver con experiencias emocionales. Por ejemplo, la mayoría de las personas sienten un nudo o un vacío en la boca del estómago cuando están nerviosas o asustadas. La sensación es física, pero la causa es emocional. No es una sensación de hambre ni de una enfermedad de la vesícula biliar, sino de miedo. Aprender a interpretarla te permite entender mucho mejor el lenguaje del cuerpo. «Notar» el cuerpo es como entender su vocabulario básico. «Sentir» el cuerpo es como estudiar su poesía o las metáforas con las que se expresa.

Mei, una contable muy competente y madre de tres hijos, vino a verme a la consulta hace varios años. Cuando la conocí padecía dolor abdominal y una erupción cutánea que varios dermatólogos le habían diagnosticado como un eccema. La erupción se le iba por un tiempo con las cremas con esteroides de uso tópico que le recetaban, pero en cuanto dejaba de ponérselas le volvía a salir. Le pedí que se hiciera diversos análisis, como el de la función intestinal y los de las alergias y las intolerancias alimentarias que podrían estar provocándole la erupción cutánea. Después de regenerarle y equilibrarle la flora intestinal y de eliminarle varios alimentos poco recomendables de su dieta, su erupción desapareció por un tiempo. La última vez que vi a Mei estaba mucho mejor físicamente de lo que había estado en años. Se sentía más relajada, había adelgazado, se veía en buena forma y ya no sufría dolor abdominal. Sin embargo, seguía teniendo una erupción cutánea alrededor del ojo derecho y en el dedo índice de la mano derecha. Le había salido después de vivir un episodio estresante con la familia de su marido.

Ejercicio 5: Las sensaciones físicas

En doctorrachel.com encontrarás la versión en audio de este ejercicio clicando en la pestaña «BodyWise» de la sección de libros.

1. Respira hondo tres veces como has hecho en el ejercicio «Respiración abdominal» y siéntate o tiéndete en una postura relajada.
2. Escanea el cuerpo como has hecho en el ejercicio «Sé consciente de tu cuerpo». Empieza por los dedos de los pies y ve ascendiendo por los pies, las piernas, la pelvis, el vientre, la espalda, los brazos, el cuello y la cabeza.
3. Concéntrate en la parte del cuerpo que parezca querer decirte algo. Si lo sientes en varias partes, elige la que no entiendas fácilmente por qué te produce esta sensación.
4. Explora la cualidad de la sensación como has hecho en el ejercicio «La cualidad de la sensación». ¿Qué clase de sensación es? ¿Cuál es su magnitud, densidad, temperatura o color?
5. Imagínate que estás junto a esta parte del cuerpo. Una forma de hacerlo es visualizando que sostienes esta sensación en las palmas de las manos. O que llegas a esta parte viajando con una nave espacial microscópica por el interior de tu organismo.
6. Pregúntale a esta parte de tu cuerpo: «¿Qué me estás intentando decir?» O puedes preguntarle: «¿Qué necesitas decirme?» O simplemente: «Te estoy escuchando». Sigue respirando profundamente, imaginándote que llevas el aire a esta parte, y sé paciente. Tal vez recibas una respuesta verbal en tu mente. O quizá veas un cambio en tu visualización de la sensación o de la parte del cuerpo, como una imagen onírica que te habla a través de imágenes. O puede que aflore un recuerdo en tu mente. O que sientas un cambio sutil o no tan sutil en la sensación. Dedícate a observar cualquier cosa que ocurra en tu interior. Mantén esta conversación con tu propio cuerpo durante el tiempo que desees, hazlo por lo menos un minuto.
7. Dale las gracias a la parte del cuerpo con la que has estado trabajando, tanto si has recibido o no una información de ella.
8. Respira hondo y abre los ojos.

En mi consulta, le pedí a Mei que hiciera el ejercicio 3, «Sé consciente de tu cuerpo», y el ejercicio 4, «La cualidad de la sensación», para que sintiera qué le pasaba en el ojo y la mano. Después le pedí que mantuviera una conversación con la erupción cutánea que le había salido alrededor del ojo derecho y en un dedo de la mano derecha. Ya sé que esto no parece una visita médica habitual y, además, Mei nunca había hecho esta clase de ejercicios. Pero cuando le pedí que sintiera aquellas zonas de su cuerpo y que les preguntara qué estaban intentando decirle, esto fue lo que oyó en su mente: «Estoy señalando con el dedo derecho a mis suegros y mirándoles de soslayo con el ojo derecho porque estoy enojada con ellos por no haber apoyado emocionalmente a mi marido y haber sido censuradores conmigo y con mis hijos».

Como ocurre con cualquier enfermedad, los problemas de Mei tenían causas reales fisiológicas: provenían de una mala digestión y de una bajada de las defensas, así como de alergias e intolerancias alimentarias. Pero el eccema también estaba relacionado con sus problemas emocionales, porque la visita a la casa de sus suegros no solo le había desencadenado una erupción cutánea sino que, además, le había aparecido en las partes del cuerpo con las que los señalaba acusadoramente. Mei necesitaba expresar su ira de manera sana y constructiva para resolver sus problemas familiares. Para tratarla tenía que emplear mis mejores métodos médicos tradicionales y holísticos y, al mismo tiempo, ocuparme de la ira contenida (apenas expresada) que sentía por sus suegros. Le animé a compartir sus sentimientos con una amiga íntima o un grupo de mujeres en el que confiara. También le pedí que analizara con su psicóloga cualquier otra situación del pasado en la que se hubiera sentido criticada y cómo esos sentimientos podían estar avivando ahora su ira. Mei está aprendiendo a escuchar lo que su cuerpo le dice. Y esos mensajes, además de reducirle las erupciones cutáneas, le están ayudando a crear una vida próspera.

Cuando les pido a mis pacientes o a mis alumnas que hagan este ejercicio, siempre hay algunas que no sienten ni escuchan nada. O que solo notan ciertos cambios en la sensación y poca cosa más. Sin embargo, otras, como Mei, reciben mensajes muy claros de su cuerpo. Como este le habla por medio de palabras, le resulta mucho más fácil saber qué hará con la información. Pero el cuerpo muchas veces no se comunica con un lenguaje verbal.

Cuando investigues lo que siente tu cuerpo, tal vez aparezca de pronto en tu mente una imagen o un recuerdo de algo que ocurrió. ¿Recuerdas que en la Introducción he hablado de Sofia (véanse las páginas 14 y 15), la mujer que soñó que una serpiente le mordía en la cabeza y el cuello, y a la que más tarde le diagnosticaron unos tumores en estas zonas? Para entender cómo estas imágenes visuales se relacionan con tu salud y tu bienestar necesitarás analizarlas a fondo y dedicarte a una labor detectivesca, pero estas pesquisas son muy gratificantes y, a veces, incluso pueden salvarte la vida. Reflexiona sobre tu propia experiencia un rato. Tal vez incluso desees escribirla, dibujarla o compartirla con una persona cercana a ti.

Cuando hagas el ejercicio 5 «Las sensaciones físicas» (página 61) quizá notes que la sensación en la que te estás fijando cambia. Tal vez se vuelve más intensa o desaparece del todo. El significado de este cambio es distinto en cada persona. Cuando Kati hizo este ejercicio por primera vez, decidió escuchar el dolor que sentía en los pies, llevaban doliéndole un mes más o menos. Al centrarse en ellos el dolor desapareció. No recibió ninguna palabra ni imagen procedente del dolor, simplemente se fue. Y ya no le volvió más. Cuando hablé con ella varias semanas más tarde, me dijo: «Sí, siguen sin dolerme, aunque haga ejercicio, y eso que después de hacerlo siempre me dolían». Cuando los pies dejaron de dolerle se dio cuenta de que probablemente no había sido una buena idea intentar ponerse aquellos zapatos tan bonitos (le iban pequeños por ser media talla inferior a la suya). Kati había sido bailarina, se había pasado tantos años poniéndose de puntillas que había supuesto que los pies siempre le dolerían. Pero cuando hizo el ejercicio de sentir su cuerpo por primera vez, descubrió que el dolor procedía de un problema muy concreto y controlable: los bonitos zapatos que le iban pequeños. Ahora los pies ya no le han vuelto a doler y, además, tiene una buena razón para comprarse un *nuevo* par de vistosos zapatos… de su talla. Una oportunidad para comprarlos escuchando a su sabio cuerpo.

El discernimiento

El Protocolo de un Cuerpo Sabio te ayuda a aprender el lenguaje del cuerpo. *Mide* te permite reunir los datos y la información que necesitas. *Siente* te ayuda a adquirir un vocabulario para entender a tu cuerpo. *Capta* te permite interpretar las metáforas con las que se expresa. Y *discierne* consiste en unir lo que has medido, sentido y captado para crear una historia que explique el significado de lo que tu cuerpo está intentando decirte. Es la capacidad de juzgar bien. Te permite entender lo que tu cuerpo está intentando comunicarte en un momento dado. No se trata de una historia que te cuentan, sino que la has vivido en tu propia carne. Los demás pueden ayudarte a descubrir lo que te ocurre, pero tú eres la única que sabe lo que tu cuerpo intenta decirte porque eres la que está en su pellejo.

El discernimiento llevado a la práctica

Tessa es una brillante y vital gerente de relaciones humanas que cosecha mucho éxito en su profesión. A los treinta y dos años buscaba una pareja estable y deseaba formar una familia. Había estado saliendo con un hombre maravilloso en muchos sentidos, pero la relación siempre había sido un poco conflictiva. Tessa decidió que ya era hora de comprometerse en serio o de dejarlo correr y, mientras empaquetaba sus cosas para irse a vivir con él, descubrió algo inusual. En el pasado había tenido problemas con la hiedra venenosa muchas veces, pero siempre había evitado que el sarpullido se extendiera con medicamentos tópicos y siendo precavida. Solo tenía una ronchita en la mano por haber entrado en contacto con la planta, pero al sacar la ropa del armario para hacer las maletas, se dio cuenta de que los granitos se le estaban extendiendo por la mano, la muñeca y el brazo. Le pareció muy extraño, pero a medida que avanzaba el día se le fueron propagando en ambas manos y brazos. Mientras seguía con la mudanza, la erupción se le extendió por el torso, nunca había sido tan virulenta.

Tessa obtuvo en este escenario una información de lo que observó (*mide*): el sarpullido de la hiedra venenosa extendiéndose por los brazos y el torso de forma inusual. Cuando se dispuso a advertir lo que sentía (*siente*), notó una sensación de tensión y náuseas en el estómago. Relacionándola con sus sentimientos, se dijo que la molesta sensación en el estómago no era más que el miedo que le daba la mudanza (*capta*). Ignorando lo que todo esto significaba y sintiendo una desazonadora picazón, decidió pasar el fin de semana con sus amigas en lugar de irse a vivir con su novio. En aquellos días pudo hablar con ellas largo y tendido sobre su relación de pareja y las dudas que le inspiraba. Llegó a la dolorosa conclusión de que debía romper con su novio por su propio bien y que su cuerpo se lo estaba demostrando con las aparatosas ronchas rojas (*discierne*) que le habían salido. La decisión fue muy dolorosa, pero, sorprendentemente, en cuanto la tomó le empezaron a desaparecer del torso y luego poco a poco también de los brazos. Cuando hablé con ella del tema, me respondió con énfasis: «Me ha ocurrido de verdad. Incluso mis amigas vieron que las ronchas empezaron a desaparecer en cuanto decidí no ir a vivir con mi novio».

Discierne qué opinión escucharás

No todo el mundo tiene unos signos físicos tan patentes que le ayudan a tomar una decisión difícil, pero cuando le prestas oídos, tu cuerpo intenta aconsejarte lo que debes hacer de innumerables formas. El proceso de discernir te ayuda a entender la sabiduría del cuerpo. Supone sobre todo una «labor interior», es decir, es algo con lo que tienes que trabajar. Pero además de tener en cuenta la información de tu cuerpo, usas la de otras fuentes fiables, como las de los médicos, los seres queridos y los amigos de confianza. Tessa, por ejemplo, consiguió entender el aspecto ponzoñoso de su relación de pareja en parte por los buenos consejos de sus amigas íntimas.

Reunir información de fuentes externas consiste sobre todo en saber evaluar de dónde viene y hasta qué punto es exacta, porque es primordial reconocer los pensamientos y las opiniones que son de fiar. Y no siempre resulta una tarea fácil. Yo me hago las siguientes preguntas cuando me planteo si escucharé la opinión de alguien sobre mi vida:

1. ¿Me está dando su opinión con buenas intenciones?
2. Por más buenas intenciones que tenga, ¿podría ser contraproducente escucharla por ser una persona de ideas fijas o partidista?
3. ¿Conoce y domina el tema del que estamos hablando?
4. ¿Me siento relajada y a gusto con esta persona? ¿Me dice mi instinto que es de fiar?

Aunque tu amiga cumpla con estos requisitos, su opinión no es sino una información más sobre tu bienestar a tener en cuenta junto con el resto. Pero a la hora de tomar la decisión, guíate por lo que te dice la sabiduría de tu cuerpo, tu instinto visceral.

¿Cuándo una jaqueca no es más que una jaqueca?

Algunos de los aspectos más difíciles del discernimiento es saber distinguir cuándo un síntoma físico significa algo o cuándo una jaqueca no es más que una jaqueca. Después de llevar años ejerciendo como doctora, creo que el cuerpo nos habla con metáforas manifestando enfermedades físicas, molestias y dolor, como el sarpullido de Tessa. También estoy convencida de que no todas las enfermedades o dolores vienen de problemas emocionales o psicológicos. Si a tu hijo pequeño le gotea la nariz, lo más probable es que te contagie el resfriado. Sin duda alguna. Pero esto no significa que el cuerpo te esté intentando decir algo profundo de ti o de tu relación con tu hijo.

Pero si enfermas cada vez que una amiga o un miembro de tu familia se acatarra, podría significar que andas baja de defensas. Tal vez necesitas dormir más, alimentarte mejor o tener una agenda menos estresante. Cuando mis hijas gemelas de dos años iban al jardín de infancia y mi hijo de seis al primer curso, yo estaba enferma cada dos semanas a lo largo del invierno, además de las dos faringitis estreptocócicas que pillaba. La culpa de la mayoría de mis achaques la tenía la excesiva exposición a los virus. Seguro que si hubiera dormido más horas y me hubiera acordado de tomar vitaminas y plantas medicinales para reforzar mis defensas, habría enfermado con menor frecuencia. Pero en aquella época apenas tenía tiempo para darme una ducha. Lo cierto es que a medida que mis hijos fueron creciendo, mi exposición a las enfermedades contagiosas se redujo. Y mis horas de sueño también aumentaron (¡gracias a Dios!). Y ahora pocas veces enfermo por algún virus. Mis dolencias no eran una expresión metafórica de mi cuerpo, sino la viva prueba de que la teoría de los gérmenes es cierta. Y de que podía haber echado siestas.

Quiero dejar claro que el proceso de escuchar el lenguaje del cuerpo mediante el discernimiento no es lo mismo que la conclusión que algunas personas sacan de este proceso: que somos responsables de todo nuestro dolor y enfermedades. Sin duda, lo que pensamos y sentimos, saber captar las señales del cuerpo y nuestro modo de obrar afectan nuestra salud. E ignorar sus claras señales indicándonos que algo no va bien puede desencadenar enfermedades más serias. Pero no es cierto que seamos responsables de todas nuestras dolencias. Me refiero a que a veces estas cosas pasan. Es la poco elocuente respuesta que le di en una charla pública a una joven sana hasta entonces y muy espiritual a la que le habían diagnosticado leucemia. En la mesa redonda en la que yo participaba había expertos en la conexión entre mente y cuerpo y sus efectos sobre la salud. La joven estaba muy disgustada por la implicación de que si estás enferma es por tu culpa, y quería saber si creíamos que se había causado el cáncer con sus propios pensamientos y conducta. Se trata de una distinción sutil, pero que *podamos* influir en nuestro dolor y enfermedades con nuestros pensamientos y obras no significa que seamos siempre los *causantes* de ello. Uno de mis pacientes, mi profesor vegano de meditación y yoga, había contraído un cáncer el año anterior. A veces estas cosas pasan. Achacar la enfermedad a quien la sufre (sobre todo si esta persona es uno mismo) nunca es provechoso.

Si tú o cualquier otra persona queréis darle un sentido a la enfermedad —necesito descansar más, o pasar más tiempo con los míos, o comer más sano— está perfectamente justificado. Pero esto no es lo mismo que «Me he causado mi enfermedad por no hacer estas cosas». Escucha tu cuerpo e intenta discernir el significado del dolor y la enfermedad. Pero no entres en el círculo vicioso de culparte y avergonzarte por estar enferma.

¿Cómo puedes distinguir entre «son cosas que pasan» y «mi sarpullido me está diciendo que deje a mi novio»? Aplicando los cuatro pasos de un cuerpo sabio. Reúne los datos y la información necesaria para entender tu dilema o tu enfermedad. Fíjate en las sensaciones de tu interior mientras haces el ejercicio «Sé consciente de tu cuerpo» (véanse las páginas 56-57) y el ejercicio «La cualidad de la sensación» (véase la página 58). Advierte qué es lo que sientes al notar estas sensaciones. Ten en cuenta que aunque debas aplicar los cuatro pasos, puedes hacerlo en el orden que prefieras. Por ejemplo, Sofia, la mujer que he citado en la Introducción, empezó a sentir fatiga (pesadez en el cuerpo) y dolor muscular (siente). Después soñó que una serpiente le mordía en la cabeza y el cuello, y, además, sintió en lo más hondo que algo iba mal (capta) mucho antes de reunir la información que yo le ofrecí como doctora, o la de los análisis de sangre y la de las IRM (mide). El discernimiento es el último paso en este proceso, donde tomas la información reunida de fuentes externas, y la de las sensaciones, sentimientos e intuiciones de tu cuerpo, y estableces una hipótesis —una historia— de por qué estás enferma y de lo que necesitas para recuperar la salud.

Crea el marco idóneo

Para facilitar el proceso del discernimiento es importante despejarte la mente y la agenda para poder escuchar tu corazón y tu cuerpo. Por ejemplo, a algunas de mis pacientes les gusta hacerlo meditando, sentadas en silencio y siguiendo la respiración, mediante la respiración abdominal (véase el ejercicio de la página 46). Se parece a la meditación mindfulness. Jon Kabat-Zinn, creador del movimiento de la meditación mindfulness, lo define como «la atención plena que surge al fijarte en el propósito, el momento presente y la experiencia que se va desplegando ante ti en cada momento sin juzgarla». Otros pacientes prefieren airearse la mente paseando en un espacio natural, nadando o dándose una ducha. Todas estas vivencias tienen en común que no son verbales, le permiten a tu mente funcionar con creatividad sin las limitaciones del lenguaje verbal. Este estado se parece al que la escritora, asesora de vida y socióloga Martha Beck denomina «sin palabras». Beck lo describe así: «... hace que la conciencia deje la parte verbal del cerebro para activar otras regiones cerebrales más creativas, intuitivas y sensoriales. ¿Cuál es más poderosa? La región verbal procesa unos 40 bits de información por segundo. La no verbal unos 11 millones de bits por segundo. Saca tus propias conclusiones».[3]

Cuando conectamos con el inconsciente, recibimos sus poderosos mensajes. Como ya he indicado antes, Mei sabía que a veces tenía problemas con el eccema y que este estaba relacionado con la dieta y el estrés. Pero se fijó en lo que su cuerpo le estaba diciendo y vio con claridad que la ira que sentía hacia sus suegros se estaba expresando a través del eccema del dedo y del ojo. Además de cambiar de dieta y de reducir el estrés, tenía que intentar procesar su ira para sentirse mejor. Hacerte un hueco para practicar el mindfulness o el estado de «sin palabras» es esencial para descifrar la causa de la enfermedad o del trastorno. Cuando entras en el estado de «sin palabras» tal vez tengas una percepción interior repentina, relacionando unas experiencias que no creías que estuvieran vinculadas, o viendo de golpe en tu mente una imagen visual que te transmite un mensaje.

Recientemente pasé por una etapa de gran actividad en mi vida. Mi agenda se llenó de sopetón de tantas oportunidades increíbles que fue demasiado para mi cuerpo. Durante aquella temporada tuve estresantes pesadillas por la noche y al dormir apretando los dientes, me dolía el cuello al despertar por la mañana. Cuando respiré hondo, presté atención a mi cuerpo y le pregunté al dolor de cuello qué era lo que me estaba intentando decir, recibí un sermón por respuesta. Algunos de los mensajes fueron verbales, como, por ejemplo: «Deja de ser tan autocrítica». Pero el mensaje más útil fue la imagen que me vino a la mente de mis vértebras comprimidas por la tensión pinzando los nervios que pasaban por entre medio, por eso el cuello me dolía.

Esta imagen es cierta anatómicamente, la tensión en la mandíbula y los espasmos musculares en el cuello me *estaban* causando probablemente una inflamación en el nervio cervical, en la parte donde pasa por el cuello tras abandonar la columna. Pero a un nivel más profundo

---

3. Martha Beck, *Finding Your Way in a Wild New World: Reclaim Your True Nature to Create the Life You Want*, Free Press, Nueva York, 2012, p. XXIV.

interpreté que el mensaje de la imagen de la columna vertebral era una metáfora de mi vida. Del mismo modo que mis vértebras necesitaban un espacio para que la sangre circulara y los nervios no se comprimieran, *yo* también necesitaba dejar un espacio entre mis actividades para que mi corazón y mi alma fluyeran libremente y no se sintieran oprimidos. Escuchar mi cuerpo me ayudó a decir no, incluso a oportunidades maravillosas, porque la plétora de oportunidades estaba impidiendo que fluyera la alegría en mi corazón y en mi alma.

Otro método para afinar el discernimiento es a través del movimiento consciente. Steve Sisgold, que escribió un libro titulado *Whole Body Intelligence,* usa el proceso de observar los movimientos del cuerpo para ayudar a sus pacientes a entender lo que les está impidiendo estar sanos y vitales.[4] La postura de nuestro cuerpo y cómo nos movemos expresa nuestros pensamientos y creencias, aunque no seamos conscientes de ellos. En uno de los ejercicios más interesantes que he hecho en un taller nos pidieron a los asistentes que caminásemos por la sala con la espalda doblada, el pecho hundido y la cabeza agachada. Y que nos fijáramos en las emociones que afloraban en nuestro interior; en mi caso sentí tristeza, soledad y depresión. Luego nos hicieron volver a caminar con los hombros relajados, la espalda derecha y el pecho abierto, estableciendo contacto visual con los demás y sonriendo. Esta postura te hace sentir de manera asombrosa pletórica, alegre y conectada. Es cierto que cuando estamos tristes andamos o nos sentamos con un aire de tristeza. Pero también es cierto que cuando nos movemos como una persona triste, nos *sentimos* tristes. La emoción crea la postura corporal, pero la postura corporal también crea la emoción. Sisgold usa la observación de la postura corporal y el movimiento para que los pacientes exterioricen sus emociones y creencias, al igual que hacen los psicólogos especializados en traumas o los terapeutas manuales expertos en las técnicas de liberación somato-emocional. La liberación somato-emocional se basa en cómo las emociones afectan al cuerpo y viven en los tejidos. Las posturas corporales crónicas y las tensiones adquiridas de experiencias emocionales negativas se convierten en habituales y van creando y recreando la propia emoción negativa.

Puedes aprovechar la sabiduría de tu cuerpo a través del movimiento. Céntrate en una enfermedad o un dilema que haya en tu vida.

---

4. Steve Sisgold, *Whole Body Intelligence: Get Out of Your Head and Into Your Body to Achieve Greater Wisdom, Confidence, and Success,* Rodale Books, Nueva York, 2015.

Resérvate unos minutos para hacer el ejercicio «Deja que tu cuerpo sabio se mueva a su antojo» (que aparece a continuación) para que te ayude a través del movimiento a captar lo que sientes y a esclarecer la causa del problema.

Ejercicio 6: Deja que tu cuerpo sabio se mueva a su antojo

1. Respira hondo tres veces y siéntate, túmbate o permanece de pie en una postura relajada.

2. Céntrate en la enfermedad o el dilema, preferiblemente en uno que esté ocurriendo ahora en tu vida.

3. Escanea tu cuerpo, empieza por los dedos de los pies y los pies y ve ascendiendo por las piernas, la pelvis, el vientre, la espalda, los brazos, el cuello y la cabeza. Fíjate en lo que sientes en cada parte del cuerpo.

4. Explora la cualidad de cualquier sensación corporal que destaque. ¿Qué clase de sensación es? ¿Cuál es su magnitud, densidad, temperatura o color?

5. Deja con suavidad que el cuerpo se mueva a su antojo. Es normal que se ponga a temblar mientras se libera por sí solo de cualquier miedo o trauma. Si te sientes atrapada y te duele el pecho o respiras con dificultad, tal vez te descubras aleteando y abriendo el pecho mientras tu cuerpo intenta curarse. O trazando círculos con las caderas o moviéndote al ritmo de tu melodía interior.

6. Si te apetece hacerlo, vocaliza. Canta, habla, chilla, gruñe, pía, silba. Libera tu voz mientras se mueve tu cuerpo. Sigue moviéndote y vocaliza hasta que tu cuerpo se sienta satisfecho. Tal vez sea durante 30 segundos o 30 minutos. Intenta fijarte en lo que quiere que ocurra. Cuando estés lista, descansa en una postura cómoda. Respira hondo y relájate. Deja que el cuerpo te «hable» como él quiera. Tal vez te sea de ayuda decir o imaginarte las palabras «Te estoy escuchando». Escucha las palabras, percibe los recuerdos o las visiones que te vienen a la mente y advierte las sensaciones y los sentimientos.

7. Dale las gracias a tu cuerpo por hablar contigo, tanto si has recibido o no una información.

¿Cómo te influye el lenguaje del movimiento de tu cuerpo en el proceso de discernir? Intentar discernir algo a través del movimiento puede resultarte fácil y difícil a la vez. A veces no percibes nada verbalmente, pero ocurre una transformación en tu interior por el efecto terapéutico del propio movimiento. Esta «liberación» producida por el movimiento es el proceso del cuerpo de autocurarse.

Es importante recalcar que el discernimiento es el proceso de establecer hipótesis. Nadie es perfecto discerniendo. Intentas entenderte y entender tu cuerpo lo mejor posible, pero a veces tus intentos de curarte pueden fracasar. O crees saber por qué estás enferma y más adelante descubres que tu dolencia no tenía nada que ver con lo que habías supuesto. Y como estás intentando discernir la historia de tu cuerpo en una vida que sigue desplegándose, lo que ahora crees que es verdad para ti tal vez sea muy distinto de lo que creías hace cinco años. Aprender el lenguaje de tu cuerpo es como aprender un idioma extranjero. Al principio solo puedes comunicarte con frases sencillas, pero con el tiempo, a base de práctica, incluso aprendes a captar la poesía metafórica de ese lenguaje. Ten paciencia contigo misma en el proceso. Prueba tus hipótesis y descubre si funcionan. Compártelas con amigas de confianza. Y sigue escuchando la profunda fuente de sabiduría que es tu cuerpo.

SEGUNDA PARTE
Recupérate del agotamiento físico

Tanto si tu ritmo de vida es tan frenético que ni siquiera te das cuenta de lo que tu cuerpo está intentando decirte como si escuchas las señales que te envía y decides ignorarlas, el agotamiento crónico físico es su forma de hacerte levantar el pie del acelerador para que bajes el ritmo. Cuando llevas una vida demasiado ajetreada, durmiendo poco y comiendo mal, tu cuerpo responde con una variedad de síntomas. Si no cambias de conducta o de circunstancias, esos síntomas empeorarán y generarán una serie previsible de problemas: el agotamiento físico crónico. Los síntomas del agotamiento físico crónico —fatiga, dolor crónico, libido baja, ansiedad y depresión, y alergias y enfermedades autoinmunes— son muy habituales. Tanto si estás manifestando uno de los síntomas con intensidad o los cinco a algún nivel, siempre es posible aprender a aguzar el oído para escuchar lo que el cuerpo está intentando decirte y aprovechar su sabiduría para eliminar la causa del malestar. Esta parte del libro te ayudará a escuchar los síntomas de tu cuerpo, a entender por qué los tienes y a buscar una solución para acabar con tu agotamiento y sentirte llena de energía. Al principio de cada capítulo encontrarás un test que te ayudará a ver lo importante que es ese tema en especial para ti. Tal vez desees concentrarte en las secciones que sean más pertinentes para tu salud en este momento. En el «Plan de 28 días de un Cuerpo Sabio» de la última parte del libro, aplicarás los resultados de los test para elaborar un plan personalizado que te permitirá recuperarte y renovarte.

3
¿Cómo se apaga la alarma del despertador? Despídete de la fatiga

Test de fatiga

1. ¿Sueles sentirte agotada, aparte de cuando estás enferma?

1	2	3	4	5
(Nunca)	(Casi nunca)	(A veces)	(A menudo)	(Casi siempre)

2. ¿Te impide el agotamiento realizar actividades cotidianas? (ganar dinero, ocuparte del hogar, hacer ejercicio, ir al supermercado)

1	2	3	4	5
(Nunca)	(Casi nunca)	(A veces)	(A menudo)	(Casi siempre)

3. ¿Te sientes como si tu cuerpo estuviera exhausto?

1	2	3	4	5
(Nunca)	(Casi nunca)	(A veces)	(A menudo)	(Casi siempre)

4. ¿Sientes que tus músculos están demasiado débiles como para poder moverte?

1	2	3	4	5
(Nunca)	(Casi nunca)	(A veces)	(A menudo)	(Casi siempre)

Suma la puntuación de las preguntas.
Total del test de fatiga _____

Si has obtenido:
4-9: síntomas leves de fatiga
10-14: síntomas moderados de fatiga
15-20: síntomas severos de fatiga

La fatiga puede entenderse como cansancio, agotamiento o falta de energía o de motivación. Desde «No me quiero levantar de la cama» hasta «No puedo con mi alma», es la queja más común que oigo de las mujeres que me vienen a ver por primera vez. Descubrir por qué la mayoría están agotadas no suele ser complicado. Cuando me explican los detalles sobre su trabajo, sus relaciones, sus dietas, sus niveles de actividad y, lo más importante, su rutina del sueño, ¡ambas nos hacemos una idea muy clara de por qué están agotadas! Una parte importante de contribuir a que mis pacientes se recuperen del agotamiento es ayudarles a escuchar lo que necesitan y a entender por qué se han dejado o no guiar por la sabiduría de su cuerpo. Ayudarles a recuperarse de la fatiga implica concentrarme en lo que cada una necesita para sentirse vital y en analizar las creencias subyacentes que le están impidiendo pasar a la acción.

Melissa, una madre inteligente y entregada de treinta y dos años con el pelo castaño corto y ojeras, vino a mi consulta quejándose de fatiga, ansiedad, libido baja y de estar engordando. Dormía con su hijo de quince meses y lo amamantaba cinco veces a lo largo de la noche. Trabajaba 32 horas semanales como contable de alto nivel. Empezaba a trabajar en casa a las cinco de la mañana. Su marido se levantaba con su hijo varias horas más tarde y se ocupaba de él hasta que el pequeño volvía a dormirse a las diez de la mañana. Después era ella la que se ocupaba del niño cuando se despertaba e intentaba trabajar una hora o dos más mientras el pequeño dormía al mediodía. Estaba deseando consumir cafeína y azúcar y se comía una tarrina de helado cada noche. Como nos pasa a todas, Melissa dejó la dieta, el sueño y el trabajo en un segundo plano para volcarse en lo que creía que era más importante para ella y su familia, en lugar de elegir lo mejor para su cuerpo.

La clave para entender por qué la vida de Melissa giraba en torno a su hijo fue descubrir que de niña su madre no se había ocupado de ella. Empaticé con su gran deseo de que su hijo se sintiera amado y quise hacerle entender que ocuparse de sí misma era el mejor regalo que le podía hacer. Como dice el antiguo refrán: «Si mamá no es feliz, *nadie* es feliz». Mi receta para Melissa incluía empezar a detestar a su hijo por la noche para poder dormir más y buscar una canguro de confianza con la que congeniara. También fue a ver a un naturópata y a un acupuntor de mi clínica para que le ayudaran con plantas medicinales y acupuntura a reducir la ansiedad y a dormir mejor. Estos esfuerzos le permitieron sentirse más tranquila, mejorar la calidad de su sueño y controlar sus antojos de helado. En su mayor parte.

Existen, como es natural, casos más complejos en los que una mujer come saludablemente y duerme lo suficiente —quizá demasiado— y, sin embargo, no tiene energía ni para ir a recoger las cartas del buzón. Estos casos de fatiga crónica son más serios y requieren una serie de pruebas y análisis para descubrir las causas. Hablaré de ellos más adelante en este capítulo. Pero tanto si la fatiga no es más que agotamiento físico como si refleja otros problemas médicos, los principios para recuperarte son los mismos. Si te sientes agotada todo el tiempo, te costará disfrutar de la vida, amar como es debido a los tuyos y rendir en el trabajo.

Estos son los elementos estresantes que contribuyen a la fatiga:

1. Falta de sueño regular y reparador
2. Fatiga suprarrenal
3. Deficiencias nutricionales
4. Enfermedades: hipotiroidismo, anemia, enfermedades autoinmunes, infecciones virales crónicas, cáncer, trastornos renales y hepáticos, diabetes, problemas cardiovasculares, problemas pulmonares crónicos
5. Medicamentos, drogas y alcohol
6. Sedentarismo
7. Exposición a sustancias tóxicas

La depresión y no encontrarle un sentido a la vida también contribuyen notablemente a la sensación de fatiga. Más adelante hablaré de estos temas en detalle y de otros primordiales, como el sueño, la dieta, la nutrición y la importancia de la actividad física. En este capítulo analizaré cómo cada uno de los elementos estresantes que he citado está relacionado con la fatiga.

Falta de sueño regular y reparador

Descansar bien por la noche es tan fundamental como cualquier otro aspecto —estado de ánimo, salud, inteligencia, fuerza, creatividad, capacidad de relacionarse con los demás, apetito sexual— que cuente para nosotros como seres humanos. Y está directamente relacionado con nuestro nivel de energía. Supongo que esta observación no te sorprenderá, pero lo más increíble es que la pregunta «¿Por qué estoy cansada?» se deba en tantas ocasiones a dormir mal por la noche. Una persona *corriente* necesita dormir ocho horas; significa que la mitad de la gente necesita dormir *más* de ocho. Y la cantidad de personas que solo necesitan dormir seis es muy pequeña. Entre la apretada agenda laboral, los niños pequeños, la exposición a múltiples pantallas (ordenador, móvil, tableta, televisión), la luz artificial, anteponer las necesidades ajenas a las propias y *mucho* café, la mayoría de mis pacientes no duermen lo suficiente. Y aunque consigas irte a la cama a una hora razonable, la ansiedad y los cambios hormonales (sobre todo a partir de los cuarenta) pueden hacer que te cueste una barbaridad *conciliar el sueño* y *dormir de un tirón*.

> La falta de sueño no se puede suplir con nada. Por más suplementos nutricionales que tomes o por más ejercicio que hagas, no eliminarás los efectos negativos de una falta de sueño crónica y nada te hará envejecer más rápido.

La falta de sueño no se puede suplir con nada. Por más suplementos nutricionales que tomes o por más ejercicio que hagas, no eliminarás los efectos negativos de una falta de sueño crónica y nada te hará envejecer más rápido. En el capítulo nueve encontrarás una serie de estrategias estupendas para dormir bien por la noche que te ayudarán a conciliar el sueño y a dormir de un tirón.

Y a veces la fatiga viene de otros problemas.

Fatiga suprarrenal

La fatiga suprarrenal le quita el color a la vida y te la hace ver en blanco y negro. Por la mañana te cuesta despegarte de las sábanas o incluso sentirte renovada. Te falta energía, estás desmotivada, tu concentración se ha ido a pique y tu deseo sexual se ha esfumado. Para entender de verdad la fatiga suprarrenal tienes que analizar cómo has llegado al agotamiento en el que has caído debido a tu respuesta hiperactiva de estrés.

En el capítulo dos he hablado de la respuesta de estrés de lucha o huida que se da cuando el sistema nervioso simpático se activa incrementando la frecuencia cardíaca, la presión arterial y el ritmo respiratorio ante un peligro percibido. Hormonalmente, cuando la respuesta de lucha o huida toma el mando, las glándulas suprarrenales se activan para producir adrenalina (y noradrenalina), lo que causa los cambios fisiológicos de la respuesta de estrés (pupilas dilatadas, la sangre abandona los órganos digestivos para irrigar los músculos de mayor tamaño de los brazos y piernas, el corazón y la respiración se aceleran). La adrenalina es una hormona poderosa (para hacerte una idea de su potencia, piensa en lo que sentirías si tomarás más café de lo que deberías) y la activación excesiva que produce puede llegar a dañar las células. El cuerpo intenta mitigar este riesgo liberando cortisol —la hormona esteroide natural— para limitar el daño celular causado por un exceso de adrenalina.

El cortisol también produce un subidón de energía al liberar el azúcar almacenado en el hígado e incrementar la degradación muscular por la necesidad del organismo de consumir aminoácidos a modo de energía. Una vigorosa respuesta de estrés es importante para la supervivencia y en las circunstancias idóneas dura muy poco. El problema es que nuestro desarrollado cerebro humano nos permite activar la respuesta de estrés cuando recordamos un episodio negativo o imaginamos una situación temida futura. También podemos prolongar la respuesta de estrés si seguimos cavilando sobre la amenaza. Esta respuesta crónica de estrés es peligrosa para la salud. Produce un constante nivel alto de azúcar en la sangre, pérdida de masa muscular, hipertensión, una bajada de las defensas y un sueño de mala calidad.

El 43 por ciento de adultos sufren los efectos negativos del estrés. Y del 75 al 90 por ciento de consultas médicas están hasta cierto punto relacionadas con él. Una respuesta de estrés prolongada inunda el cuerpo de un exceso de cortisol y adrenalina, y este estado causa múltiples efectos en la salud, como problemas cardiovasculares, osteoporosis, trastornos intestinales, aumento de peso y obesidad, cáncer, y ansiedad y depresión. El estrés prolongado es uno de los factores principales que hace que las poblaciones que viven bajo ciertas amenazas —residentes de zonas de alta criminalidad, poblaciones de refugiados, minorías oprimidas, víctimas de violencia de género— corran un riesgo mucho mayor de sufrir trastornos y enfermedades.

Nuestro cuerpo está diseñado para mantener la homeostasis —el delicado equilibrio de hormonas, electrolitos y neurotransmisores— para que podamos funcionar óptimamente. Cuando el nivel de una hormona, como el cortisol, es elevado durante mucho tiempo, el cuerpo intenta bajarlo para que vuelva a la normalidad «reduciendo» o disminuyendo la cantidad de receptores de cortisol, *pese* a la experiencia estresante que está teniendo lugar. Este estado se conoce como fatiga suprarrenal. El estrés, ya sea físico, emocional o de ambos tipos, sigue siendo elevado, pero los niveles de cortisol caen en picado por debajo del nivel normal. Este estado se caracteriza por la presencia de fatiga y de una variedad de otros síntomas que aparecen en la lista de más abajo.

Los síntomas de fatiga suprarrenal son bastante inespecíficos. Por ejemplo, una mujer que los sufriera podría estar perimenopáusica, padecer hipotiroidismo o una enfermedad crónica. De ahí que sea tan importante hacerse un análisis para determinar si el cansancio viene de la fatiga suprarrenal o de otras causas concretas.

Causas emocionales del estrés

- Estrés situacional
  - Problemas de pareja o familiares
  - Boda
  - Divorcio
  - Mudanza
  - Problemas laborales
  - Dificultades económicas
  - Pérdida o enfermedad de un ser querido
  - Hogar inseguro
  - Amenaza de violencia
  - Racismo u otros prejuicios
- Estrés emocional irresuelto
  - Preocupación
  - Ira
  - Culpabilidad
  - Ansiedad
  - Miedo
  - Depresión
  - Vergüenza

Causas físicas del estrés

- Exceso de actividad física
- Cirugía
- Fármacos
- Lesiones
- Enfermedades e infecciones
- Alimentos inflamatorios
- Exposición a toxinas ambientales
- Alergias severas o crónicas
- Exceso de trabajo y horario laboral nocturno
- Falta de sueño
- Temperaturas extremas
- Dolor crónico, enfermedad o inflamación

Síntomas de la fatiga suprarrenal

- Fatiga
- Ansiedad (nerviosismo y cansancio)
- Dificultad para levantarse de la cama pese a haber dormido por la noche
- Irritabilidad/mal humor
- Palpitaciones
- Confusión mental
- Aumento de peso
- Infecciones recurrentes
- Pérdida de memoria
- Dolor de cabeza
- Insomnio
- Hipoglucemia (bajo nivel de azúcar en la sangre)
- Depresión
- Sensación de mareo al levantarse
- Antojo de alimentos dulces, salados o de cafeína
- Libido baja

En mi clínica, cuando me preocupa la posibilidad de que una paciente sufra fatiga suprarrenal, averiguo sus niveles de cortisol. Se pueden conocer por medio de un análisis de sangre. Sin embargo, el cortisol tiene un ritmo diurno natural —por la mañana alcanza el nivel más alto y va bajando poco a poco a lo largo del día hasta llegar al punto más bajo antes de acostarnos, cuando necesitamos descansar—. Para observar la curva del cortisol es necesario medirlo a lo largo del día. La forma más fácil de hacerlo es analizando la saliva, en la que se refleja el nivel de cortisol en la sangre. Suelo pedirles a mis pacientes que recojan muestras de saliva (normalmente cuatro) a lo largo del día para averiguar si su «curva del cortisol» es normal.[1]

---

1. La mayoría de los médicos no utilizan la prueba de cortisol salival, pero hay algunos laboratorios normales o integrativos donde la realizan. Puedes pedírsela a un médico integrativo, a un naturópata y a algunos acupuntores o quiroprácticos. También se puede encargar directamente en Internet a algunos laboratorios, como DirectLabs.com.

La buena noticia es que la fatiga suprarrenal se puede tratar. Lo primero que hay que hacer es intentar reducir la respuesta emocional y física de estrés. Tu práctica para que tu cuerpo se vuelva sabio te ayudará a escuchar lo que el cuerpo te está diciendo sobre tus situaciones vitales. ¿En qué aspectos de tu vida está aumentando tu respuesta de estrés? ¿Hay alguna de estas situaciones que puedas cambiar? A veces la receta para recuperarte incluye cambiar de trabajo, dejar a una pareja maltratadora, o recurrir a un profesional para tratar una enfermedad física o llevar una dieta saludable. Y en las situaciones inevitables (por ejemplo, la familia biológica) ¿hay alguna forma de reducir tu respuesta de estrés?

Puedes reducir la respuesta de estrés simplemente haciendo el ejercicio de la respiración abdominal (véase la página 46). Cualquier clase de meditación o de oración, como las meditaciones dinámicas del yoga, el taichí o el *qigong*, te serán de ayuda. El ejercicio suave —caminar, por ejemplo—, sobre todo si es en plena naturaleza, es muy beneficioso para las glándulas suprarrenales. Es esencial dormir lo suficiente y gozar de un sueño reparador.

Comer saludablemente también es muy importante para el buen funcionamiento de las glándulas suprarrenales, ya que esta clase de dieta te aporta los nutrientes que tu cuerpo necesita para combatir el estrés y recuperarse. «El plan nutricional para la fatiga suprarrenal» que aparece más abajo es una guía para ayudarte a recuperarte. En esta clase de dieta se reduce o elimina el consumo de alcohol, cafeína y azúcar y se aumenta el consumo de frutas, verduras y proteínas saludables. Como las bajadas de glucosa producen niveles de cortisol inadecuados, tomar comidas ligeras que incluyan grasas y proteínas con más frecuencia a lo largo del día es lo que mejor les va a la mayoría de las mujeres. Ciertos nutrientes son esenciales para el funcionamiento suprarrenal. Puedes consumir alimentos ricos en esta clase de nutrientes (se encuentran sobre todo en la verdura de color verde oscuro, la fruta de color rojo oscuro, los frutos secos y las semillas, las legumbres y los cereales integrales), o tomarlos en forma de suplementos vitamínicos. En la sección «Nutrientes esenciales para combatir el estrés» de la página 85, encontrarás una lista de suplementos para recuperarte de la fatiga suprarrenal.

Plan nutricional para la fatiga suprarrenal

**REDUCE
EL CONSUMO DE:**

**AUMENTA
EL CONSUMO DE:**

- Carne roja
- Lácteos
- Cafeína
- Alcohol
- Cereales y harina refinados
- Azúcar blanco
- Alimentos procesados
- Grasas trans (aceites hidrogenados)

- Alimentos ecológicos cultivados, criados y/o procesados sin pesticidas, hormonas o antibióticos
- Frutas y verduras
- Cereales integrales
- Alubias y legumbres
- Frutos secos y semillas
- Grasas saludables como las que contienen las aceitunas, los frutos secos, la mantequilla vegetal y el aceite de nuez, aguacate y coco
- Pescado y proteínas magras

También hay una serie de plantas medicinales beneficiosas para las glándulas suprarrenales. Puedes tomarlas en forma de suplementos, en cápsula o en tintura. Algunas, como la ashwaganda, la rhodiola y la albahaca santa, no tienen ninguna contraindicación y equilibran el funcionamiento de las glándulas suprarrenales tanto en una vigorosa respuesta de estrés (niveles altos de cortisol) como en la fatiga suprarrenal (niveles bajos de cortisol). Hay otras plantas medicinales que van bien en estos casos, pero antes de tomarlas te aconsejo vivamente que te hagas análisis clínicos y le pidas consejo a un profesional de la salud experimentado en el tratamiento de la fatiga suprarrenal. Por ejemplo, el regaliz favorece los niveles de cortisol en algunas personas con fatiga suprarrenal, pero puede exacerbar un nivel elevado de cortisol en alguien con una intensa respuesta de estrés que ya tiene unos niveles elevados de esta hormona. También puede subir la tensión arterial y debe usarse con precaución. El ginseng es otro adaptógeno natural excelente (planta medicinal equilibradora) que va bien para la función suprarrenal, pero hay varias clases de ginseng y algunas pueden aumentar la ansiedad y la presión arterial. La maca es una raíz peruana que también es beneficiosa para la energía y el estado de ánimo. Pero es importante que le pidas siempre consejo a un médico, un naturópata, un acupuntor o un quiropráctico experto en el tratamiento de la disfunción suprarrenal para que te oriente en tu caso en particular.

Deficiencias nutricionales

Saltarse comidas

Una de las causas nutricionales más evidentes de la fatiga es no comer lo *suficiente*. Sin embargo, muchas mujeres se saltan el desayuno y comen al mediodía, por lo que están con el estómago vacío dieciocho horas seguidas sin ser conscientes de ello. El cuerpo necesita combustible para funcionar adecuadamente y cuando pasas muchas horas sin dárselo tu nivel de energía cae en picado. Puedes tomar un desayuno ligero como una tostada de cereales integrales untada con mantequilla vegetal, un huevo o dos, una pieza de fruta acompañada de frutos secos, o un *smoothie* de fruta, verduras y proteína en polvo. Además, como cuando pasas muchas horas sin comer tu cuerpo está deseando recibir un chute de energía —azúcar o comida rápida—, te costará más optar por una comida sana. Comer alimentos saludables cada tres horas es un buen método para sentirte llena de energía a lo largo del día.

Alimentos que te dejan agotada

Algunos alimentos te *dejan* agotada literalmente. Los productos ricos en azúcar y los que contienen hidratos de carbono simples, como la bollería industrial, los panecillos de harina refinada o las patatas fritas, te dan un subidón momentáneo de energía, por eso son tan apetecibles. Pero, por desgracia, al cabo de poco te provocan un bajón de azúcar, porque los carbohidratos simples no te nutren a fondo. Este bajón puede ser tan intenso que algunas mujeres necesitan echar una siesta para recuperar la energía. Tomar en las comidas alimentos ricos en grasas saludables (aguacate, frutos secos, aceitunas) y proteínas, te ayudará a absorberlas más despacio y a equilibrar tu nivel de azúcar; de este modo, no tendrás bajones de energía.

Nutrientes esenciales para combatir el estrés

- Vitamina C: 500 miligramos, una o dos veces al día
- Vitamina B_6, como pirodoxal 5-fosfato: de 50 a 100 miligramos diarios
- Vitamina B_5, como ácido pantoténico: 500 miligramos, una o dos veces al día
- Biotina: de 2,5 a 5 miligramos diarios
- Citrato de magnesio: de 200 a 800 miligramos diarios
- Picolinato de zinc: de 15 a 30 miligramos diarios

Los alimentos ultraprocesados, como la comida rápida o los platos congelados, están cargados de sal, azúcar, aceites hidrogenados y otros ingredientes inflamatorios que son tóxicos para el organismo. Aumentan los índices inflamatorios y generan residuos metabólicos que el cuerpo tiene que depurar. Depurar el cuerpo y combatir la inflamación requiere energía, de ahí que nos sintamos amodorradas después de comer la pizza que hemos pedido por teléfono.

La cafeína, sorprendentemente, también puede agotarte. Sin duda, es estimulante y tomar cualquier forma de cafeína —té, café, soda, yerba mate (una planta sudamericana) o bebidas energéticas— aumenta tu nivel de concentración y de energía durante un tiempo. La cafeína te permite acceder a tus reservas de energía. A veces esto es comprensible. En mi época de residente en la Facultad de Medicina y de madre de gemelas, de vez en cuando ¡echaba mano de la cafeína para sobrevivir! Pero cuando estás agotada —por falta de sueño crónica, fatiga suprarrenal o alguna enfermedad—, usar la energía que el cuerpo almacena para el futuro puede ser demoledor, porque apenas te queda. Aunque parezca raro, la cafeína es un método razonable cuando estás descansada y dispones de unas buenas reservas de energía. Pero si estás enferma, la cafeína empeorará tu estado de debilidad y de fatiga. Ten en cuenta que no te «da» energía, sino que la toma de tus reservas, por lo que se la estás robando al cuerpo. Y si tu cuerpo apenas tiene energía por falta de sueño o por una

> Ten en cuenta que no te «da» energía sino que la toma de tus reservas, por lo que se la estás robando al cuerpo.

enfermedad, la cafeína hará que te sientas más cansada aún. Escucha a tu cuerpo y respeta tus propios límites en cuanto al consumo de cafeína. Y si decides darte este capricho, no lo hagas en sus formas tóxicas, como la soda o las bebidas energéticas. Consume la cafeína tradicional, que tiene antioxidantes beneficiosos e incluso propiedades medicinales, como la del té, el café o la yerba mate.

Deficiencias nutricionales que te dejan agotada

Una mujer puede tener deficiencias nutricionales debido a una mala dieta carente de los nutrientes necesarios y esto puede ser otra causa de fatiga. Los alimentos que más suelen faltar en una dieta poco nutritiva son las frutas y verduras. Incluso las dietas «saludables» limitadas en cierto modo pueden carecer de nutrientes importantes. Por ejemplo, una dieta vegana sin productos de origen animal es deficiente en vitamina B_{12} y en ADH, un ácido graso esencial. Una dieta vegetariana que no sea demasiado rica en verduras y judías secas puede ser deficiente en hierro. Y la dieta Paleo (sin cereales integrales o legumbres) puede tener una deficiencia importante en vitaminas del grupo B. Si sigues una dieta limitada es importante alimentarte bien y tomar suplementos nutricionales para suplir los nutrientes de los que carece. Todos mis pacientes veganos toman suplementos de vitamina B_{12} y de ADH. La mayoría de los suplementos de ADH proceden del pescado, pero también los hay de algas.

Otra causa de déficit nutricional, aunque sigas una dieta saludable, es una mala absorción de la comida. Si no la masticas a conciencia, no la absorberás bien. Un bajo nivel de acidez en el estómago (debido a la edad o a medicamentos antiacidez), dificulta la absorción de la vitamina B_{12} y del magnesio. Un nivel deficiente de enzimas digestivas dificulta la absorción de proteínas, grasas, hidratos de carbonos o vitaminas. Y trastornos intestinales como la enfermedad celíaca, la enfermedad de Crohn, las infecciones intestinales o incluso el sobrecrecimiento bacterial en el intestino delgado o en el intestino grueso afectan la absorción de nutrientes. Un déficit nutricional causa fatiga porque el cuerpo no recibe el carburante necesario (grasas, carbohidratos o proteínas) o los cofactores (vitaminas) para producir energía en el interior de las células.

Aunque parezca extraño, puedes llevar una dieta supersaludable y absorber bien los alimentos y, aun así, necesitar un aporte adicional de vitaminas para funcionar óptimamente. Se debe a que cada persona es única genéticamente y procesa y utiliza los nutrientes de distinta forma. Por ejemplo, es habitual que algunos de mis pacientes tengan deficiencias genéticas en su capacidad de usar el ácido fólico de las vitaminas del grupo B, por lo que además de necesitar una cantidad mucho mayor de lo normal, necesitan tomar unas formas especiales de vitamina B para funcionar adecuadamente (por ejemplo, en sus formas metiladas: metilcobalamina y ácido fólico en forma de metilfolato).

En la actualidad las deficiencias más comunes de vitaminas y minerales son unos niveles bajos de hierro, de vitamina B_{12}, de ácido fólico y de otras vitaminas del grupo B y de magnesio.

Hierro

El hierro es necesario para la formación de glóbulos rojos, los cuales llevan el oxígeno a las células del cuerpo. La falta de hierro causa anemia —nivel bajo de glóbulos rojos— y una serie de síntomas, como fatiga, dificultades para respirar al hacer ejercicio, palidez y un cabello fino y ralo. El hierro está presente en cereales enriquecidos con hierro, la carne, el marisco, las legumbres (en especial, las alubias blancas, las judías de riñón, los garbanzos, las lentejas) y en verduras de hojas como las espinacas.

La causa más común de anemia en las mujeres entre la menarquía y la menopausia es la pérdida de sangre por una menstruación copiosa o por las demandas del embarazo y el parto. Si consumes suficientes alimentos ricos en hierro o tomas suplementos de hierro evitarás volverte anémica. Sin embargo, cuando la menstruación es muy abundante es necesario intentar reducir el sangrado y ayudar al cuerpo a conservar la energía.

En una mujer joven la solución puede estar en usar métodos anticonceptivos como la píldora, el anillo vaginal o los parches, ya que reducen el sangrado menstrual y el dolor. A no ser que en tu familia haya un amplio historial familiar de cáncer de mama o de formación de trombos, o una tendencia genética diagnosticada a padecer uno de estos trastornos, los métodos anticonceptivos son un tratamiento bastante fiable para las menstruaciones demasiado copiosas, en especial cuando también se desea usar un método anticonceptivo.

Otra solución para las menstruaciones abundantes, desde la óptica de la medicina integrativa, es el uso de progesterona natural; es decir, progesterona con los mismos componentes químicos que la que fabrica el cuerpo, conocida también como progesterona bioidéntica. La progesterona natural, a diferencia de la recetada en los tratamientos anticonceptivos hormonales, tiende mucho menos a causar depresión y sequedad vaginal. En realidad, en la etapa de la perimenopausia (los diez años anteriores a la menopausia) sustituir la progesterona natural durante las dos semanas previas a la menstruación, por cremas o cápsulas de progesterona, reduce las menstruaciones copiosas y el síndrome premenstrual y favorece el sueño. Una de mis amigas perimenopáusicas la llama mi «preciosa» progesterona porque cuando se la toma se siente mucho mejor. Por si esto fuera poco, la progesterona natural también afecta los receptores AGAB y ayuda a las mujeres a sosegarse y dormir profundamente. Como ya he mencionado, tu cuerpo puede reaccionar a cualquier sustancia, así que no olvides que, por más beneficiosa que la progesterona natural les resulte a muchas de mis pacientes, algunas rechazan *cualquier* clase de progesterona. Observa cómo reacciona tu cuerpo ante cualquier tratamiento hormonal.

Y si quieres evitar los tratamientos hormonales, una buena opción es tomar una planta medicinal que aumente la progesterona de manera natural, como el vitex (sauzgatillo), o una de las numerosas hierbas medicinales que reducen el sangrado menstrual. Lo que a mí más me gusta recomendar para los periodos copiosos, dolorosos e irregulares son las plantas medicinales chinas tradicionales y la acupuntura, que a veces funciona con una eficacia milagrosa.

El mejor suplemento de hierro es el que le siente bien a tu cuerpo. Algunos pueden provocar estreñimiento, pero otras clases (sobre todo las combinadas con plantas medicinales que suelen presentarse en forma líquida) se toleran mejor. Lo ideal es probar varios tipos de suplementos de hierro para ver el que prefiere tu cuerpo.

Vitaminas del grupo B

Después de la deficiencia de vitamina D, la carencia de vitaminas del grupo B es la más común que veo en mi clínica, sobre todo en mujeres y en especial en las que sufren fatiga. La vitamina B_{12} está presente principalmente en la dieta en los alimentos de origen animal (aunque también se encuentra en suplementos de vitamina B_{12} para veganos). El marisco, la carne roja, el pollo, el pescado, los huevos y los lácteos son ricos en este tipo de vitamina. También está presente en las bebidas de almendra y de soja y en los cereales enriquecidos. La vitamina B_{12} es importante en la producción de energía, la síntesis de glóbulos rojos y el mantenimiento del ADN, el ARN y las neuronas. Los niveles deficientes de B_{12} pueden causar una amplia variedad de síntomas, como fatiga, entumecimiento y hormigueo en manos y pies, problemas de equilibrio, anemia, problemas de memoria y debilidad. Cada año tengo un puñado de pacientes a las que les mejora de manera extraordinaria la energía y el estado de ánimo tomando ¡simplemente suplementos de vitaminas del grupo B!

El ácido fólico procedente de vitaminas del grupo B es importante para la producción de energía y un ADN sano, y también para la producción de glóbulos rojos. El ácido fólico, una vitamina importante del grupo B, es esencial para reducir los defectos de nacimiento en las mujeres embarazadas, por esta razón se encuentra en altas dosis en las vitaminas prenatales. En Estados Unidos también se añade rutinariamente a los productos procesados hechos de cereales, como el pan o los cereales de caja, para asegurarse de que las mujeres tengan bastante ácido fólico y sus hijos nazcan sanos. El ácido fólico también protege del cáncer, de enfermedades autoinmunes y de enfermedades cardíacas. Los cereales enriquecidos, las verduras de color verde, las alubias y las legumbres son ricas en ácido fólico. La carencia de ácido fólico puede estar causada por un bajo consumo de esta vitamina, pero en Estados Unidos suele proceder de una mala absorción debida al efecto secundario de un consumo excesivo de alcohol, de medicamentos antiácidos (omeprazol, pantoprazol, ranitidina, cimetidina, etc.), de antidepresivos ISRS (fluoxetina, citalopram, escitalopram, paroxetina, sertralina, etc), de AINE (fármacos antiinflamatorios no esteroideos, como el ibuprofeno o el naproxén) y de algunos diuréticos, anticonvulsivos y antibióticos. Es una lista bastante larga de medicamentos y hay que tener en cuenta que los fármacos antiácidos, los antidepresivos ISRS y los AINE son algunos de los medicamentos ¡más recetados! Los fármacos antiácidos no deben tomarse a diario salvo en situaciones clínicas muy concretas. Provocan problemas nutricionales y aumentan el riesgo de sufrir neumonía e infecciones intestinales.

Las vitaminas B_1 (tiamina), B_2 (riboflavina), B_3 (niacina), B_5 (ácido pantoténico), B_6 y la biotina son también esenciales. La deficiencia de una de las vitaminas del grupo B afecta la capacidad del cuerpo para transformar las proteínas, las grasas y los carbohidratos en energía. Los cereales integrales, la leche, el queso, los huevos, el pollo, los despojos, el pescado, las lentejas y la levadura de cerveza son ricos en vitaminas del grupo B. En realidad, la levadura nutricional, un sabroso condimento amarillo en polvo excelente para las ensaladas, los huevos y las palomitas, tiene la concentración más alta de vitaminas del grupo B (salvo la B_{12}, que solo se encuentra en productos de origen animal). Suelo recomendarla a mujeres que necesitan vitaminas del grupo B pero que no toleran tomarlas en forma de suplemento. Cualquier clase de método anticonceptivo oral y de terapia de sustitución hormonal reduce los niveles de B_1, B_2 y B_3, al igual que el consumo excesivo de alcohol y de diuréticos. Yo recomiendo a mis pacientes con fatiga y a las que siguen un método anticonceptivo hormonal que tomen suplementos de vitaminas del grupo B o un buen complejo multivitamínico con vitaminas adecuadas del grupo B.

Como ya he mencionado antes, si tus características genéticas afectan al proceso de metilación (defectos en el MTHFR, COMT u otros genes metilantes), puedes tomar suplementos nutricionales del grupo B que contengan además de ácido fólico y B_{12}, ácido fólico en forma metilada o metil B_{12} (metilcobalamina). Puedes pedirle este test genético a tu médico, ya que lo realizan prácticamente en cualquier laboratorio, o encargarlo en Internet. Como ocurre con cualquier análisis clínico, antes de pedirlo ten en cuenta que descubrir cuál es tu código genético tiene que beneficiarte tanto a nivel físico como psicológico. No toda la información es útil, y si sabes que la información genética que recibas aumentará tu estrés, tal vez sea mejor ¡no descubrirlo! O, si no, puedes tomar simplemente suplementos nutricionales del grupo B con ácido fólico o B_{12} en sus formas metiladas y ver cómo responde tu cuerpo.

Magnesio

El magnesio es un mineral esencial y participa en más de trescientas reacciones metabólicas del cuerpo. Es un cofactor en el ciclo de producción de energía importante en la producción ósea y, además, desempeña un papel esencial en la conductividad nerviosa y muscular y en la comunicación celular. Los niveles bajos de magnesio producen fatiga, debilidad muscular o espasmos, estreñimiento, depresión, hipertensión, niveles deficientes de calcio y potasio y arritmias. Las verduras de hojas verde oscuro, la avena, el trigo sarraceno, los cereales integrales, la leche, los frutos secos y las semillas, las alubias y, por suerte, el chocolate, son ricos en magnesio. El déficit de magnesio se debe entre otras causas al consumo excesivo de alcohol, de diuréticos, a la diabetes y a los problemas renales. Por desgracia, el 23 por ciento de adultos estadounidenses tienen niveles deficientes de magnesio.[2] Y los niveles bajos de magnesio se han asociado al síndrome de fatiga crónica, un tipo de fatiga persistente y debilitante.[3, 4] El magnesio es fácil de administrar como suplemento y esta clase de suplementos se presentan en muchas formas, algunos van mejor para ablandar las heces, si es necesario (citrato, óxido, cloruro), y otros son más indicados para la fatiga o los espasmos musculares al absorberse mejor (los que contienen aspartato son especialmente beneficiosos para la fatiga, y el glicinato también se absorbe bien).

Enfermedades que causan fatiga

Tratar exhaustivamente las enfermedades que producen fatiga no tiene ningún sentido porque este libro no se centra en este tema y, además, ¡sería abusar de tu paciencia como lectora! Sin embargo, quiero que tu cuerpo se vuelva sabio para que entiendas las enfermedades por las que vale la pena hacerte un análisis, así te asegurarás de que no están contribuyendo a tu cansancio. Empezaré por el hipotiroidismo, posiblemente la enfermedad más infradiagnosticada que causa fatiga.

El *hipo*tiroidismo es una función *deficiente* de la tiroides. Y el *hiper*tiroidismo, una función *excesiva* hace que una persona sea «hiperactiva» y se sienta llena de energía. La hormona de la tiroides es esencial para unos niveles normales de energía, ya que estimula el metabolismo y aumenta la producción de energía celular en el cuerpo. Las personas con un bajo funcionamiento tiroideo (hipotiroidismo) se sienten cansadas. Las que tienen un elevado funcionamiento tiroideo (hipertiroidismo), gozan de un exceso de energía y les cuesta conciliar el sueño.

Los médicos miden el funcionamiento de la tiroides basándose en los niveles de la hormona estimulante de la tiroides (HET). La mayoría de los laboratorios consideran que lo normal son unos valores de la HET que no superen los 4,5 microUI/ml. Pero muchos médicos que practican la medicina integrativa y endocrinólogos creen que los valores normales

2. R. L. Beckstrand y J. S. Pickens, «Beneficial Effects of Magnesium Supplementation», *Journal of Evidence-Based Complementary and Alternative Medicine*, 16 (3), 2001, pp. 181-189.

3. I. M. Cox, M. J. Campbell y D. Dowson, «Red Blood Cell Magnesium and Chronic Fatigue Syndrome», *Lancet*, 337 (8744) (30 de marzo de 1991), pp. 757-760.

4. G. Moorkens, Y. Manuel, *et al.*, «Magnesium Deficit in a Sample of the Belgium Population Presenting with Chronic Fatigue», *Magnesium Research*, 10 (1997), pp. 329-337.

de la HET no deben superar los 4. Si tus valores de la HET son superiores a los normales podrías encontrarte en la primera fase del hipotiroidismo y tal vez te convenga recurrir a un nutriente que apoye la función óptima de la tiroides o seguir un tratamiento tiroideo. Asegúrate de que tu médico compruebe tus niveles hormonales tiroideos cuando investigue de dónde te viene el cansancio, incluyendo los de la HET, la T4 libre y la T3 libre. No todos los médicos solicitan este análisis clínico para determinar los valores de la T3 libre y de la T4 libre, pero los pacientes fatigados con un funcionamiento tiroideo al límite de los valores normales y con bajos niveles de T3 libre (hormona tiroidea activa), se benefician de una terapia de sustitución hormonal con T3 (liotironina). Esta forma sintética de la hormona T3 se puede conseguir con receta médica.

Enfermedades que causan fatiga

Hipotiroidismo
Anemia
Infecciones
   virales crónicas
Cáncer
Diabetes

Enfermedades autoinmunes
   (artritis reumatoide, lupus,
   enfermedad celíaca,
   anemia perniciosa,
   enfermedad inflamatoria
   del intestino, etc.)

Enfermedades renales
Enfermedades hepáticas
Enfermedades cardíacas
Enfermedades
   pulmonares crónicas

Las infecciones de todo tipo pueden causar fatiga, desde las infecciones cutáneas bacterianas hasta una neumonía o la varicela. Probablemente, ya lo habrás vivido de primera mano, porque incluso el resfriado más común te hace sentir mucho más cansada de lo habitual. El cuerpo está intentando combatir la infección con todos sus medios y no le queda energía para que tú puedas correr, por ejemplo, 15 kilómetros. Cualquier infección aguda provoca fatiga durante el tiempo de la infección, que suele durar de varios días a un mes, si estás sana. Pero algunas infecciones hacen que la fatiga dure mucho más. Cuando la fatiga se debe a la falta de sueño o a otras causas evidentes, no es necesario hacer pruebas para determinar las infecciones que podrían estar originándola. Sin embargo, cuando una de mis pacientes se siente cansada durante más de un mes sin una razón aparente, solicito una prueba para detectar posibles infecciones.

Por ejemplo, Chantal, una mujer de veintiocho años hasta entonces saludable que trabajaba de higienista dental, vino a verme a la consulta quejándose de sentirse cansada. Me comentó que «nunca había estado tan cansada» y que se había empezado a sentir así después de pillar un «resfriado» que le provocó dolores musculares y de garganta. Por más horas que durmiera, no se sentía renovada y se había visto obligada a quedarse en cama, poniendo en peligro su empleo. Las pruebas que solicité revelaron que sufría una mononucleosis causada por el virus Epstein-Barr. El tratamiento para esta afección consiste en descansar, tomar plantas medicinales para reforzar las defensas y quizás en seguir un tratamiento de acupuntura o de medicina china. Pero la recuperación es larga, toma de uno a seis meses, y el diagnóstico de su dolencia le permitió pedir una baja por enfermedad y reincorporarse al trabajo a media jornada cuando se sintió mejor. La mayoría de otras infecciones que causan una fatiga prolongada *pueden* tratarse médicamente y vale la pena detectarlas si sospechas haber estado expuesta a virus o si tienes síntomas que podrían venir de una infección. De ser así es muy importante que vayas al médico para que solicite las pruebas necesarias y establezca el diagnóstico.

Causas infecciosas de la fatiga prolongada

- Virus causantes del síndrome de mononucleosis infecciosa
  - Virus de Epstein-Barr (VEB)
  - Citomegalovirus (CMV)
- Infecciones hepáticas virales
  - Hepatitis A, B o C
- Parásitos intestinales
- Tuberculosis
- Infección por el VIH
- Endocarditis (infección bacteriana de la válvula cardíaca)
- Enfermedad de Lyme
- Virus del herpes humano (VHH)
- Infecciones bacterianas o fúngicas sin diagnosticar (sinusitis, neumonía, tonsilitis o abscesos)

Mis pacientes con alergias severas o enfermedades autoinmunes también se quejan de sentirse agotadas. Cuando el sistema inmunitario está reaccionando sin cesar, como ocurre en las alergias y las enfermedades autoinmunes, el cuerpo se siente siempre como si tuviera la gripe: cansado, dolorido y con la cabeza espesa. En el capítulo siete describo detalladamente las pruebas para detectar alergias y enfermedades autoinmunes, y si manifiestas otras clases de síntomas causados por estas patologías, como dolor articular e inflamación, sangre en las heces, erupciones cutáneas inexplicables o estornudos constantes y congestión nasal, puedes hacerte una prueba para determinar si tienes una enfermedad autoinmune o una alergia.

Las enfermedades hepáticas, renales, cardíacas y pulmonares, la diabetes y el cáncer también causan fatiga, entre otros síntomas. La buena noticia es que gracias a las pruebas rutinarias para detectar la presencia de un cáncer —chequeos médicos, prueba de Papanicolau, mamografías, colonoscopias y análisis clínicos rutinarios (conteo sanguíneo completo, panel metabólico exhaustivo y análisis de orina)—, estas enfermedades se pueden detectar antes de que sean peligrosas para ti. Por esta razón es tan importante ir al médico con regularidad para hacerte chequeos y exploraciones.

Sea cual sea la afección que puedas tener, mejorar la calidad de tu sueño, reducir el nivel de estrés y llevar una dieta más saludable es fundamental para tu vitalidad y para que *cualquier* enfermedad crónica no empeore. Ten en cuenta que estos tres factores fundamentales aumentarán tu capacidad curativa y tus defensas, sea cual sea el diagnóstico del médico.

Medicamentos, drogas y alcohol

Como practicante de la medicina integrativa, una de las primeras preguntas que me hago cuando viene a verme una paciente con fatiga es: «¿Se la estamos causando?» La fatiga es el efecto secundario de una asombrosa variedad de medicamentos que suelen recetarse. (Véase la tabla en las páginas 96 y 97.) Y como cada uno somos únicos bioquímicamente, un medicamento que, normalmente, no suele causar fatiga puede producírtela a ti.

Por ejemplo, la mayoría de mis pacientes *no* se sienten cansadas por los medicamentos para la presión o los antidepresivos que toman, pero a algunas sí les ocurre, y es importante saber si tú eres una de ellas. Pero no dejes ningún medicamento sin consultarlo antes con el médico, ya que algunos, como los antidepresivos, pueden provocar fuertes síntomas de abstinencia. Si el medicamento que te han recetado te está causando fatiga, a veces es posible cambiarlo por otro que no te haga sentir tan cansada. Algunos medicamentos para la presión arterial, por ejemplo, no suelen provocar fatiga. Vale la pena preguntarle a tu médico de cabecera si te puede cambiar el que te recetó por otro.

En algunos casos, aunque el medicamento te cause fatiga es imprescindible para tu salud. Como los medicamentos para el cáncer, las enfermedades autoinmunes o los antihipertensivos recetados a pacientes con una severa enfermedad coronaria. Cuando necesitas tomar tu medicación a toda costa, hay otras opciones para tener más energía a pesar de todo. Por ejemplo, algunos medicamentos afectan los parámetros nutricionales, un problema que se puede solucionar con suplementos vitamínicos.

Prácticamente cualquier droga de la que se abuse, como el alcohol y la marihuana, causan fatiga. Si consumes marihuana más de una vez a la semana, te tomas más de siete bebidas alcohólicas semanales (una bebida consiste en una copa de vino de 180 mililitros, una lata de cerveza de 350 mililitros o una copita de licor de 45 mililitros) o consumes cualquier otra droga, lo más probable es que estos hábitos estén contribuyendo a tu fatiga. Tal vez desees buscar ayuda para reducir o eliminar tu consumo y sentirte más sana y vital.

Sedentarismo

Cuando estás cansada, no quieres levantarte del sofá. ¡Cómo ibas a hacerlo si siempre estás hecha polvo! Pero lo curioso es que cuanto menos activa seas, más cansada estarás, salvo algunas excepciones. Las mujeres con fatiga crónica se sienten en realidad *más* cansadas cuando están demasiado activas. Y las que padecen enfermedades crónicas o fatiga suprarrenal también se sienten cansadas al hacer una actividad física excesiva. Pero salvo en estos casos, una actividad suave —como caminar, yoga, aquagym o bicicleta estática— *aumenta* los niveles de energía en la mayoría de las mujeres con fatiga. Una de las primeras cosas que les aconsejo a mis pacientes cansadas es encontrar alguna actividad física que les guste, aunque solo sea dar una vuelta a la manzana. Estar al aire libre es muy relajante, reduce los niveles de cortisol y es vital para alguien que se sienta cansado, aunque sea por una fatiga suprarrenal. Busca una actividad que te guste y practícala con regularidad. En el capítulo diez encontrarás más información y consejos sobre este tema.

Exposición a sustancias tóxicas

En el medioambiente se han introducido 50.000 sustancias químicas desde 1950. Solo un pequeño porcentaje se ha analizado para comprobar que no son perjudiciales para los humanos. Estamos empezando a ver los efectos a largo plazo de muchas exposiciones a sustancias tóxicas. Y, además, de las sustancias químicas fabricadas por el hombre, existen sustancias naturales, como los metales pesados (mercurio, aluminio, plomo, etc.) procedentes de los residuos de las industrias modernas que se han ido concentrando en el ambiente y que son dañinos para el organismo y el sistema nervioso. Con frecuencia, la exposición a sustancias tóxicas genera alteraciones hormonales, disfunción nerviosa y cerebral y, por supuesto, fatiga.

Medicamentos que pueden causar fatiga

- Antihistamínicos
  - Difenhidramina, clorfeniramina, prometazina, hidroxicina, bromfeniramina y cetirizina

- Medicamentos para la tos y el resfriado
  - NyQuil y otros que contengan alcohol o antihistamínicos

- Medicamentos para la presión arterial
  - Betabloqueantes (como propranolol, metoprolol, atenolol, nebivolol, nadolol y otros)
  - Bloqueadores de los canales de calcio (amlodipina, nifedipina, diltiazem, verapamilo y otros)
  - Alfabloqueantes (prazosin, doxazosin, terazosin y otros)
  - Clonidina

- Tratamientos anticancerígenos

- Medicamentos narcóticos para el dolor
  - Codeína, hidrocodona, oxicodona, metadona y morfina
  - Hidromorfona
  - Meperidina
  - Fentanilo
  - Tramadol

- Antidepresivos
  - Mirtazapina
  - Antidepresivos tricíclicos (amitriptilina, nortriptilina, imipramina y otros)
  - Inhibidores de la monoamino oxidasa (selegilina y otros)
  - Inhibidores de la recaptación de serotonina y noradrenalina (ISRNs) (venlafaxina, desvenlafaxina, duloxetina, milnacipran y levomilnacipran)

- Medicamentos antiansiedad
  - Benzodiacepinas (alprazolam, lorazepam, clonazepam, temazepam, diazepam y otros)
  - Buspirona

- Antipsicóticos y estabilizadores del estado de ánimo
  - Aripiprazol, risperidona, olanzapina, ziprasidona y haloperidol

- Medicamentos para tratar enfermedades autoinmunes
  - Metrotrexato
  - Medicamentos biológicos (tocilizumab, certolizumab, etanercept, adalimumab, canakinumab, abatacept, infliximab, rituximab y golimumab)
  - Hidroxicloroquina
  - Ciclosporina
  - Azatioprina

- Drogas de las que se abusa que causan fatiga
  - Alcohol
  - Narcóticos recetados o medicamentos antiansiedad
  - Heroína
  - Marihuana
  - Barbitúricos

La mayoría de personas pueden manejar las sustancias tóxicas a las que están expuestas, pero en un estado de vulnerabilidad —las enfermas, desnutridas, inmunodeprimidas por el estrés— son más susceptibles de sufrir sus efectos negativos. Nadie puede evitar por completo las sustancias tóxicas, pero es posible reducir la exposición a las mismas. Una dieta saludable con nutrientes que favorezcan la depuración del hígado ayuda al cuerpo a aislar y «desarmar» las toxinas a las que estamos expuestos. Si sospechas que has estado expuesta a sustancias tóxicas, como al mercurio (en los termómetros, el pescado de mayor tamaño, los empastes de «plata») o al plomo (la pintura antigua, las soldaduras e incluso las tuberías de las casas antiguas), puedes pedirle al médico que solicite una prueba. También es una opción inteligente evitar la exposición a los metales pesados lo máximo posible. La lista de las páginas 98 y 99 te ayudará a empezar este proceso como parte del «Plan de 28 días de un Cuerpo Sabio» que aparece al final del libro.

Síndrome de fatiga crónica

El síndrome de fatiga crónica (SFC), conocido también como enfermedad sistémica por intolerancia al esfuerzo (ESIE), es una forma de fatiga mucho más severa y debilitante de la que la mayoría de las personas sienten. En la literatura médica se conoce como síndrome porque se reconoce la serie de síntomas que define la enfermedad pero todavía no se conocen del todo las causas. Es una enfermedad frustrante, ya que a veces resulta difícil de diagnosticar con precisión y tratar con eficacia. Y como la enfermedad no tiene síntomas externos visibles, las mujeres que sufren SFC suelen ser acusadas de hacerse las enfermas por las personas de su entorno. El SFC es sobre todo una enfermedad femenina. Entre el 60 y el 80 por ciento de los casos se dan en mujeres. La fatiga crónica también la sufren mujeres que llevaban una vida muy activa antes del diagnóstico, por eso es tan demoledor para la autoestima. La fatiga crónica se define como una fatiga importante que está presente durante seis meses o más tiempo.[5]

Sustancias tóxicas en el medioambiente que deben evitarse

- En el hogar
  - Sartenes antiadherentes de teflón (politetrafluoretileno)
  - Pesticidas químicos para el hogar y el jardín
  - Productos de limpieza con ingredientes tóxicos (véase ewg.org/guides/cleaners)

---

5. «Beyond Myalgic Encephalomyelitis/Chronic Fatigue Syndrome: Redefining an Illness», Institute of Medicine of the National Academies, Report Brief, febrero de 2015. Reproducido con la autorización de la National Academies Press, Copyright © 2015 National Academy of Sciences.

- Polvo de pintura con plomo
- Termómetros de mercurio
- Mercurio y plomo en metalistería y soldadura
- Pinturas, barnices y decapantes tradicionales
- Productos de PVC (vinilo)
- Ignirretardantes en muebles, ropa de cama y pijamas

- Ingredientes de productos personales (para obtener más información, véase ewg.org/skindeep y safecosmetics.org)
  - Fragancias (irritan y, además, contienen ingredientes tóxicos ocultos)
  - Parabenos
  - Dietil ftalato
  - PEG/cetearato/polietileno
  - Trietanolamina
  - Iodopropinil butilcarbamato
  - Palmitato de retinol, acetato de retinol, ácido retinoico y retinol en productos lácteos
  - Hidroquinona (blanqueador de piel)
  - Alquitrán de hulla
  - Protectores solares con palmitato de retinol u oxibenzona (evitar los protectores solares en aerosol y en polvo)
  - Quitaesmaltes con formaldehído, formalina, tolueno y ftalato de dibutilo
  - Tintes de cabello permanentes de color negro (pueden contener alquitrán de hulla)

- Alimentos
  - Pescado con alta concentración de mercurio (en especial, caballa gigante, aguja, pargo alazán, tiburón, pez espada, blanquillo, atún de aleta amarilla y atún patudo). Si el pescado entero te cabe en el plato, seguramente sus valores de mercurio no suponen ningún problema. (Véase nrdc.org/stories/smart-seafood-buying-guide y seafoodwatch.org.)
  - Botellas de plástico de policarbonato n.º 7 (contiene bisfenol A (BPA» y latas revestidas de plástico que contenga BPA (véase la lista de latas revestidas de BPA en ewg.org/research/bpa-canned-food)
  - Cualquier producto calentado en plástico (como recipientes de platos congelados), aunque ponga «apto para microondas»

La fatiga crónica suele iniciarse con una enfermedad de tipo viral, como la gripe o un trastorno gastrointestinal, y una de las posibles causas es la infección. Por lo visto, los pacientes con una enfermedad autoinmune o insuficiencia suprarrenal se caracterizan por padecer fatiga crónica. Es habitual la presencia de trastornos de sueño y casi todos los que tienen fatiga crónica necesitan dormir mucho y no se sienten renovados al despertarse.

Como médico practicante de la medicina integrativa, cuando una de mis pacientes sufre fatiga crónica considero cualquiera de las posibles causas que he tratado en este capítulo. Todas deben analizarse y tenerse en cuenta. También solicito otro tipo de pruebas. Si lo deseas, puedes recurrir a un médico practicante de la medicina integrativa o a un naturópata para que analice tu producción energética mitocondrial y tu necesidad celular de nutrientes. Aunque el tratamiento para el SFC es complejo, en la actualidad la enfermedad se conoce científicamente mucho más que hace décadas y casi todos mis pacientes mejoran con el tratamiento.

Criterios de diagnóstico del síndrome de fatiga crónica o enfermedad sistémica por intolerancia al esfuerzo del instituto de medicina (2015)

El diagnóstico requiere que el paciente muestre los tres siguientes síntomas:
1. Reducción importante o insuficiencia en la capacidad de mantener los mismos niveles de actividad laboral, educativa, social o personal que los de antes de la enfermedad durante más de seis meses, acompañada de fatiga, a menudo profunda, nueva o reciente (no de toda la vida) que no provenga de una actividad física excesiva y que no se reduzca notablemente con el descanso.
2. Malestar tras el ejercicio*
3. Sueño no reparador*

También deben darse por lo menos dos de las siguientes manifestaciones:
1. Problemas cognitivos*
2. Intolerancia ortostática**

* Debe evaluarse la frecuencia y severidad de los síntomas. El diagnóstico de SFC/ESIE debe cuestionarse si los pacientes no tienen estos síntomas al menos la mitad del tiempo con una intensidad moderada, importante o severa.
** Una serie de síntomas que aparecen cuando se está de pie, erguido, y que mejoran al tumbarse.

Medidas saludables para la fatiga

- Fatiga suprarrenal: si tienes los síntomas de fatiga suprarrenal, pídele a un médico practicante de la medicina integrativa o a un naturópata que solicite una prueba suprarrenal salival para determinar tu curva de cortisol. (Algunos acupuntores o quiroprácticos también pueden solicitarla.) Otra opción es pedirla directamente por Internet a DirectLabs.com.

- Deficiencias nutricionales: la mayoría pueden determinarse con pruebas normales.
  1. Hierro: para evaluar tu nivel de hierro, pídele al médico que solicite:
     - Un conteo sanguíneo completo, para determinar si existe una anemia
     - Prueba de hierro sérico y de capacidad total de fijación del hierro
     - Prueba de ferritina sérica (mide las reservas de hierro del organismo)
  2. B_{12}: es un análisis bastante preciso del nivel de vitamina B_{12} para determinar si existe una deficiencia. Ten en cuenta que los valores «normales» son de 200 a 1.200 pg/ml, pero una gran cantidad de mujeres tienen unos valores de 200 a 400 pg/ml por debajo de lo normal. Si tus resultados están dentro de estos bajos valores, puedes solicitar un análisis de ácido metilmalónico en la sangre, ya que es una prueba más precisa para determinar una deficiencia de B_{12}.
  3. Ácido fólico: el análisis de ácido fólico en la sangre es sencillo. Ten en cuenta que tal vez esta clase de deficiencia sea normal en una persona con problemas genéticos relacionados con la metilación (MTHFR, COMT). En este caso tomar suplementos de ácido fólico en forma metilada es una buena alternativa.
  4. Los niveles de otras vitaminas del grupo B (B_1, B_2, B_3, B_5, B_6) también se pueden medir en la sangre con un análisis, aunque es posible seguir necesitando una mayor cantidad de una de las vitaminas del complejo B aunque el nivel en la sangre sea normal.
  5. Magnesio: pídele al médico que solicite un análisis de magnesio en los glóbulos rojos, una medición más exacta que la del magnesio en sangre porque mide el magnesio en el interior de las células.

- Enfermedades
  1. Hipotiroidismo: pídele al médico que solicite una prueba de HET, T4 libre y T3 libre. Recuerda que los valores de HET no son normales a partir de 4 microUI/ml o de una cifra superior, y que es posible que estés en la fase inicial del hipotiroidismo. Si los resultados son anormales, pídele al médico que compruebe tus anticuerpos antitiroideos (anti-TPO) para averiguar si estás teniendo una reacción autoinmune conocida como tiroiditis de Hashimoto (en el capítulo siete encontrarás información sobre esta dolencia).
  2. Anemia: pídele al médico que solicite para empezar un conteo sanguíneo completo (CSC). También es indicado realizar otros análisis, como el del nivel de ferritina, que refleja las reservas de hierro del organismo, o el de los niveles de vitamina B_{12} o de ácido fólico.
  3. Enfermedades crónicas: además del CSC, si sufres una fatiga persistente te aconsejo que te hagas un panel metabólico exhaustivo, ya que da información sobre el nivel de azúcar en la sangre, la diabetes y la función renal y hepática.
  4. Enfermedades infecciosas: si no se encuentran otras causas evidentes y la fatiga es prolongada y manifiesta unos determinados síntomas que sugieren una infección, habla con el médico sobre la posibilidad de solicitar un análisis para detectar causas infecciosas.

- Fatiga crónica
  1. Todos los análisis citados son importantes.
  2. Considera hacerte análisis para establecer tus niveles de estrógeno, progesterona, testosterona y DHEA en la sangre, ya que una producción hormonal anómala se caracteriza por una fatiga crónica y además empeora los síntomas.
  3. Considera hacerte un análisis nutricional profundo, como el de los ácidos orgánicos urinarios y el de los aminoácidos, y también un análisis fecal exhaustivo para determinar la capacidad digestiva, la inflamación intestinal y la flora bacteriana beneficiosa. Lo más probable es que tengas que solicitarlo a un médico practicante de la medicina integrativa (véase la lista en el Apéndice B).
  4. Habla con tu médico sobre los suplementos nutricionales que podrían ser convenientes para ti.

Acaba con la fatiga

La fatiga puede ser el síntoma debilitante, frustrante y desalentador de un agotamiento físico crónico, pero no te desanimes: no durará para siempre si prestas atención y erradicas sus causas en tu estilo de vida y en tu cuerpo. Usa los recursos de los que dispongas: recurre a médicos y profesionales de la medicina para que te ayuden, ábrete a la idea de probar métodos nuevos y escucha atentamente cómo tu cuerpo reacciona a tus intentos de curarte. En casi todos los casos he conseguido aliviar notablemente los síntomas de mis pacientes fatigadas, aunque no por completo, con las herramientas que acabo de citar. Recuerda que, sea cual sea el origen de tu fatiga, recuperar tus niveles normales de energía te llevará algún tiempo y, además, tendrás que probar diversos métodos. Pero a base de paciencia recuperarás la energía para poder llevar la vida que te gusta. Consulta la lista de análisis clínicos (que ya he citado) para hablar de ello con el médico.

4
Cuando el dolor no tiene nada de placentero: despídete del dolor crónico

Test del dolor crónico

1. ¿Te duele cada día alguna parte del cuerpo?

1	2	3	4	5
(Nunca)	(Casi nunca)	(A veces)	(A menudo)	(Casi siempre)

2. ¿Te impide el dolor cumplir con tus obligaciones cotidianas, como trabajar o cuidar de alguien?

1	2	3	4	5
(Nunca)	(Casi nunca)	(A veces)	(A menudo)	(Casi siempre)

3. ¿Te impide el dolor hacer actividades que quieres realizar?

1	2	3	4	5
(Nunca)	(Casi nunca)	(A veces)	(A menudo)	(Casi siempre)

4. ¿Afecta tu dolor tu humor o tu estado mental?

1	2	3	4	5
(Nunca)	(Casi nunca)	(A veces)	(A menudo)	(Casi siempre)

Suma la puntuación de las respuestas.
Total del test del dolor crónico: _____

Si has obtenido:

4-9: el dolor crónico apenas te afecta

10-15: el dolor crónico te afecta moderadamente

16-20: el dolor crónico te afecta mucho

El dolor y las lesiones son las razones más habituales de las visitas médicas, pero en este capítulo no me estoy refiriendo a una torcedura de tobillo o a una rodilla dislocada, sino a las causas del dolor *crónico*: el dolor de cuello o de espalda que nunca se va, una artritis dolorosa, las cefaleas recurrentes, las neuralgias, la fibromialgia (el síndrome de un persistente dolor generalizado en el cuerpo) o el dolor pélvico crónico, para citar algunas de las más comunes. Los estudios han revelado que el 46 por ciento de estadounidenses sufren algún tipo de dolor crónico,[1] y el dolor de espalda es la principal causa de incapacidad en todo el mundo.[2] El dolor agudo no es más que el cuerpo intentando decirte que algo no funciona bien. Si has tocado sin querer el fogón caliente de la cocina sabes que el dolor de la quemadura es tu cuerpo intentando decirte que salves la piel —el dolor crónico también está intentando decirte algo—, aunque no siempre lo exprese con tanta claridad como cuando te chilla: «¡Deja de tocar los fogones!»

Ser consciente de las experiencias que te agravan el dolor, o te lo alivian —en muchos casos significa volver a fijarte en la sabiduría de tu cuerpo—, es vital para mantenerte activa y feliz. Todo el mundo siente dolor en un momento u otro de su vida, pero ¿qué es lo que hace que alguien esté predispuesto a un dolor que se vuelve crónico? Las lesiones pueden acabar, sin duda, generando un dolor crónico, pero lo más curioso es que la anatomía de la lesión no determina quién sufrirá un dolor crónico y quién no lo sufrirá. Por ejemplo, en mi consulta examino a muchos pacientes creyendo que el dolor en el cuello les viene de un pinzamiento —o de un nervio comprimido en la parte de la columna que termina en el cuello—. Sin embargo, de entrada no solicito una IRM para descubrir el problema anatómico en el cuello a no ser que el paciente sienta debilidad o parálisis, porque en la mayoría de los casos, *el grado del pinzamiento no determina el nivel de dolor*. Es así. Un paciente con una artritis horrible y un pinzamiento severo en el cuello, según la imagen de la resonancia magnética, puede sentir menos dolor que otro con un ligero pinzamiento. Hay algo más aparte de la anatomía que tiene que ver con el dolor y la sensibilidad. Y esto es incluso más evidente en dolencias como las migrañas, la artritis, la fibromialgia o el dolor pélvico.

---

1. N. Torrance, B. H. Smith, M. I. Bennett y A. J. Lee, «The Epidemiology of Chronic Pain of Predominantly Neuropathic Origin. Results from a General Population Survey», *Journal of Pain*, 7 (4), 2006, pp. 281-289.

2. *Global Burden of Disease Report*, 2010.

Las investigaciones de vanguardia revelan que ciertos cambios estructurales en el cerebro hacen que algunos sujetos sean más propensos al dolor crónico que otros. Los siguientes factores también influyen en que alguien tienda a sufrirlo.[3]

- Ser mujer (¡vaya!)
- Un trabajo que requiere estar de pie, sentado o levantando objetos pesados de forma prolongada
- El tabaquismo, el alcoholismo o el consumo de drogas
- Proceder de una familia con problemas de dolor crónico
- No estar en buena forma
- Ansiedad y depresión
- Estrés laboral e insatisfacción con el trabajo
- Una historia de abusos psicológicos, físicos o sexuales
- No encontrarle sentido o propósito a la vida

Una lesión reciente o incluso la propia genética —riesgos que no se pueden cambiar— apenas influyen en el desarrollo del dolor crónico. Sin embargo, una mujer de cuerpo sabio puede cambiar las conductas en su estilo de vida que aumentan el riesgo de padecer dolor y darse una mayor oportunidad de vivir con menos dolor o sin él.

Samantha, una mujer sabia y muy espiritual de cincuenta y cuatro años, vino a verme por unas migrañas constantes e insufribles que la obligaban a estar en cama la mayor parte del año. Como en aquel tiempo también era la entregada madre de un activo chico de dieciocho años y de una niña de doce, las jaquecas suponían un gran problema para ella y su familia. Es una mujer carismática e ingeniosa, con el cabello pelirrojo alborotado, acostumbrada a ser la mamá y la amiga de los seres queridos que dependen de ella. Pero sus dolores de cabeza continuos y lacerantes le hacían sentirse indefensa. Los médicos le recetaron medicamentos para la migraña y calmantes, a los que se enganchó, pero todo fue en vano. Cuando la vi me conmovió la madurez espiritual y la visión de una mujer que estaba sufriendo tanto físicamente que en mi consulta le pasé visita tumbada en una habitación a oscuras.

Trabajamos con la inteligencia de su cuerpo para que nos sugiriera el mejor tratamiento, ya que Samantha tiene una gran intuición. Me

---

3. A. M. Elliott, B. H. Smith, K. I. Penny, W. C. Smith y W. A. Chambers, «The Epidemiology of Chronic Pain in the Community», *Lancet,* 354, 1999, pp. 1248-1252.

contó que los calmantes no la estaban ayudando y que sabía que debía dejarlos. La ayudé a irlos reduciendo gradualmente y no solo no le empeoró el dolor sino que se sintió más animada. Le pedí que se hiciera un análisis nutricional profundo, una prueba de alergias alimentarias y un examen hormonal, creando la base de su bienestar para que los dolores de cabeza desaparecieran. También conversamos sobre los límites que no había sido capaz de fijar en su vida con los amigos o la familia, y de la labor que quería hacer en el mundo. Como cualquier ser humano, Samantha necesitaba una luz para seguir adelante —como una planta buscando el sol—, y yo sabía que tenía un gran talento para ofrecer. Siguió una dieta más saludable, empezó a estar más activa y se centró en cómo quería ser una madre, una amiga y una guía para los demás. Este tratamiento también le estaba ayudando en buena parte a afrontar el dolor de haber perdido a muchos seres queridos en los últimos cinco años, la época en la que le empezaron las migrañas. Consiguió dejar la medicación para el dolor y al cabo de varios años volvió a participar de manera inspiradora y activa en la vida de sus hijos.

En la actualidad Samantha va a ver las competiciones deportivas de sus hijos, contribuye en la comunidad, le echa una mano a su marido y, además, se ocupa de sus propias necesidades. E incluso ahora, cuando descuida su necesidad de comer o de dormir, o cuando escucha a gente que no le desea ningún bien le vuelve a doler la cabeza. Pero sabe lo que el dolor de cabeza significa y, en lugar de tomar calmantes para la migraña, se dedica a descansar, dormir y meditar.

Aunque la dolencia de Samantha pareciera compleja, usé unos principios muy sencillos. En mi consulta siempre empiezo a tratar el dolor crónico siguiendo los siguientes pasos:

1. Usa el Protocolo de un Cuerpo Sabio con regularidad para «escuchar» lo que el cuerpo está intentando decirte por medio del dolor.
2. Sé consciente de las posturas y actividades que empeoran el dolor (por ejemplo, una postura antiergonómica en el trabajo, movimientos repetitivos o no estar en buena forma física) y procura cambiarlas.
3. Plantéate recurrir a terapias manuales para que corrijan posibles desajustes o una inflamación crónica visible que pueda mejorar con estos métodos (quiropraxia, masaje, fisioterapia, manipulación craneosacral, acupuntura, etc.).

4. Elige una actividad física que no te agrave el dolor.
5. Reduce la inflamación con:
   - Dieta antiinflamatoria
   - Medicamentos y suplementos antiinflamatorios
   - Tratando las alergias, las enfermedades autoinmunes y la salud intestinal
6. Ocúpate de los problema de ansiedad, depresión o de no encontrarle sentido a la vida.
7. Identifica cualquier enfermedad que te esté agravando el dolor.

Escucha a tu cuerpo sabio

No me cansaré de repetir lo importante que es escuchar a tu cuerpo sabio durante el tratamiento del dolor crónico, aunque lo hagas por tu cuenta. El cuerpo está diseñado para adaptarse constantemente al entorno. Por ejemplo, si acepto un trabajo como carpintera y empiezo a usar la parte superior de mi cuerpo para martillear y sujetar maderos, los músculos de la espalda y los brazos se «microdesgarrarán» en ciertas partes por la mayor actividad física. Mi cuerpo se recuperará de esos microdesgarros con el tiempo, aumentando el volumen y la fuerza de los músculos para que pueda seguir trabajando. Cuando hacemos más ejercicio del habitual el cuerpo se fortalece. Dicho esto, las lesiones aparecen cuando nos esforzamos demasiado. Lo cierto es que si mañana me dedicara todo el día a trabajar de carpintera en mi estado físico actual, seguro que me lesionaría el cuello, los hombros o los brazos. Los músculos de estas partes de mi cuerpo no están lo bastante desarrollados como para aguantar este tipo de trabajo, y tendría que empezar a fortalecerlos antes de mi primera jornada laboral para asegurarme de que mi cuerpo estuviera preparado.

Usa el Protocolo de un Cuerpo Sabio para entender las causas de tu dolor. Pero sigue escuchando a tu cuerpo mientras pruebas nuevas actividades o recibes tratamientos, de ese modo te asegurarás de que se vaya adaptando a la mayor actividad física y se robustezca en lugar de lesionarse. Escuchar tu cuerpo sabio te permite saber en cada momento dónde están tus «límites». Esto es sobre todo importante cuando realizas una actividad en grupo, como una clase de yoga o de ejercicio físico. Sea lo que sea lo que el instructor te pida que hagas, escucha con mucha más atención a tu cuerpo inteligente y haz solo lo que sientas que es seguro para él en ese momento.

Cambia de postura y actividad

Reconocer las posturas disfuncionales o las actividades repetitivas que generan dolor crónico es crucial para paliarlo. Todos hacemos actividades repetitivas para ganarnos la vida, ya sea estando sentados detrás de un escritorio, martilleando, llevando a nuestro hijo a horcajadas en la cadera o fregando el suelo. Incluso si nos sentamos, nos mantenemos de pie o caminamos con una mala postura corporal el dolor crónico se agravará. Esto es en especial evidente en el dolor de cuello y de espalda, el dolor de muñeca, las neuralgias y las jaquecas. Si estás buscando un profesional que te ayude a saber si adoptas una mala postura o si no levantas los objetos pesados o caminas como es debido, tienes muchos para elegir. Los fisioterapeutas, los quiroprácticos y los osteópatas, y tradiciones holísticas como el Rolfing, el Pilates o el Feldenkrais, son fundamentales para corregir las malas posturas y los movimientos inadecuados.

Un consejo tan sencillo como «levántalo con las piernas y no con la espalda» puede prevenir una lesión y reducir el dolor. Como muchas mujeres trabajadoras están sentadas detrás del escritorio el día entero, no me cansaré de repetir lo importante que es para la salud mantener una buena postura mientras trabajas o te diviertes con el ordenador. He tenido muchos pacientes con una incapacidad parcial o permanente debido simplemente a haber ejecutado actividades repetitivas frente al ordenador. La imagen (en la siguiente página) ilustra la postura correcta ante el teclado y la pantalla del ordenador, y la relación entre las caderas, las rodillas y los pies.

También vale la pena mencionar que si te es posible levantarte (o incluso andar en una cinta si dispones de una en tu despacho) en lugar de estar sentada todo el día, te ayudará muchísimo a mantener la espalda y el cuello flexibles y fuertes. Y aunque nos encante lo práctico que son un portátil o una tableta, la postura que adoptamos cuando los usamos en el sofá, la cama o en una cafetería es antiergonómica y puede acabar causándonos dolor. Hace poco atendí a mi primer paciente con dolores en la parte superior del cuerpo por los movimientos repetitivos de haber estado usando su iPhone 6 a guisa de televisor mientras estaba en la cama (con los hombros encogidos, la espalda doblada, el pecho hundido, la cabeza agachada y las manos en una posición incómoda). Procura ser consciente de la frecuencia con la que inclinas tu pesada cabeza (de 4 a 5 kilos) sobre el móvil, el ordenador o el escritorio en lugar de mantenerla derecha sobre los hombros, dejando que la columna aguante su peso. Y busca soportes que mantengan el portátil, la tableta o el móvil en una posición más adecuada para tu cuerpo. (El Tablift es un excelente ejemplo de ello.)

Recurre a terapias manuales

Si tu dolor es severo o pertinaz, lo más conveniente es ir a ver a un médico. Para tratar un dolor de cuello y de espalda agudo o severo, o cualquier dolor relacionado con una lesión, te aconsejo que recurras a un especialista en medicina física y rehabilitación (conocido también como fisiatra). Te ayudará a diagnosticar tu problema y a seguir una terapia física adecuada. Te recomiendo que pruebes cualquier otra opción antes de someterte a un largo tratamiento médico (aunque tomar solo durante una o dos semanas fármacos AINE o incluso prednisona puede serte útil) o recibir inyecciones epidurales. Recurre solo a las intervenciones importantes cuando hayas agotado las otras posibilidades o si se trata de una auténtica urgencia médica.

Ergonomía ideal en el trabajo

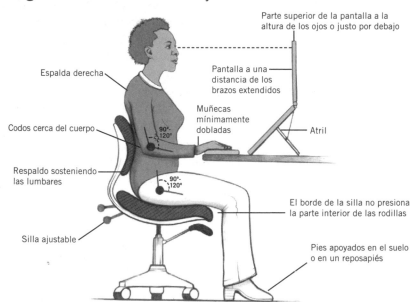

Parte superior de la pantalla a la altura de los ojos o justo por debajo

Espalda derecha

Pantalla a una distancia de los brazos extendidos

Muñecas mínimamente dobladas

Codos cerca del cuerpo

90°-120°

Atril

Respaldo sosteniendo las lumbares

90°-120°

El borde de la silla no presiona la parte interior de las rodillas

Silla ajustable

Pies apoyados en el suelo o en un reposapiés

Para tratar el dolor de cuello y espalda crónico, o una lesión, yo prefiero recurrir a un quiropráctico habilidoso y fiable o a un osteópata especializado en su profesión. Dado que no todos los expertos que han estudiado osteopatía realizan técnicas de manipulación osteopática, comprueba si el que has elegido las practica. Si el dolor te viene en parte de una neuralgia, plantéate recurrir a la acupuntura y a la medicina china tradicional, ya que es increíblemente eficaz en estos casos. El masaje y las técnicas como la manipulación craneosacral son beneficiosos para el dolor muscular en la espalda y el cuello. Ten en cuenta que se ha demostrado que el único tratamiento que mejora un dolor de espalda persistente es un continuo programa de ejercicio físico que refuerce los músculos del centro de la espalda y de la zona abdominal. Un fisioterapeuta o instructor privado de Pilates te ayudará a fortalecer tu cuerpo sin lesionarte. Los síntomas de un dolor de cabeza severo debe diagnosticarlos y tratarlos un neurólogo. Pero como las cefaleas también vienen a veces de tensión muscular o de un dolor neurálgico en el cuello, un terapeuta manual (fisioterapeuta, quiropráctico, osteópata, terapeuta craneosacral) puede ayudarte a reducir el dolor de cabeza crónico. Y las migrañas suelen mejorar con la acupuntura.

El dolor pélvico crónico lo debe evaluar un médico especializado en la salud de la mujer, ya sea un ginecólogo, un médico de familia, un internista o un naturópata. Pero en cuanto el médico se haya ocupado de cualquier problema serio que la paciente pueda tener, los profesionales de la salud más eficaces que he encontrado para este tipo de dolor crónico son los fisioterapeutas especializados en fisioterapia perineal. Como estos músculos se encuentran en el fondo de la pelvis, solo un profesional experto puede reconocer un espasmo muscular palpando los músculos. Lo realizan a través del abdomen, pero también masajeando con suavidad y cuidado los músculos pélvicos en el interior de la vagina. Aunque parezca molesto, un profesional hábil y sensible lo lleva a cabo con una gran delicadeza, lo cual produce excelentes resultados. Otros profesionales indicados para el dolor pélvico crónico son las mujeres formadas en la técnica Arvigo (masaje abdominal maya), los terapeutas craneosacrales especializados en tratar los problemas del suelo pélvico o los expertos en medicina china con una formación avanzada en *karsai nei tsang* (masaje pélvico energético). Si sufres un dolor pélvico crónico, es esencial encontrar un profesional titulado y recomendado que te inspire confianza, porque la terapia es increíblemente eficaz pero se realiza en una zona muy íntima del cuerpo.

Elige una actividad física para recuperarte

No me cansaré de repetir lo importante que es el ejercicio físico para cualquier persona que sufra dolor crónico. Créeme. Sé que mucha gente deja de hacer ejercicio por culpa de un dolor crónico. Pero mover el cuerpo te ayuda a curarte y recuperarte. Todos los estudios llevados a cabo sobre el dolor crónico —como el dolor de cuello y espalda, la artritis de todo tipo, la fibromialgia, el dolor de cabeza crónico, el dolor pélvico crónico, el dolor abdominal crónico y el dolor menstrual— revelan que el dolor disminuye al hacer algún tipo de ejercicio.

El ejercicio puede consistir desde caminar o hacer aquagym, hasta jugar a balonvolea en la playa o practicar taichí o yoga. El yoga va de maravilla para aliviar el dolor crónico. De hecho, es más eficaz para reducir el dolor lumbar crónico[4] que la atención médica convencional, el ejercicio terapéutico o incluso la manipulación espinal. A veces lo único que les recomiendo a mis pacientes es que den una vuelta a la manzana. En el capítulo diez encontrarás una variedad de ejercicios y de posibilidades para elegir. Pero cuando intentas librarte del dolor, lo esencial es encontrar una forma creativa y natural de mover el cuerpo.

Reduce la inflamación

En la medicina integrativa dedicamos una cantidad enorme de tiempo a ayudar a los pacientes a reducir la inflamación en su cuerpo. ¿Por qué? Porque la inflamación es la causa de todas las enfermedades importantes, como los problemas cardiovasculares, la diabetes, el dolor musculoesquelético, las alergias y las enfermedades autoinmunes, las infecciones y el cáncer. La inflamación está causada por la actividad del sistema inmunológico intentando atacar lo que considera un enemigo: un virus, bacteria o parásito. La inflamación es necesaria para combatir las infecciones peligrosas, pero en el mundo moderno hay muchas causas de inflamación que no nos benefician para nada. Una dieta deficiente, la exposición a sustancias tóxicas, el aumento de alergias y de enfermedades autoinmunes y una respuesta crónica de estrés incrementan la actividad inflamatoria en el cuerpo. El dolor viene de la presencia de inflamación en los músculos, nervios, tendones y tejido conjuntivo. Cuando tomamos las medidas para reducir la respuesta inflamatoria del cuerpo como un todo, nos beneficiamos en muchos

---

4. P. Posadzki, *et al.*, «Is Yoga Effective for Pain? A Systematic Review of Randomized Clinical Trials», *Complementary Therapies in Medicine*, 19 (5) (octubre de 2011), pp. 281-287.

sentidos. El dolor se reduce y, además, corremos un menor riesgo de contraer enfermedades cardiovasculares, diabetes y cáncer.

La mejor forma de reducir la inflamación en el cuerpo es cambiar lo que introducimos en él. Todo lo que comemos o bebemos le envía una señal bioquímica al cuerpo y puede activar o desactivar la respuesta inflamatoria. Es lógico que los fritos, los alimentos procesados, los aceites hidrogenados, el azúcar, la harina refinada y la carne roja le indiquen al cuerpo que aumente la inflamación. En cambio, las frutas y las verduras, sobre todo las de color rojo y verde oscuro, así como las legumbres y el pescado, le indican que reduzca la inflamación. En el capítulo ocho describo en detalle la dieta antiinflamatoria.

Cuando alguien es alérgico a un alimento, una medicación o a un producto químico inhalado o aplicado en la piel (por ejemplo, una fragancia), se produce una inflamación. La reacción más habitual es experimentar escozor en los ojos, goteo nasal, erupciones cutáneas o incluso hinchazón de la garganta. Pero he tenido muchos pacientes que también manifiestan una mayor respuesta inflamatoria sistémica, con dolor muscular, dolor abdominal o dolor de cabeza. He visto a una paciente que llevaba veinte años teniendo migrañas a diario *curarse* al dejar de consumir gluten. A otras pacientes les disminuyó considerablemente el dolor de la fibromialgia o de la artritis al detectar una alergia o intolerancia alimentaria y eliminar el alimento que no les sentaba bien (en el capítulo siete hablo más a fondo de las alergias y las intolerancias alimentarias).

Una serie de componentes antiinflamatorios presentes en la comida se pueden usar como suplementos para *calmar* la inflamación. Es aconsejable ingerir (o tomar en forma líquida) estos componentes naturales antiinflamatorios (véase página siguiente) en la dieta, aunque también es posible encontrar suplementos nutricionales con una combinación de plantas medicinales antiinflamatorias para tomarlos en forma concentrada. Estas combinaciones, que suelen incluir al menos cuatro plantas antiinflamatorias (véase página siguiente), se adquieren en las tiendas de productos naturales o en Internet. La mayoría se han elaborado para aliviar el dolor crónico. Por lo general son compuestos fiables, pero como sucede con los suplementos nutricionales, pide consejo al médico antes de incorporarlos a tu dieta, sobre todo si estás tomando medicamentos.

La cúrcuma es una especia poderosa e importante del ayurveda, un antiguo sistema de medicina tradicional originario de la India. Es lo que le da el vivo color naranja a los platos sazonados con curri. Este condimento contiene al menos dos docenas de componentes antiinflamatorios; el más conocido es la curcumina y una gran cantidad de estudios aseguran que su consumo previene muchas clases de cáncer y el alzhéimer.[5] Se puede tomar mezclada con la comida o en forma de suplementos. Yo la uso con regularidad para reducir el dolor crónico de mis pacientes.

El té verde es un poderoso antioxidante con propiedades antiinflamatorias. Se ha demostrado que produce una variedad de efectos, desde prevenir la diabetes, la hipertensión y el cáncer hasta reducir la grasa corporal.

Las propiedades antiinflamatorias del jengibre, la boswellia y la bromelina son especialmente indicadas para la artritis. Y el aceite de pescado es un poderoso antiinflamatorio que, además de aliviar el dolor, reduce el nivel de los triglicéridos, mejora el estado de ánimo y ayuda a tener las uñas y el pelo sanos y brillantes, entre otros numerosos beneficios. La dosis antiinflamatoria de aceite de pescado es como mínimo 1.000 miligramos de AEP y ADH de omega-3.

La glucosamina es una sustancia nueva que se usa en especial para la artritis. Las investigaciones no se ponen de acuerdo, pero como existen bastantes estudios positivos sobre ella, creo que vale la pena probarla, dado su seguro perfil. Mi experiencia clínica es que tomar 1.500 miligramos de glucosamina a diario les ayuda notablemente al 50 por ciento de mis pacientes. Te llevará de tres a seis meses comprobar si sus efectos te beneficiarán. Es una larga espera, pero si la glucosamina te funciona te aliviará el dolor de una enfermedad crónica de manera segura y duradera. Si en un espacio de tres a seis meses no notas ninguna mejoría, significa que no es el suplemento adecuado para ti.

Compuestos antiinflamatorios naturales

- Cúrcuma (curcumina)
- Té verde
- Jengibre
- Boswellia (conocida también como incienso indio)
- Bromelina
- Aceite de pescado

---

5. James A. Duke, «The Garden Pharmacy: Turmeric, the Queen of COX-2 Inhibitors», *Alternative and Complementary Therapies*, 13(5) (noviembre de 2007), pp. 229-234.

Los fármacos antiinflamatorios no esteroideos, el otro tratamiento oral para el dolor artrítico leve o moderado (conocidos como AINE, como el ibuprofeno y el naproxén), entrañan una gran variedad de riesgos, como los infartos, las úlceras estomacales y las enfermedades renales. En parte se debe a que bloquean de manera específica y completa ciertos aspectos de la cascada inflamatoria, las enzimas COX-1 y COX-2. Ten en cuenta que la cúrcuma también bloquea las enzimas COX-2, pero de un modo ¡mucho más seguro! Solo aconsejo tomar fármacos AINE con regularidad cuando no existe ninguna otra buena opción para aliviar el dolor. Pero los AINE van de maravilla para aliviar el dolor agudo. Por ejemplo, muchas mujeres notan un alivio importante tanto de la tensión como de los dolores de cabeza migrañosos al tomar elevadas dosis de AINE. También considero que los AINE son el tratamiento más eficaz y fácil para las menstruaciones dolorosas. Como el ciclo menstrual dura un espacio limitado de tiempo y la mayoría de las mujeres solo tienen dolor pocos días a lo largo del ciclo, es la situación ideal para tomar los potentes AINE en lugar de fármacos opioides como la codeína o la hidrocodona, unas sustancias adictivas menos eficaces que además alteran la mente.

Un artículo publicado en la revista *Time* sobre el dolor crónico señala que en Estados Unidos 100 millones de estadounidenses sufren dolor crónico y que de 5 a 8 millones recurren a medicamentos opioides (hidrocodona, codeína, oxicodona y otros) durante largo tiempo para soportarlo. La cantidad de recetas de medicamentos opioides recetados para el dolor se ha disparado en los últimos años, junto con la adicción y las muertes por sobredosis que provocan.[6] Estamos viviendo una crisis en el tratamiento del dolor, caracterizada por el crecimiento del dolor crónico, tratamientos costosos y a menudo ineficaces, y una extendida adicción a los medicamentos con opiáceos. Aunque, como la mayoría de los fármacos, los opiáceos ocupan su propio lugar en el tratamiento médico. Después de practicarme una tonsilectomía a los cuarenta y dos años, estaba deseando tomarme mi hidrocodona en forma líquida con sabor tropical, pese a su desagradable gusto. El dolor posoperatorio era tan insufrible que mis ansias y afición por esta sustancia fue aumentando por momentos. A medida que el dolor se iba reduciendo, el desagradable sabor de la medicación se hizo más patente y dejé de tomarla. Pero ¿qué habría pasado si fuera

---

6. Alexandra Sifferlin, «The Problem with Treating Pain in America», *Time* (12 de enero de 2015).

uno de esos 100 millones de estadounidenses con dolor crónico agudo? ¿Acaso no habría estado deseando tomarme la maravillosa medicina que me aplacaba el dolor?

Las investigaciones revelan sin dejar lugar a dudas que el ejercicio físico, la acupuntura, la manipulación adecuada, los tratamientos para la ansiedad y la depresión, una dieta saludable y encontrarle sentido a la vida son mucho más eficaces, combinados, y tienen menos efectos secundarios que el uso prolongado de medicamentos con opiáceos para el dolor. Es así hasta tal punto que las clínicas y los hospitales dirigidos por la Administración de Veteranos de Estados Unidos están aplicando a los soldados, los veteranos y sus familiares un método global para el dolor que incluye todas estas modalidades. En mi consulta tengo pacientes que necesitan tomar opiáceos para mitigar su dolor crónico diario. La medicación les permite hacer ejercicio, visitar a sus seres queridos y llevar a cabo una labor con propósito en el mundo. No estoy en contra del uso prolongado de opiáceos para el dolor cuando todas las otras opciones han fracasado, pero quiero limitar su uso lo máximo posible. Como ocurre con cualquier tratamiento potencialmente peligroso, los opiáceos tienen que usarse con precaución y con otras modalidades para mejorar la calidad de vida de los pacientes. Para mí es un gran placer como doctora ayudarles a librarse del dolor prescindiendo de la medicación. Este paso les permite ser libres de verdad tanto mental como físicamente.

Cómo tratar la ansiedad y la depresión

Cualquier tratamiento para el dolor crónico es incompleto si no se tiene en cuenta el ciclo de retroalimentación que se da entre un profundo estado de estrés, depresión y ansiedad, y el dolor crónico. Cada uno alimenta al otro, puesto que la depresión y la ansiedad aumentan notablemente el riesgo de que el dolor se cronifique, y el propio dolor crónico genera depresión. Una serie de estudios de gran fiabilidad demuestran que la psicoterapia es un buen sistema para tratar el dolor crónico.

Es lógico que el dolor crónico desencadene o agrave una depresión por las limitaciones que impone a quienes lo padecen. Una de las cosas más importantes para Samantha, la paciente con migrañas crónicas, fue que le hice ver con firmeza que su dolor disminuiría. La depresión les arrebata la esperanza a estos enfermos haciéndoles creer en la inevitabilidad de un dolor que nunca desaparecerá. Parte del proceso curativo consiste en ayudar a mis pacientes a crear un futuro que les permita llevar a cabo lo que desean y ser quienes quieren ser, y en hacerlo realidad. (En el capítulo seis hablo en detalle de los tratamientos para la depresión y la ansiedad.) Si sufres dolor crónico, recuerda que la depresión es uno de los efectos secundarios.

Enfermedades que agravan el dolor

Hay una serie de enfermedades que pueden agravar o esclarecer las causas del dolor crónico. Si el dolor articular es tu síntoma principal, sobre todo si eres joven, si tus articulaciones están hinchadas y enrojecidas, o si te duelen y te sientes agarrotada principalmente al despertarte por la mañana, es importante descartar que se deba a una artritis sistémica. Todo el mundo desarrolla alguna clase de artritis o de inflamación y daño articular cuando sobrepasa los cincuenta. La mayoría de las personas contraen una artritis causada por el desgaste de los cartílagos conocida como osteoartritis. Suele aparecer en las rodillas, las caderas, los dedos y la base de los pulgares. Pero algunas mujeres padecen una artritis sistémica originada por una enfermedad autoinmune. La artritis sistémica es más seria porque crea una destrucción articular importante y puede también ser mucho más dolorosa. Se debe tratar de distinto modo para evitar la destrucción articular, de ahí que sea crucial diagnosticarla. Se detecta fácilmente mediante un análisis de sangre para descubrir una inflamación sistémica con proteínas C-reactivas (PCR), factores reumatoides (FR) y antígenos antinucleares (AAN). Si los valores son positivos se deberán realizar otras pruebas más detalladas. Vale la pena señalar que infecciones, como la enfermedad de Lyme, pueden también causar el síndrome de la artritis crónica. Si has estado expuesta a garrapatas y tienes una serie de síntomas inusuales que incluyen dolor articular, te aconsejo que te hagas una prueba para establecer si padeces la enfermedad de Lyme y otras coinfecciones.

Si tu dolor crónico se manifiesta como migrañas, podría deberse a influencias hormonales, ya que las fluctuaciones en los niveles de estrógeno acostumbran a desencadenar este tipo de problemas. Los médicos que practican la medicina convencional no suelen solicitar pruebas hormonales, pero en cambio los que practican la medicina integrativa o los naturópatas a menudo las piden. Si tienes migrañas durante la perimenopausia —entre los cuarenta y los cincuenta y dos años—, o en un momento puntual del ciclo —como durante la ovulación o la menstruación—, las pruebas hormonales que determinan los niveles de estradiol y progesterona te serán de gran ayuda. En la medicina integrativa se considera que las migrañas son uno de los numerosos trastornos femeninos que empeoran con un nivel demasiado elevado de estrógeno y un nivel equilibrador demasiado bajo de progesterona. Otros trastornos de esta índole son las menstruaciones copiosas y dolorosas, la endometriosis, los fibromas uterinos, los síntomas premenstruales como la sensibilidad en los senos y los cánceres femeninos como el de mama, útero u ovarios. Al moderar los efectos de los estrógenos con cambios en el estilo de vida, plantas medicinales y tratamientos hormonales, como el de la progesterona, se reduce la frecuencia y la intensidad de los episodios migrañosos.

El dolor crónico es uno de los numerosos trastornos que mejoran con un nivel normal de vitamina D. La mayoría de las mujeres estadounidenses tienen una deficiencia de esta vitamina. Un nivel normal de vitamina D reduce un 50 por ciento el riesgo de contraer cualquier clase de enfermedad autoinmune y cáncer, y previene la pérdida ósea y la osteoporosis. La vitamina D juega también un papel en la regulación del estado de ánimo. Corregir un déficit de vitamina D ayuda a paliar el dolor muscular y articular. En estos casos es aconsejable solicitar un análisis de sangre de 25-hidroxivitamina D. En la mayoría de los laboratorios se considera un nivel normal cuando sobrepasa los 30 ng/dl. Sin embargo, si mis pacientes corren un riesgo elevado de sufrir una enfermedad autoinmune o un cáncer, o si ya los han contraído, me gusta ver un nivel de vitamina D de unos 50 ng/dl. En estos casos siempre les receto vitamina D_3, la forma activa de la vitamina D, por su perfecta asimilación. Es aconsejable combinarla con la vitamina K_2 para que la vitamina D contribuya a la calcificación ósea en lugar de favorecer la calcificación arterial o de otros tejidos del organismo. Si no te es posible conocer tu nivel de vitamina D, puedes tomar sin ningún problema de 1.000 a 2.000 unidades internacionales (UI) a diario. Algunas de mis pacientes con un nivel sumamente bajo de vitamina D que no asimilan bien esta vitamina pueden llegar a necesitar hasta 10.000 unidades internacionales diarias para tener ¡un nivel normal! En cambio, una mujer sana que tomase esta cantidad aumentaría su vitamina D a niveles tóxicos. Como la vitamina D es liposoluble y no se elimina con la orina, es muy importante no tomar dosis elevadas sin haber determinado antes los niveles existentes con un análisis para no sobrepasar los valores normales.

Como advertirás, insisto en muchas ocasiones en este libro en que las enfermedades tiroideas lo exacerban todo. Uno de los numerosos síntomas del hipotiroidismo es el dolor muscular y artrítico. Como ya he señalado en el capítulo tres, asegúrate de que tu médico compruebe tus niveles de hormonas estimulantes de la tiroides (HET), y de T4 libre y T3 libre, y también si estos valores se encuentran dentro de los límites de normalidad.

Alivia el dolor crónico con la mente y el corazón

La meditación o la oración van de maravilla para reducir cualquier tipo de dolor crónico y también los síntomas de depresión o ansiedad. Como en el caso de casi todas las enfermedades crónicas, la práctica del mindfulness para reducir el estrés puede mitigar considerablemente los síntomas del dolor, al igual que la meditación trascendental (MT). Meditar incluso 20 minutos diarios basta para reducir el dolor en gran medida. Es asombroso el poder de la mente, el corazón y la imaginación para cambiar positivamente la propia fisiología, como una inflamación. Buena parte de las investigaciones sobre la reducción del dolor se han centrado en la meditación del mindfulness, pero los estudios revelan que hay otras actividades que también producen efectos similares como la oración, el yoga meditativo y los paseos en plena naturaleza. Encontrar esos momentos de paz crea un espacio en el que tomar decisiones y elegir la vida que llevarás al margen de tu dolor, en lugar de estar siempre condicionada por su oscuro influjo.

En mi consulta uso una visualización meditativa para ayudar a mis pacientes a entender su dolor y a aplacarlo. (Véase el ejercicio 7 «Cambia el dolor» en la página 121.) Al usar la inteligencia del cuerpo para comunicarte con tu dolor y empezar a aliviarlo, te pueden ocurrir cosas increíbles. Tal vez reconozcas de pronto la situación emocional o la relación que necesitas cambiar. O descubras una visualización que te ayuda a mitigar el dolor. O entiendas de golpe la fisiología de tu dolor. Haz el ejercicio. «Cambia el dolor» para mitigar el dolor a voluntad cuando sea necesario.

Dado que ahora se sabe lo poderosa que es, estoy segura de que la visualización ayuda a reducir los mediadores de la respuesta inflamatoria en la zona dolorida. No olvides comunicarte con tu dolor con más regularidad para que te sugiera cómo puedes sentirte mejor. Advierte si tiene algún mensaje para ti. En mi consulta trato a pacientes aquejados de fuertes dolores físicos que, al centrarse en la sensación de dolor y hacer los ejercicios de visualización, lo reducen en gran medida.

Usa la sabiduría del cuerpo para que te sugiera los métodos, los profesionales de la salud, los tratamientos, los suplementos nutricionales, los ejercicios físicos, los cambios dietéticos y los análisis más indicados para ti. Estoy segura de que tu dolor crónico se reducirá. En algunas ocasiones el cuerpo nos susurra en un lenguaje casi ininteligible, y en otras parece hacerlo obstinadamente a voz en cuello, como en el caso del dolor crónico. Escucha a las fuentes en las que confíes y sobre todo a tu propio cuerpo, y deja que te guíe hacia una vida más libre y con menos dolor.

Medidas saludables para el dolor crónico

Hay varios análisis que son aconsejables en el caso de dolor crónico:

- Proteína C-reactiva (PCR): para determinar la inflamación crónica, podría indicar la presencia de una enfermedad
- Panel de artritis: si el problema es un intenso dolor articular inflamatorio, para comprobar los valores de FR (factores reumatoides) y de AAN (antígenos antinucleares)
- Función tiroidea: ya que puede agravar el dolor: HET, T3 libre, T4 libre
- Análisis de 25-hidroxivitamina D (unos bajos niveles pueden causar dolor y los suplementos en ocasiones lo mitigan)

Ejercicio 7: Cambia el dolor

1. Cierra los ojos si estás escuchando este ejercicio en la versión audio de doctorrachel.com, al clicar en «Libros» en la parte de BodyWise. Te resultará más fácil mirar dentro de ti si no te distraes con el exterior. Si no dispones del audio, relájate simplemente y lee el ejercicio.

2. Siéntate o túmbate en una postura cómoda.

3. Respira hondo tres veces. Respira por la nariz, dejando que el vientre se expanda como hiciste en el ejercicio de la «Respiración abdominal».

4. Centra tu atención en cada parte del cuerpo, desde los dedos de los pies hasta la cabeza, como has hecho en el ejercicio «Sé consciente de tu cuerpo».

5. Céntrate en la zona del cuerpo donde sientas dolor.

6. Advierte la cualidad de la sensación de dolor como has hecho en el ejercicio «La cualidad de la sensación». ¿Cuál es su clase, magnitud, densidad, temperatura y color?

7. Como has hecho en el ejercicio «Las sensaciones físicas», pregúntale a tu dolor: «¿Qué estás intentando decirme?» y escucha u observa si te responde. Respira hondo varias veces y continúa con el siguiente paso.

8. Crea una visualización que te alivie el dolor. Por ejemplo, si el dolor es ardiente y rojo, imagínate que le viertes lentamente el agua refrescante que contiene un poderoso recipiente. Descubre si puedes echarle la suficiente como para aliviarlo. Si el dolor es frío y sólido, intenta calentarlo y licuarlo. Si es denso y duro, procura disolverlo o destruirlo atravesándolo con ráfagas de viento, o deshacerlo como el nudo de una cuerda. Si se mueve como una serpiente o como el mercurio líquido, encuentra un recipiente para atraparlo y encerrarlo. Sigue respirando profundamente llevando el aire a la zona que te duele mientras haces la visualización calmante. Si el dolor cambia de forma, elige otra estrategia sedante.

9. Minimiza la magnitud del dolor imaginándote que lo sacas de los extremos más lejanos de tu cuerpo con las manos, una herramienta o una aspiradora, y lo metes en una caja o recipiente. Ciérrala con un candado. Siente cómo se reduce la magnitud y la intensidad del dolor.

10. Fíjate un momento en la parte que no te duele del cuerpo. Respira llevando el aire a esta zona relajada y libre.

11. Respira profundamente una vez y dale las gracias al cuerpo por hablar contigo.

5
¿Adónde? ¿Adónde se ha ido tu libido?

Test de la libido

1. ¿Deseas gozar del sexo, ya sea a solas o con otra persona, al menos una vez a la semana?

1	2	3	4	5
(Nunca)	(Casi nunca)	(A veces)	(A menudo)	(Casi siempre)

2. Si eres sexualmente activa contigo misma o con otra persona, ¿te resulta placentero?

1	2	3	4	5
(Nunca siento placer)	(Casi nunca siento placer)	(Siento bastante placer a menudo)	(Siento mucho placer con frecuencia)	(¡Es fantástico!)

3. Comparado con la época de tu vida en la que más intenso era, ¿cómo es tu deseo sexual ahora?

1	2	3	4	5
(Se ha esfumado)	(Apenas tengo deseo)	(Ha disminuido)	(Es el mismo)	(Es más fuerte que nunca)

4. ¿Te sientes sexi con frecuencia?

1	2	3	4	5
(Nunca)	(Casi nunca)	(A veces)	(A menudo)	(Casi siempre)

Suma la puntuación de las respuestas.
Total del test de la libido _____

Si has obtenido:

4-10: libido baja

11-15: libido limitada

16-20: libido activa

La falta de deseo sexual quizá no sea en mi consulta el problema médico más peligroso, pero, sin duda, causa una gran desazón y es *muy* común. Llevo décadas escribiendo y enseñando sobre una sexualidad sana, y siempre la principal preocupación sexual de mis alumnas y mis pacientes es la falta de deseo. Cuando el cuerpo está agotado, no tiene bastante energía vital para realizar todas las funciones propias del mismo. Usamos la energía para las obligaciones cotidianas y no siempre nos queda para lo que deseamos hacer, como practicar el sexo. U organizar las fotos. O archivar documentos. En este capítulo me centraré en el sexo.

Yo definiría una libido baja como la falta de deseo espontáneo de gozar del sexo (a solas o con otra persona), como tener pensamientos y fantasías sexuales. Supongo que cualquier médico que esté dispuesto a preguntar a sus pacientes sobre su deseo sexual, obtendrá los mismos resultados: una libido baja es la queja principal de las mujeres. La encuesta estadounidense Salud Nacional y Vida Social reveló que en Estados Unidos una tercera parte de las mujeres se quejan de falta de interés por el sexo.[1] El Estudio Global sobre las Actitudes y Conductas Sexuales (GSSAB) demostró que del 26 al 43 por ciento de las mujeres sienten poco deseo sexual en todo el mundo.[2] Como doctora y mujer, me parecen unos datos alarmantes. El sexo satisfactorio tiene muchos beneficios, es una fuente positiva de salud. Produce sustancias químicas importantes en el cuerpo y vínculos significativos en las relaciones. ¿Por qué tantas mujeres no experimentan deseo sexual?

Si estuvieras sentada en mi consulta preocupada por tu libido baja, me verías trazar un gran círculo con los brazos y las manos diciendo: «En las mujeres la libido vive en la compleja red de la vida que llevamos y está influida por las vivencias del pasado, el estado general de salud, las relaciones actuales y el equilibrio hormonal». Es decir, las mujeres no separamos el sexo de cualquier otra parte importante de nuestra salud y bienestar. Y para ser sincera, creo que así debe ser. El deseo sexual es la expresión de una salud estupenda, de una fogosidad

---

1. Edward O. Laumann, John H. Gagnon, Robert T. Michael y Stuart Michaels, «National Health and Social Life Survey», The National Opinion Research Center at the University of Chicago, 1992.

2. C. Gingell, D. Glasser, E. Laumann, E. Moreira, A. Nicolosi y T. Wang, «Sexual Problems among Women and Men Aged 40-80 Y: Prevalence and Correlates Identified in the Global Study of Sexual Attitudes and Behaviors», *International Journal of Impotence Research*, 17 (1), 2005, pp. 39-57.

creativa. Y todas nos merecemos tener una vida que propicie la expresión vital del deseo reafirmando la vida.

Estos son algunos de los factores que pueden crearte problemas con la libido:

1. Influencias sociales y culturales
   * Religiosas
   * Familiares
   * Imagen corporal
2. Traumas y experiencias sexuales negativas
3. Dolor durante la relación sexual
4. Influencias hormonales y médicas
5. Estrés y excesivas ocupaciones
6. Relaciones

En mi consulta, una de las historias más sorprendentes de la «recuperación de la libido» la protagonizó Casey, una antigua paciente mía, una mujer silenciosa y resuelta de sesenta años. Se había casado siendo virgen a la edad de treinta y cuatro. Me contó que había tenido una vida sexual normal con su marido. Pero a medida que charlábamos me confesó que nunca había deseado practicar el sexo ni gozado de un orgasmo. Cuando se quedó embarazada de su primer hijo a los treinta y seis, su marido le dijo que estaba gorda y poco atractiva y que no volvería a tener contacto sexual con ella nunca más. Como Casey no quería hacer el amor, tampoco lo echó de menos. Por lo visto su marido había estado manteniendo varias aventuras discretas durante su matrimonio. Casey no había tenido ninguna por su parte. Ahora que sus hijos ya se habían independizado su marido le pidió el divorcio. Ella se lo concedió.

Pero sorprendentemente, Casey me vino a ver porque quería disfrutar de una vida sexual satisfactoria, de una de verdad, por primera vez en su vida. Llevaba veinticuatro años sin que nadie la tocara y le daba miedo no ser capaz de sentir placer. Le aseguré que podía tener una vida sexual maravillosa y para empezar le pedí que intentara estimularse en casa hasta tener un orgasmo usando un suave preparado estrogénico de uso tópico para reducir la sequedad vaginal y el estrechamiento de las paredes. Al final Casey consiguió tener un orgasmo y, como es lógico, estaba deseando experimentar la autoestimulación y la penetración. Ya no se sentía fea y estaba gozando de su cuerpo. Siguió con su exploración, fue a ver a una sexóloga y asistió a clases y talleres de sexualidad, orgasmos y empoderamiento femenino. En la actualidad tiene pareja y disfruta de una vida sexual íntima y plena.

Cuesta mucho querer mantener relaciones sexuales si te sientes poco atractiva o no deseada, como Casey. También cuesta desearlas si te resultan dolorosas, si el sexo es de lo más tedioso, si no conectas emocionalmente con tu pareja o si, como les ocurre a tantas mujeres, estás agotada y desvitalizada. En la mayoría de los casos que he visto todos estos problemas femeninos se pueden tratar y solucionar.

Influencias sociales y culturales

Las influencias más tempranas en nuestra sexualidad son el hogar y las normas sexuales de la sociedad en las que crecemos. Si hubieras crecido en un lugar donde la mayoría de la gente, por razones religiosas o culturales, sentía que el sexo es malo o intimidatorio, habrías renunciado en la adolescencia a tu propia exploración sexual. El miedo que nos despierta la sexualidad a una edad temprana sigue estando presente en la adultez y no es fácil dejarlo atrás. Y también si hubieras crecido en una familia o cultura con ideas muy estrictas de cómo debe ser una mujer sexi, tal vez sentirías no encajar en estos modelos. Las preocupaciones sobre la imagen corporal y sobre si una es lo bastante atractiva pueden destruir un interés sexual incipiente.

Me parece indignante que la imagen en los medios de comunicación de lo que se considera sexi esté tan alejada del aspecto real de las mujeres. La técnica de retocar las fotografías digitalmente no ha hecho más que empeorar el problema. La gran mayoría de los posibles amantes se interesan por una mujer porque les resulta físicamente atractiva y no porque encaje con algún canon perfecto de la figura femenina. Cualquier hombre o mujer que se sienta atraído por el sexo femenino te dirá que le gustan los pechos. Todos los pechos. De cualquier tamaño y forma. Y las caderas… y esos deliciosos traseros. Y sobre todo los de la mujer que le atrae y le parece interesante. Las mujeres somos despiadadas con nuestro propio cuerpo, pero nuestros posibles amantes normalmente no desean más que querernos. Y si te preocupa que tus kilos de más reduzcan tu capacidad de ser sexi, los estudios sobre este tema revelan que las mujeres con sobrepeso u obesas tienen la misma libido y la misma capacidad orgásmica que el resto.

Si te cuesta acallar todas esas voces gritando en tu cabeza que te impiden sentir placer (la de tu madre, la del sacerdote, la del imán, la de tus malévolas amigas de la infancia, la de tu cretino exnovio, la de las revistas del quiosco), te aconsejo que recurras a un buen terapeuta sexual. Esta clase de profesionales son expertos en ayudarte a oír la vocecita de tu deseo de entre la cacofonía de otras voces silenciando la expresión de tu pasión. Ayudan a las mujeres a superar los mensajes culturales negativos, los traumas sufridos y los problemas sexuales en sus relaciones actuales. Un terapeuta sexual te guiará a través de un programa personalizado de autoexploración y de autodescubrimiento para que puedas sentir tu propio placer sexual. En aes-sexologia.com, la Asociación de Especialistas en Sexología, encontrarás una lista de terapeutas sexuales titulados.

Traumas y malas experiencias sexuales

La incidencia de traumas sexuales —incestos o violaciones— antes de los dieciocho años en Estados Unidos es similar a la de la estadística mundial: de 1 de cada 4 a 1 de cada 5. En algunos países llega incluso al 50 por ciento. Es un hecho trágico en muchos sentidos. Si a estos índices se le añade la cantidad de mujeres que tienen relaciones sexuales siendo demasiado jóvenes, sexo bajo la influencia del alcohol, sexo que «no deberían» haber mantenido, sexo doloroso, y además exploraciones ginecológicas insensibles y ofensivas, salta a la vista que hay muchas mujeres que han vivido experiencias sexuales y genitales negativas. Los genitales son la parte más íntima y vulnerable de nuestro cuerpo. Y los traumas pueden afectar cualquier zona del mismo, pero la mayoría de las mujeres con un trauma sexual bloquean las sensaciones de sus genitales y de sus sentimientos sexuales. Y en algunos casos incluso se vuelven activas en extremo sexualmente. Esto no solo ocurre con la violencia sexual sino también con las mujeres que han tenido una mala experiencia sexual o han sido ultrajadas por su deseo sexual.

Las mujeres somos listas. Aprendemos de nuestras vivencias. Y cuando nuestro cuerpo vive una experiencia dolorosa, hacemos todo lo posible para evitar revivirla. «Desconectamos» de esa parte, esperando no sentir el dolor. Evitamos a toda costa posibles situaciones sexuales, incluso con nosotras mismas. Nos guardamos dentro el dolor y nos deprimimos o volvemos ansiosas. Engordamos una barbaridad para sentirnos «sexualmente invisibles». O intentamos superar las experiencias traumáticas volviéndonos más sexis, saliendo con distintas parejas, poniendo a veces en peligro nuestra integridad física.

Todas estas decisiones, pese a ser comprensibles, son muy duras en cuanto a nuestra propia sexualidad. La buena noticia es que he visto las recuperaciones sexuales más milagrosas y completas en mujeres que sufrieron un profundo trauma sexual. Es muy inspirador y, además, es posible. Si has vivido cualquier tipo de trauma sexual, te recomiendo vivamente que recurras a un terapeuta experimentado para que te ayude a trabajar con todos los sentimientos confusos y las reacciones físicas causados por el trauma. Una psicóloga o una trabajadora social con una buena formación pueden salvarte la vida.

Un trauma sexual no es solo emocional, también está presente físicamente en la experiencia corporal. Me refiero a que la vivencia de dolor y traición puede quedar grabada en los tejidos de la zona del trauma, en este caso, en los genitales y en otras partes sexuales del cuerpo. Cuando le tocan estas áreas, la mujer traumatizada puede volver a revivir la experiencia física y emocional por la que pasó. En estos casos es vital escuchar a su sabio cuerpo mientras explora su potencial sexual para saber cuándo su cuerpo está diciendo de verdad «sí» y cuándo está diciendo «no».

Los traumas sexuales ocurren en contra de nuestra voluntad. El proceso curativo consiste en aprender a protegernos sexualmente. Esto incluye elegir parejas seguras con las que tener relaciones sexuales. También significa no tener relaciones sexuales cuando no queremos tenerlas. Sé que a veces aceptar el deseo de sexo de nuestra pareja y «acabar con la faena cuanto antes» no parece nada del otro mundo, pero te aseguro que *sí* lo es. Cuando practicas el sexo sin que te apetezca le estás enseñando a tu cuerpo a que le toquen sin que sienta nada y eso es el mayor enemigo de tu deseo. Tenemos que respetar la inteligencia de nuestro cuerpo solo teniendo relaciones sexuales cuando nos dice «¡sí!» Recuperarte sexualmente incluye volver a notar y sentir la zona genital. Para ello es vital no decidir nunca mantener relaciones sexuales cuando no sientas nada o no te apetezca.

La respiración abdominal (véase la página 46) va de perlas cuando sientes miedo y ansiedad en el proceso de explorar la sexualidad. Respirar profundamente apacigua tu reacción de pánico y te ayuda a volver a «vivir» en tu cuerpo. Por ejemplo, si estás empezando a explorar darte placer a solas o estás en la cama con tu pareja y de pronto te sientes ansiosa y asustada, detenerte y ponerte la mano sobre el vientre, mientras respiras profundamente, te ayuda a recobrar la calma. Unos minutos más tarde puedes seguir explorando tu placer o no, haz lo que tu cuerpo prefiera. Si estás practicando el sexo con tu pareja es un buen momento para establecer contacto visual, mirándoos a los ojos sentados o tumbados en la cama cara a cara. Es una forma sencilla y deliciosa de volver a conectar y a sentirte segura.

El ejercicio 5 «Las sensaciones físicas» (véase la página 61) es básico para escuchar atentamente lo que tu sexualidad te está diciendo.

Por ejemplo, si practicar el sexo te resulta doloroso, escucha lo que tu cuerpo te dice. Podría deberse simplemente a lubricación vaginal insuficiente o a que te sientes demasiado insegura y asustada como para tener relaciones sexuales. Volver a ser dueña del territorio de tu cuerpo sexual al cien por cien y dejar atrás la traumática experiencia sufrida es sumamente renovador. Esta tarea es delicada y esencial. Si estás con una pareja, asegúrate de comunicarle con claridad cuándo quieres que te toque y cómo quieres que lo haga, y también cuándo no te apetece. No me cansaré de repetir el poder curativo de una comunicación franca. Es preferible llevar a cabo esta labor terapéutica para superar un trauma con alguien experto en ello. Te recomiendo vivamente que leas los libros de Peter A. Levine sobre este tema o que recurras a un terapeuta especializado en la experiencia somática (véase el Apéndice B).

Dolor durante la relación sexual

Sé que parece evidente, pero ¿por qué iba alguien a querer mantener relaciones sexuales si le resultan dolorosas? Hay una serie de razones de por qué causan dolor, pero algunas son tan comunes que vale la pena mencionarlas.

Ante todo, la razón más habitual de una penetración o un coito doloroso son los cambios hormonales de la menopausia. La menopausia es el cese de la ovulación (la producción de óvulos) de los ovarios, por lo que se reduce el estrógeno, la progesterona y la testosterona. Este cambio hormonal se da de manera natural entre los cuarenta y siete y los cincuenta y siete años. Pero las mujeres también pueden experimentar una menopausia prematura a cualquier edad debido a la extracción quirúrgica de los ovarios o del útero, o de ambos órganos. La quimioterapia y la radiación —los tratamientos contra el cáncer más habituales— pueden reducir severamente la producción hormonal de los ovarios e inducir la menopausia. Amamantar a un bebé también desencadena un estado hormonal similar al de la menopausia debido a los efectos supresores de la prolactina. Así que después de parir, los delicados tejidos de la región genital no están tan flexibles como antes y practicar el sexo puede *doler*. En la menopausia natural o artificial las mujeres experimentan un descenso importante de los niveles de estrógeno y testosterona circulante, por eso el tejido vaginal y vulvar se adelgaza y reseca y se vuelve más vulnerable a las lesiones. En este medio el sexo con penetración, sobre todo sin la suficiente lubricación, causa microdesgarros en la vulva y en la vagina, ¡ay! Yo lo llamo «refregaduras» vaginales y escuecen y duelen, en algunas ocasiones una barbaridad.

La buena noticia es que casi en todos los casos este problema se alivia con un tratamiento estrogénico tópico. No se trata de una terapia de sustitución hormonal sino de una crema vaginal con estrógenos y es un método seguro para cualquier mujer, salvo en las que han sufrido un cáncer de mama, ovario u útero. Y en algunos casos, bajo la atenta supervisión de un oncólogo, incluso las mujeres que han sobrevivido a un cáncer pueden usar pequeñas cantidades de estrógeno vaginal. Los estrógenos bioidénticos, en forma de estradiol, se pueden conseguir bajo prescripción médica en forma de crema o de cápsulas vaginales. También puedes utilizar el Estring, un anillo de silicona impregnado de estradiol que va liberando poco a poco estrógeno en la vagina en pequeñas cantidades a lo largo de tres meses. Además del estradiol, existen para este fin distintas clases de cremas de Premarin (estrógenos conjugados equinos), pero en mi opinión es un producto inferior porque procede de orina de yegua preñada y contiene al menos diez estrógenos conjugados, además de esteroides, andrógenos y progestágenos que no provienen del cuerpo humano. Prefiero que mis pacientes sigan con los medicamentos o las plantas medicinales a las que el cuerpo se ha acostumbrado y que sabe cómo depurar.

Mi forma favorita de estrógeno vaginal no se encuentra en la industria farmacéutica de Estados Unidos, aunque se puede conseguir sin ningún problema en Europa. Es el estriol, uno de los tres estrógenos producidos por el cuerpo. El estriol procede en realidad de la desactivación hepática del estradiol y va bien para la lubricación vulvar y vaginal, pero *no* es demasiado estimulante para los senos o el útero, lo cual lo hace, en teoría, un producto más seguro. Incluso en pequeñas dosis (de 1 a 2 miligramos aplicados en la vulva o en la vagina, o en ambas zonas, dos o tres veces por semana) produce unos efectos asombrosos en el tejido genital, creando paredes vaginales más lubricadas y resistentes. Y por lo tanto asegura un sexo más gozoso. Puedes conseguir cremas u óvulos de estriol con receta médica en las farmacias. O productos importados de Alemania, como los Hydration Cubes, los óvulos hidratantes fabricados por Bezwecken.

Para las mujeres que han tenido un cáncer de mama, ovario o útero hay otras opciones sobre las que pueden hablar con el médico. Los ácidos grasos omega-3 en forma de aceite de linaza o de pescado tomados por vía oral favorecen la lubricación. Los humectantes tópicos para la resequedad vaginal de mayor duración, como Replens o Restore (de Good Clean Love), también son indicados para muchas mujeres. Algunas fórmulas de la medicina tradicional china a base de extractos de plantas medicinales son eficaces para la salud vaginal. Y existen prometedoras investigaciones sobre unos aros de gel procedentes de Alemania que favorecen la lubricación vaginal. En ciertos casos, es una opción segura usar pequeñas cantidades de crema hormonal tópica, como cremas o óvulos de DHEA (dehidroepiandrosterona) o de estriol. Aunque, como es natural, se debe consultar antes al médico sobre el uso de estos productos.

Vale la pena mencionar que las mujeres que atraviesan la menopausia siendo sexualmente activas, a veces, no necesitan utilizar ningún tipo de hormonas tópicas. Una vida sexual activa aumenta la secreción de estrógeno y testosterona, por lo que favorece la lubricación, y el sexo (con o sin pareja) mantiene los delicados tejidos de la región vulvar y vaginal flexibles y resistentes. Cuando las mujeres entran en la menopausia sin ser sexualmente activas, aparte de experimentar los cambios que he mencionado, también se les reduce la entrada vaginal, provocando, a veces, que las exploraciones ginecológicas les resulten dolorosas. Todos estos cambios son reversibles con los estrógenos tópicos y la suave dilatación de la entrada vaginal por medio de los dedos o de «dilatadores» diseñados para este fin.

Influencias hormonales y médicas

Quizá la influencia fisiológica más importante en la libido es la disponibilidad de estrógeno y testosterona. El estrógeno contribuye a la receptividad sexual, a ese *sex appeal* de una sacudida de melena a lo Marilyn Monroe. Pero la testosterona es sobre todo el activador de la libido femenina que aumenta el deseo de actividad sexual e incrementa la excitación genital, las sensaciones y la lubricación.[3] Como ya he señalado, el deseo sexual no es solo deseo de sexo sino el signo de una fuerza vital ardiente. Y cuando los niveles de testosterona están bajos, además de la falta de libido y del menor placer, las mujeres se sienten cansadas, menos motivadas y con una menor

3. R. Nappi, S. Detaddei, F. Ferdeghini, B. Brundu, A. Sommacal y F. Polatti, «Role of Testosterone in Feminine Sexuality», *Journal of Endocrinological Investigation*, 26, supl. 3, 2003, pp. 97-101.

sensación de bienestar.[4] Es decir, la testosterona es muy importante.

Para atar cabos en este análisis sobre el agotamiento físico crónico, hay diversos factores que reducen la testosterona, como la fatiga suprarrenal, la falta de sueño, el estrés pertinaz y la depresión. Así como una amplia colección de medicamentos. Puedes comprobar si el medicamento que estás tomando reduce el deseo sexual consultando la tabla de fármacos en el Apéndice A, pero para la mayoría de las mujeres la solución para disfrutar de una vida sexual más placentera es reponerse del agotamiento físico crónico. Casi todas mis pacientes obtienen el placer que desean y se merecen teniendo en cuenta las bases de la salud: comer, dormir, moverse, amar y encontrarle un sentido a la vida (véase del capítulo ocho al doce).

Y a veces, para serte sincera, una fémina solo necesita una pequeña ayuda. Como los niveles de testosterona disminuyen con la edad, es común en las mujeres menopáusicas tener la testosterona baja. También ocurre que cualquier mujer a la que no le funcionen los ovarios debido a que se los han extirpado o a que se ha sometido a un tratamiento de quimio o de radioterapia tiene un 50 por ciento menos de testosterona que una mujer que los conserve, aunque esté menopáusica. Por esta razón en Europa se han aprobado los parches de testosterona «femeninos» para tratar la falta de apetito sexual en las mujeres. En Estados Unidos es habitual que los médicos receten cremas de testosterona elaboradas en farmacias según las indicaciones especificadas. También receto la terapia de reemplazo de testosterona en mis pacientes perimenopáusicas y menopáusicas con niveles deficientes de testosterona en la sangre o con niveles normales tirando a bajos. Si tienes antecedentes familiares de cáncer de mama o de ovarios, sé precavida con cualquier clase de tratamiento hormonal, como el de testosterona.

Si te preocupa tener la libido baja en parte por los menores niveles de testosterona, pídele al médico que solicite un análisis tanto de testosterona libre como total, o de testosterona total y de GFHS (globulina fijadora de hormonas sexuales) para comprobar si tus niveles de testosterona son bajos (es decir, dentro de los parámetros normales pero por debajo del percentil 50).

Aparte de los niveles bajos de estrógeno y testosterona, cualquier trastorno o dolor crónico reduce el deseo sexual. Los que más lo dis-

---

4. S. R. Davis y J. Tran, «Testosterone Influences Libido and Well-Being in Women», *Trends in Endocrinology and Metabolism*, 12 (1), 2001, pp. 33-37.

minuyen son la fatiga suprarrenal (¡no me digas!) y el hipotiroidismo, así como los trastornos alimentarios. Todas estas dolencias afectan a la producción normal de hormonas sexuales.

En la farmacopea estadounidense se incluyó en el 2015 un nuevo medicamento, el Addyi o flibanserina, para el tratamiento de la libido femenina. Provoca serios efectos secundarios, como hipotensión, mareos y desmayos, y solo se puede conseguir bajo estrictos controles. No te aconsejo que lo tomes porque es poco eficaz y conlleva muchos riesgos. En el mercado también puedes encontrar el Zestra, una interesante combinación tópica de aceites. Las amplias investigaciones realizadas sobre este producto están revelando que su uso aumenta el deseo y la excitación sexual. Se aplica en la zona vulvar antes de mantener relaciones sexuales y surte efecto al cabo de 3 o 5 minutos y alcanza el punto máximo a los 10. Es curioso que al 15 por ciento de las mujeres les produzca una sensación de ardor pese a que los ingredientes son bastantes seguros: aceite de semillas de borraja, aceite de onagra, extracto de raíz de angélica y extracto de *Coleus forskohlii*. Se puede adquirir en Internet directamente del fabricante.

Otro posible tratamiento para una libido baja que se consigue en Europa es la tibolona. La tibolona es un esteroide que se descompone en el cuerpo en estrógeno. Actúa como una terapia de sustitución hormonal, reduciendo los sofocos y la sequedad vaginal. Pero lo curioso es que reduce la GFHS (globulina fijadora de hormonas sexuales), por lo que suben los niveles de testosterona libre. Probablemente, sea esta la razón por la que va bien para la libido. Es un tratamiento interesante, pero conlleva los riesgos del estrógeno sintético (aumenta el riesgo de sufrir cáncer de mama y de útero, infartos, derrames cerebrales y trombos). Aun así, si eres una mujer menopáusica europea con la libido baja podría ser una buena opción para ti.

Estrés y excesivas ocupaciones

Como somos seres complejos, podemos tener mucha testosterona, sentirnos a gusto con nuestro cuerpo, tener un gran amante como pareja y *aun así* carecer de deseo sexual. Según lo que he observado, creo que muchas mujeres están demasiado ocupadas como para practicar el sexo. Lo cual es muy triste porque el sexo, si le prestas atención al cuerpo y cultivas tu apetito sexual, te paga con creces lo que tú le das. La actividad sexual (incluido darse placer a uno mismo) reduce la mortalidad y la tasa de enfermedades, mejora el perfil hormonal y disminuye notablemente el riesgo de depresión. Pero el apetito sexual es como una gata rechazada que no te quiere si tú no la quieres. Para que tu cuerpo desee gozar del delicioso placer del sexo, tienes que mimarlo y ocuparte de él. Si te echas en la cama después de una intensa jornada laboral o de ocuparte de tus hijos sin haber sido consciente siquiera de tu cuerpo en todo el día y esperas que tu deseo sexual surja de golpe, recuerda la metáfora de la gata. Tu apetito sexual te dará la espalda y se largará dejándote plantada.

Aquí tienes la clave para que tu apetito sexual regrese a tu vida y a tu cuerpo. Usa el cuerpo, físicamente, con regularidad. Camina, pedalea, haz excursiones, baila el tango o juega a bádminton. Sé activa y vive en tu cuerpo. Escucha su sabiduría para averiguar qué es lo que te está diciendo. Come y descansa cuando lo necesites. Duerme lo suficiente. En las mujeres el cansancio es lo peor que hay para el apetito sexual. Hazte un hueco para el placer. Porque es primordial. Si no lo incluyes como sea en tu agenda, no aparecerá por sí solo. No verás más que la punta de la cola de tu apetito sexual rechazado doblando la esquina. Una forma de traerlo de vuelta a tu vida es usar la fantasía de forma divertida. Ten fantasías sexuales, lee novelas románticas o subidas de tono, mira películas eróticas o juega a representar un papel picante gozando de lo sexi que te ves en esa postura. Si dejas volar la imaginación tu respuesta sexual femenina se encenderá en un abrir y cerrar de ojos. No intentes juzgar lo que te parece sexi. Aquello con lo que fantaseas y tu forma de actuar en la vida son dos cosas totalmente distintas.

Vale la pena mencionar que algunas mujeres siguen creyendo que es su pareja la que debe saber lo que ellas necesitan sexualmente y hacerlas «llegar» al orgasmo. Pero no hay nada más alejado de la realidad. Mi suegra dijo en una ocasión: «Cada cual es responsable de su propio orgasmo». ¡Qué frase más acertada! Explora tu cuerpo para saber lo que te gusta y cómo quieres que te toquen para sentir placer. Y luego comunícaselo a tu pareja, en detalle, con tus palabras, tus manos y tus gemidos. Las mujeres y la sexualidad son *complicadas*, así que ayuda a tu pareja a darte lo que quieres y necesitas. Darse placer a uno mismo es bueno para todos y muy importante para que el apetito sexual aumente. Y además, cuando te lo das sientes *más deseos* de tener sexo con tu pareja. La libido, como otros muchos aspectos del cuerpo, se retroalimenta positivamente. Planificas un tiempo para darte placer y entonces tus pensamientos sexuales se disparan y te entran ganas más pronto de hacer el amor de nuevo. El sexo genera más sexo. De modo que anótatelo en el calendario y pasa a la acción.

Relaciones

Yo suelo decir «El sexo no es más que un reflejo de la relación». Y tras llevar muchos años trabajando con parejas, creo que así es. Si no quieres mantener relaciones sexuales porque estás enojada con tu pareja, el problema no tiene nada que ver con tu salud, con el desgaste físico o con no tener suficiente testosterona, sino con tu relación. Y al contrario de lo que puedas haber visto en las novelas o las películas, las peleas conyugales y la falta de confianza no llevan a una mejor vida sexual. La confianza es el ingrediente principal para una vida sexual placentera y sana. Si no confías en tu pareja, ya sea emocional o físicamente, te costará mucho gozar de una vida sexual fogosa. Analizar la relación e intentar confiar en tu pareja es fundamental para tu libido.

Si estás teniendo problemas en cualquier aspecto importante, ocuparte de ellos con sinceridad y compasión es la forma más segura de reavivar la llama erótica. ¡Aunque esto es más fácil de escribir que de hacer! He sido una privilegiada al trabajar con John M. Gottman y Julie Schwartz Gottman en los dos libros que he escrito sobre las relaciones de pareja, y sus titulaciones académicas y éxitos en el campo de las relaciones son incomparables. Tal vez quieras leer uno de sus libros o explorar las oportunidades que ofrecen en el Instituto Gottman (véase el Apéndice B y gottmaninstitute.com). O quizás ir a ver a un terapeuta matrimonial sea un soplo de aire fresco para tu relación de pareja. Las recomendaciones personales de amigos o del médico de cabecera son quizá la mejor opción para encontrar un buen profesional que os guste a los dos. En el Apéndice B, en la Federación Española de Asociaciones de Terapia Familiar, también aparece un directorio de terapeutas matrimoniales.

Medidas saludables para una libido baja

- Test para determinar el funcionamiento tiroideo óptimo: HET, T3 libre y T4 libre
- Pruebas suprarrenales si el estrés es un problema: pedir a un médico que practique la medicina integrativa que solicite un test para medir los valores del cortisol salival
- Determinar los niveles de testosterona libre y total, o los de testosterona total y de globulina fijadora de hormonas sexuales (GFHS)
- Contempla hacerte otras pruebas hormonales si eres una mujer perimenopáusica, menopáusica o has dejado de menstruar por causas desconocidas: estradiol, progesterona, DHEA-S
- Si tus relaciones sexuales son dolorosas, una buena exploración ginecológica determinará cualquier enfermedad cutánea o infecciones que contribuyan al dolor

He tenido la satisfacción de ver a mujeres de todas las edades y en cualquier etapa de la vida, con una gran variedad de experiencias, recuperar la libido y el placer sexual, incluso después de años de haberlos perdido. También es totalmente posible volver a sentir ese hormigueo, ese delicioso estremecimiento de goce en tu cuerpo. Sé paciente y compasiva contigo misma y empieza hoy mismo a ponerte en acción.

6
Cansada y nerviosa.
Alivia la depresión y la ansiedad

Test de depresión y ansiedad

1. ¿Apenas disfrutas o te interesas en hacer cosas?

1	2	3	4	5
(Nunca)	(Casi nunca)	(A veces)	(A menudo)	(Casi siempre)

2. ¿Te sientes baja de ánimo, deprimida o desesperanzada?

1	2	3	4	5
(Nunca)	(Casi nunca)	(A veces)	(A menudo)	(Casi siempre)

3. ¿Te cuesta concentrarte en actividades como leer, trabajar ante el ordenador o mirar la televisión?

1	2	3	4	5
(Nunca)	(Casi nunca)	(A veces)	(A menudo)	(Casi siempre)

4. ¿No te satisface la situación que estás viviendo en este momento, a nivel personal o profesional, o crees que eres una fracasada o que le has fallado a tu familia?

1	2	3	4	5
(Nunca)	(Casi nunca)	(A veces)	(A menudo)	(Casi siempre)

5. ¿Te sientes nerviosa, ansiosa, al límite o te preocupas demasiado?

1	2	3	4	5
(Nunca)	(Casi nunca)	(A veces)	(A menudo)	(Casi siempre)

6. ¿Sufres tics nerviosos, temblores, dificultad para respirar, palpitaciones, sensación de hormigueo, embotamiento o sentimientos contradictorios?

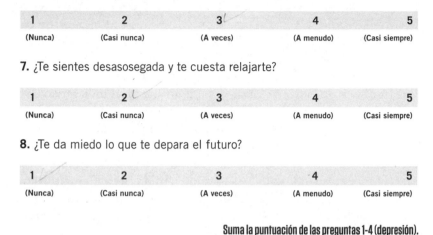

1	2	3	4	5
(Nunca)	(Casi nunca)	(A veces)	(A menudo)	(Casi siempre)

7. ¿Te sientes desasosegada y te cuesta relajarte?

1	2	3	4	5
(Nunca)	(Casi nunca)	(A veces)	(A menudo)	(Casi siempre)

8. ¿Te da miedo lo que te depara el futuro?

1	2	3	4	5
(Nunca)	(Casi nunca)	(A veces)	(A menudo)	(Casi siempre)

Suma la puntuación de las preguntas 1-4 (depresión).
Total del test de depresión _____

Si has obtenido:
4-8: riesgo mínimo de depresión
9-14: riesgo moderado de depresión
15-20: riesgo importante de depresión

Suma la puntuación de las preguntas 5-8 (ansiedad).
Total del test de ansiedad _____

Si has obtenido:
4-8: riesgo mínimo de ansiedad
9-14: riesgo moderado de ansiedad
15-20: riesgo importante de ansiedad

A simple vista, la ansiedad y la depresión parecen ser problemas distintos, incluso opuestos. La ansiedad se caracteriza por sentimientos de tensión, pensamientos de preocupación y cambios físicos como aumento de la sudoración, ritmo cardíaco acelerado o presión arterial elevada. La depresión, en cambio, se vive como tristeza, falta de interés o placer en las actividades cotidianas, sentimientos de poca valía y falta de energía. Aunque pueden darse por separado, en mi consulta la mayoría de las mujeres los sufren al mismo tiempo, están ansiosas y preocupadas, tienen problemas para dormir o relajarse y, además, se sienten tristes y desvitalizadas. En la medicina integrativa este estado se conoce como un problema de cansancio y nerviosismo.

Tamara es una mujer de cincuenta y cuatro años en buena forma, bronceada, elegante y pudiente, con una melena castaña y ojos azules, que a primera vista parece tenerlo todo. Sin embargo, cuando la conocí por primera vez al sentarse en el espacioso sillón marrón de mi consulta parecía asustada y acobardada. No conocía la medicina integrativa y estaba experimentando ansiedad —se palpaba en el aire— y depresión. Se había pasado la mayor parte de la adultez siendo una mamá ama de casa, y tenía un historial de largos años sumida en un estado depresivo profundo y pertinaz que le impedía levantarse de la cama por la mañana. Los últimos años no había tenido problemas, pero hacía poco había empezado a vivir la crisis de la mediana edad en su matrimonio y su marido y ella se estaban distanciando, enzarzándose en peleas e intentando decidir si seguirían juntos o no. Al mismo tiempo su hijo y su hija, que ahora ya eran jóvenes adultos, tenían problemas con las drogas y se sentía desmotivada.

Tamara padecía ansiedad, preocupación e insomnio pertinaz y además le embargaba una sensación de desesperanza e incertidumbre sobre su vida y su futuro. Como había estado siempre dedicada a su familia, no estaba segura de cuál debía ser la siguiente etapa vital y la incertidumbre que sentía sobre su matrimonio, su papel de madre, su vida social y una posible carrera era abrumadora. Desesperada por su matrimonio, sus hijos y su prolongada depresión, decidió recurrir a un terapeuta y también a mí. Cuando vino a mi consulta me contó que a lo largo de los años había estado tomando distintas clases de antidepresivos que producían importantes efectos secundarios sin sentir ninguna mejoría y que ya no los quería volver a tomar. Con su nuevo terapeuta se estaba centrando en ver qué quería hacer en la vida, aparte de ocuparse de su familia.

También había adelgazado por falta de apetito y su bonito rostro se veía demacrado. Le pedí que comiera cada tres horas, haciendo hincapié en las grasas saludables (como las del aguacate, los frutos secos y el aceite de oliva) y en las proteínas, ya que ambas ayudan a mantener un nivel normal de azúcar en la sangre y reducen la respuesta de ansiedad. Cuando no comemos durante largo tiempo, por ejemplo, de cuatro a seis horas, el azúcar en la sangre cae en picado y sentimos una mayor inestabilidad emocional, irritabilidad y ansiedad. Yo lo interpreto como si el cuerpo nos diera una patada en el trasero reclamando «¡Dame de comer!» Y Tamara necesitaba oír la llamada de su cuerpo para alimentarlo mejor. Animada por mí, empezó a hacer ejercicio físico con regularidad, como excursionismo y yoga. La actividad aeróbica va de maravilla tanto para la ansiedad como la depresión, es tan eficaz como el Zoloft. Y la práctica del yoga o el taichí son un tratamiento estupendo para la ansiedad.

También le aconsejé que tomara varios suplementos nutricionales para que su estado de ánimo mejorara: 5-hidroxitriptófano (5-HTP), hierba de San Juan, aceite de lavanda, vitaminas del grupo B y aceite de pescado. Las vitaminas del grupo B estimulan la función suprarrenal durante los ataques de ansiedad y también alivian la depresión. Los ácidos grasos omega-3, como los del aceite de pescado, ayudan a mitigar la depresión y la ansiedad. El aceite de lavanda se ha estado usando desde hace mucho tiempo en la aromaterapia como agente calmante, y en este caso le sugerí también un producto oral a base de cápsulas de aceite de lavanda micronizado para la ansiedad. No es un producto adictivo y resulta increíblemente eficaz. La hierba de San Juan es, según las investigaciones realizadas, la mejor planta medicinal antidepresiva para una depresión leve o moderada, y se usa como tratamiento de primera línea en países como Alemania para la depresión. El suplemento dietético 5-HTP es un compuesto químico precursor de la serotonina, un importante neurotransmisor implicado en la ansiedad y la depresión que la mayoría de los antidepresivos incrementan para tratar estas dolencias. Tomar 5-HTP por vía oral aumenta la producción de serotonina en el cuerpo suavemente, con pocos efectos secundarios, y es beneficioso tanto para la ansiedad como para la depresión.

Tamara respondió asombrosamente bien a estos pequeños ajustes, la ansiedad se le redujo, la calidad del sueño le mejoró y sintió que controlaba más su vida. Ella y su marido están intentando averiguar cómo poner al día sus votos matrimoniales y encontrar la manera de renovar su relación ahora que sus hijos ya han volado del nido. Tamara se está formando para ser una profesional de la salud, lo cual no es de extrañar, porque esta profesión llena el vacío existencial que sentía cuando vino a verme por primera vez en mi clínica. Como les ocurre a tantas otras mujeres, a veces le cuesta ponerse en primer lugar, y cuando deja de hacer ejercicio o de tomar los suplementos nutricionales, la depresión regresa. Pero ahora sabe qué hacer en estos casos: escucha su sabio cuerpo, vuelve a practicar yoga y se ofrece lo que necesita.

Tamara superó la ansiedad y la depresión escuchando lo que su cuerpo y su alma requerían después de haber estado toda la vida ignorando sus propias necesidades. La lista de sus necesidades interconectadas incluía: una dieta saludable, un sueño reparador, hacer ejercicio, sesiones de psicoterapia, ser sincera en su matrimonio y encontrarle un sentido a la vida. Recurrió a una serie de suplementos nutricionales, pero no fueron el secreto de su éxito. La clave de su curación fue aprender a escuchar profundamente a su cuerpo y tomarse el debido tiempo para ofrecerse a sí misma lo que necesitaba.

Tamara no es un caso aislado. En algún momento de su vida, del 10 al 20 por ciento de las mujeres sufren una depresión, mientras que los hombres solo la sufren del 8 al 10 por ciento. ¿A qué se debe esta diferencia? La mayoría de los estudios analizan el impacto de los efectos hormonales y las situaciones vitales que diferencian a las mujeres de los hombres, pero yo creo que es evidente que las mujeres somos mucho más proclives a la ansiedad y la depresión porque los papeles que se espera que desempeñemos en la vida nos exigen volcarnos hasta tal punto en los demás que a veces *no podemos ocuparnos de nuestro propio bienestar*. Los hombres casados con mujeres, tanto si el matrimonio funciona como si no, viven más que los solteros porque *las mujeres les quieren y cuidan*. Y lo más interesante es que las mujeres casadas con hombres, como grupo, viven menos que las solteras, pero las que son *felices* en su matrimonio viven más que las solteras *y* tienen un menor riesgo de depresión. En cambio, el riesgo de depresión se *septuplica* en las mujeres que no son felices en su matrimonio heterosexual. Y no tiene por qué ser así.

Los factores de riesgo que predisponen a las mujeres a la ansiedad y la depresión son muy similares: estar casadas, sobre todo si no son felices en su matrimonio; tener hijos pequeños o muchos niños (incluso se incrementan todavía más si se trata de una familia monoparental); dificultades económicas; un nivel social bajo o un trabajo muy estresante; un bajo nivel educativo; o cualquier historia de maltratos físicos o abusos sexuales. Los papeles que asumimos como esposas y madres, trabajar en un entorno muy estresante y tener un empleo de baja cualificación hace que nuestra salud mental y física se resienta. Los papeles de esposa, madre y trabajadora nos exigen que ignoremos la sabiduría de nuestro cuerpo para dedicarnos a los demás. Las investigaciones han demostrado con claridad que ocuparse de los demás también produce de por sí bienestar mental, pero el precio puede ser más alto que los beneficios que conlleva si las mujeres asumimos demasiadas cargas. Y, para ser sincera, ¿cuántas conoces que *no* lleven una actividad excesiva? Hacer más cosas de las que podemos manejar es una plaga de la sociedad moderna.

Mientras estoy sentada ante mis seis listas de tareas pendientes que me ayudan a organizar los papeles que desempeño en la actualidad —de esposa, madre, doctora, escritora, miembro de una junta, cofundadora de una organización y propietaria de una vivienda— me doy cuenta de que no tengo una lista de las necesidades de *mi* cuerpo, aunque esté haciendo todo lo posible por ocuparme también de mí. Lo tendré en cuenta (¡una lista más de tareas!). Sin duda, todos mis papeles hacen que me cueste más fijarme en mi cuerpo sabio. Cómo puedo ocuparme de mis necesidades y deseos en serio, además de las obligaciones familiares y laborales que me apasionan, es una pregunta que queda en el aire. Me descubro haciéndomela mientras escribo este pasaje: ¿estoy enojada? ¿Me duele el cuello mientras tecleo? ¿Necesito echar una siesta? Estoy escribiendo un libro sobre la sabiduría del cuerpo y aun así tengo que recordarme que debo preguntarme si necesito algo de vez en cuando, de lo contrario no me daré cuenta de lo que mi cuerpo me está pidiendo.

Depresión, ansiedad y salud

La depresión y la ansiedad nos pasan factura. La depresión casi triplica el riesgo de infarto y dobla el riesgo que conlleva el tabaquismo, la hipertensión o la diabetes: literalmente nos rompe el corazón. Un diagnóstico de depresión incrementa un 60 por ciento el riesgo de mortalidad en una persona mayor (de más de sesenta y cinco años).

¿Qué se está haciendo para ayudar a las mujeres ansiosas o deprimidas? Una de cada cuatro mujeres en Estados Unidos toma medicamentos psiquiátricos.[1] *Una de cada cuatro*. No estoy en contra del uso sensato de medicamentos psiquiátricos, a veces receto gustosa antidepresivos a mujeres con una depresión severa y debilitante, ansiedad o con pensamientos suicidas. Pero se debe considerar los efectos de estas recetas. Casi todos los antidepresivos aplanan el ánimo, es decir, mejoran los bajones pero también reducen los subidones emocionales, haciendo que la vida sea un poco más insípida, sin sus altibajos nor-

---

1. E. McGrath, G. P. Keita, B. R. Strickland y N. F. Russo, «Women and Depression: Risk Factors and Treatment Issues», American Psychological Association, Washington, DC, 1990.

males. También suelen mitigar la libido y la capacidad orgásmica, lo cual es deprimente de por sí, sobre todo dado que practicar el sexo es beneficioso para la ansiedad y la depresión.

¿Hasta qué punto son eficaces los antidepresivos? Un metaanálisis sobre todos los estudios realizados acerca de los antidepresivos del 1990 al 2009 reveló que la depresión disminuía considerablemente *solo* en el grupo con una depresión severa, es decir, solo el 13 por ciento de los pacientes deprimidos. El efecto de los antidepresivos en la depresión leve o moderada era *insignificante*.[2,3] Es decir, los participantes tenían la misma posibilidad de mejorar por casualidad que la que les ofrecían los antidepresivos. Y en un estudio más amplio llevado a cabo sobre la depresión severa, la eficacia de los antidepresivos con el primer medicamento experimental fue al principio de un 37 por ciento, pero al cabo del primer año el 40 por ciento sufrió una recaída.[4] A los pacientes que no acusaron ninguna mejoría les recetaron, además, otros medicamentos de forma alterna. La cantidad de abandonos, pese a las atenciones médicas gratuitas de gran calidad, fue de un 42 por ciento, que dice mucho sobre los efectos secundarios de los antidepresivos y su poca eficacia. Después de las intervenciones, al cabo de un año la cantidad de pacientes que mejoraron y seguían en el estudio se había reducido, era tan solo el *15 por ciento*. Una cifra muy baja. Y si se tiene en cuenta la cantidad de pacientes que dejaron el estudio, el porcentaje de los 4.041 pacientes con depresión que mejoraron con el tratamiento de la medicación al final del estudio fue de un 2,7 por ciento. Sinceramente, una nueva mascota habría dado mejores resultados.[5]

---

2. J. C. Fournier, *et al.*, «Antidepressant Drug Effects and Depression Severity: A Patient-Level Meta-Analysis», *Journal of the American Medical Association,* 303 (1), 2010, pp. 47-53.

3. I. Kirsch, *et al.*, «Initial Severity and Antidepressant Benefits: A Meta-Analysis of Data Submitted for the Food and Drug Administration», *PLOS Medicine,* 5 (2), 2008, p. 45.

4. J. Rush, *et al.*, «Acute and Longer-Term Outcomes in Depressed Outpatients Requiring One or Several Treatment Steps: A STAR*D Report», *American Journal of Psychiatry,* 163, 2006, pp. 1905-1917.

5. Scott Shannon, «The Ecology of Mental Health», presentación realizada en el Congreso Americano de Medicina Integrativa (11/6/2013).

Medidas innovadoras para la depresión y la ansiedad

1. Hablar con alguien de confianza y recibir su apoyo
2. Meditación, práctica contemplativa espiritual o biofeedback
3. Ejercicio físico de cualquier clase
4. Dieta antiinflamatoria saludable
5. Ácidos grasos omega-3
6. Sueño reparador y renovador
7. Luminoterapia, vitamina D y 5-HTP para los síntomas depresivos estacionales
8. Vitaminas del grupo B para el equilibrio emocional
9. Nutrición mitocondrial para la depresión: SAM-e y creatina
10. Plantas medicinales para la depresión y la ansiedad: hierba de San Juan, lavanda, L-teanina, valeriana y kava
11. Acupuntura y hormonas: DHEA, hormonas tiroideas, estrógeno y progesterona

¿Cuál es, por tanto, la solución? Yo sigo recetando antidepresivos cuando los pacientes están desesperados y alterados: depresión severa con pensamientos suicidas, trastorno de pánico severo y ansiedad debilitante. Y hago todo lo posible por optimizar los otros tratamientos de la depresión y la ansiedad en estos pacientes para limitar la cantidad de fármacos recetados, la dosis de la medicación y el tiempo que deben tomarla. Con los pacientes con una depresión o ansiedad leve o moderada uso una variedad de métodos, por lo general más seguros. Incluso he llegado a prescribir una nueva mascota en una o dos ocasiones.

No es de extrañar que al igual que la depresión causa enfermedades físicas, como infartos, las enfermedades físicas también fomenten la depresión. Es importante hacer pruebas para detectar el mal funcionamiento de la tiroides, ya que es muy común y puede causar síntomas depresivos. Una anemia importante también nos puede hacer sentir flojas, cansadas y deprimidas, y los análisis para detectar este problema son muy habituales. Y si el problema es que te sientes muy cansada, también te conviene hacerte una prueba suprarrenal. Así como un análisis para comprobar que los niveles de B_{12} y de vitamina D sean normales. En el recuadro del final del capítulo encontrarás todos los detalles sobre los análisis clínicos sugeridos para la depresión y la ansiedad, así puedes compartirlos con tu médico.

Por más deprimentes que sean las cifras sobre los antidepresivos, ¡todavía hay esperanza! Muchos estudios demuestran la buena eficacia de tratamientos conductuales sencillos y seguros para la depresión. Y siguen aumentando los datos que respaldan el uso de diversas plantas medicinales y suplementos. Las siguientes medidas innovadoras están produciendo buenos resultados en el tratamiento de la ansiedad y la depresión.

Hablar con alguien de confianza y recibir su apoyo

Lo primero que les pregunto a mis pacientes ansiosos o deprimidos tiene que ver con si gozan de apoyo social y si la relación con sus seres queridos es estrecha. La soledad, lógicamente, aumenta los síntomas depresivos de manera considerable, y además incrementa los dos otros síntomas del agotamiento físico: el dolor y la fatiga.[6] Cuando un paciente sufre depresión o ansiedad, uno de los primeros consejos que le doy es que pase más tiempo con alguien que pueda ayudarle a entender su dolor, ya sea un ser querido o un buen terapeuta. Confiarle lo que le ocurre a su pareja, a un hermano, a un progenitor, a un buen amigo o a un profesional de la salud puede literalmente salvarle la vida. Hacernos un hueco para hablar sin tapujos de nuestros sentimientos con alguien de confianza es importantísimo. Somos animales humanos y estamos diseñados para vivir en una tribu. El contacto y las interacciones humanas, cuando son seguras y cariñosas, nos mejoran la salud y el bienestar en todos los sentidos.

Si necesitas un apoyo adicional, encontrar un terapeuta talentoso con el que congenies es vital para ti. Algunas mujeres creen que hacer terapia significa que eres débil, o que la gente creerá que tienen una enfermedad mental. Pero esta idea es totalmente falsa. Yo soy la mujer que soy y puedo hacer lo que hago en parte por el trabajo personal que he llevado a cabo en las sesiones de terapia. Para ti es un regalo enorme tomarte tus necesidades emocionales lo bastante en serio como para recibir la ayuda que necesitas. Cuando busques un terapeuta, o cual-

---

6. L. M. Jaremka, R. R. Andridge, C. P. Fagundes, C. M. Alfano, S. P. Povoski, A. M. Lipari, D. M. Agnese, M. W. Arnold, W. B. Farrar, L. D. Yee, W. E. Carson III, T. Bekaii-Saab, E. W. Martin Jr., C. R. Schmidt y J. K. Kiecolt-Glaser, «Pain, Depression, and Fatigue: Loneliness as a Longitudinal Risk Factor», *Health Psychology*, 33 (9) (setiembre de 2014), pp. 948-957, doi: 10.1037/a0034012, publicado en Internet el 19 de agosto de 2013.

quier profesional de la salud, no olvides que lo principal es sentirte cómoda con él y que te inspire confianza. Es un momento fundamental en el que usar la inteligencia del cuerpo para que te ayude a elegir el que mejor encaje contigo. Tu conexión con tu terapeuta, médico o profesional de la salud influye enormemente en el éxito del tratamiento. Al igual que no te casarías con cualquier chico o chica agradable, sino con la persona apta para ti, tal vez conozcas a un terapeuta capacitado que no sea el que te conviene. Cambiar de terapeuta no es una crítica a su labor, simplemente no encajaba contigo. Asegúrate de encontrar un médico con el que congenies y te sientas segura. La clase de labor profunda que se da cuando trabajas con un terapeuta en el que confías al cien por cien es maravillosa e impresionante.

Meditación, práctica contemplativa espiritual o biofeedback

En el 2015 un metaanálisis sistemático analizó todas las pruebas controladas disponibles (es decir, un estudio de gran calidad) sobre la práctica espiritual y la salud. Los resultados revelaron mejorías importantes tanto en lo que respecta a la depresión como a la ansiedad gracias a una variedad de prácticas meditativas y espirituales. Cuando un paciente viene a verme con síntomas de depresión y ansiedad, siempre le pregunto si en su vida se guía por algún tipo de religiosidad o espiritualidad. En ese caso el secreto es usar lo que a ti te parezca sagrado y significativo. Independientemente de si profesas la religión de tu infancia o no. Tal vez elijas otra tradición que te gusta, como el yoga con meditación, o un ritual pagano, o el sufismo, o crees tu propia forma de celebrar la espiritualidad. Usa la sabiduría del cuerpo para encontrar una práctica o tradición que sea adecuada *para ti*, que te haga sentir serena y feliz por dentro. Puedes ser una atea acérrima y aun así beneficiarte del mindfulness, que es intencionadamente laico.

Desde el punto de vista de la salud, no importa las particularidades de la meditación o la espiritualidad mientras estén presentes los valores de la compasión, la humildad, la integridad y el respeto por la vida, como en el caso de todas las principales religiones. Los secretos de los beneficios de la meditación y la espiritualidad son encontrar un momento tranquilo para mirar en tu interior, respirar hondo (como en la respiración abdominal de la página 46) y centrarte en algo que te beneficie. Los practicantes del budismo zen intentan aquietar la mente y morar en la vacuidad. Los budistas tibetanos se centran en sentir compasión por uno mismo y por los demás. Los taoístas hacen hincapié en respirar y en expandir el corazón y otros órganos vigorizantes. Los cristianos rezan para sí mismos y sus familias, sus comunidades y el mundo, y le piden ayuda a Jesús o a Dios. Los hindúes recitan mantras, frases cortas que se centran en la mente, como «om». Los judíos recitan una oración diaria sobre la unidad de Dios. Los musulmanes recitan cinco plegarias diarias a Alá.

En la meditación del mindfulness sigues la respiración y dejas que los pensamientos lleguen y se vayan, procurando no reaccionar a ellos, para observar el momento presente sin juzgar. En la actualidad estoy intentando meditar/orar durante 15 minutos tres veces a la semana. Creo que es el tiempo mínimo posible para notar los efectos de la meditación. Muchos maestros de meditación creen que meditar u orar a diario, aunque solo sea un rato (de 5 a 10 minutos) es mejor que hacer sesiones más largas con menor frecuencia. Y como sucede generalmente en todo, cuanto más medites, más beneficios obtendrás. Sea cual sea la práctica meditativa que hagas, tiene que servirte para relajar la mente y el cuerpo y abrirte el corazón. Este tipo de meditaciones reducen el estrés y los niveles de cortisol y son beneficiosas para mitigar la depresión y la ansiedad.

Si no has meditado nunca existen innumerables recursos para aprender más sobre la meditación, desde libros hasta *apps* para teléfonos inteligentes y cursos que tal vez se estén impartiendo en tu vecindad. Y la mayoría de las comunidades religiosas tienen grupos de oración o clases a las que puedes asistir. Aunque tal vez te sientas incapaz de meditar sentada o de orar. Tengo un puñado de pacientes para los que meditar sentados es una especie de tortura. Tienden a ser personas creativas con una mente y un cuerpo muy activos que tienen literalmente problemas para estarse quietas. Yo les llamo los meditadores dinámicos. Su mente se aquieta más cuando el cuerpo está en movimiento, por lo que suelen preferir meditaciones dinámicas, como el yoga, el *qigong* o el taichí. O las formas sencillas de este tipo de práctica, como meditar andando, que consiste en pasear en plena naturaleza siguiendo la respiración o repitiendo una frase inspiradora a cada paso.

Si te cuesta concentrarte, otra opción es la meditación dirigida. La primera vez que hice una fue en la Facultad de Medicina veinticinco años atrás. La había escrito Martin Rossman, pionero en el campo de la medicina cuerpo-mente. La estuve usando durante años para serenarme en medio del caos de los estudios de medicina. La ventaja de la meditación dirigida es que otra voz te va guiando a través de una serie de visualizaciones que, según se ha demostrado científicamente, reducen la ansiedad y la depresión. El doctor Rossman tiene en su web (thehealingmind.org) una variedad de meditaciones guiadas para escoger, incluidas algunas para la ansiedad y la depresión. Si deseas probar alguna, en Internet encontrarás una serie de útiles *apps* de meditaciones guiadas.

Si eres una persona visual o te atrae más la información científica, tal vez te guste el sistema de biofeedback del HeartMath. El biofeedback consiste en monitorizar tu propio cuerpo mediante instrumentos electrónicos que generan una información visual o auditiva de los parámetros fisiológicos, como el ritmo cardíaco o la temperatura corporal. Este sistema tiene a sus espaldas décadas de investigación científica que respaldan su uso en numerosos campos para reducir los niveles de estrés y cortisol, aliviar la ansiedad y disminuir los síntomas depresivos.[7, 8] En un estudio 5.500 participantes se sintieron mejor mental y emocionalmente en tan solo un tiempo de 6 a 9 semanas, y además la fatiga se les redujo un 50 por ciento, la ansiedad un 46 por ciento y los síntomas depresivos un 60 por ciento. El usuario del HeartMath se coloca una pequeña pinza en la oreja o el dedo que monitoriza el ritmo cardíaco. El algoritmo del HeartMath no solo capta el ritmo cardíaco, sino también la variabilidad del mismo a lo largo del tiempo. En un estado sereno o feliz, el ritmo cardíaco es como la curva previsible de una onda sinusoidal, traza una ondulación suave. En cambio, en un estado de ansiedad o ira el ritmo cardíaco se vuelve puntiagudo, como los picos traicioneros de una cordillera. Al respirar profundamente, conectar con su corazón e imaginar un momento lleno de amor (¿te suenan estos pasos?) el usuario del biofeedback aprende a recrear la onda sinusoidal de un ritmo cardíaco coherente. El HeartMath tiene programas visuales que funcionan en un teléfono inteligente, un ordenador o incluso en un pequeño dispositivo parecido a un iPod que puedes llevar encima. Usar el biofeedback del HeartMath por la mañana y el mediodía, o al final de la jornada, te ayuda a mantener el estado del ser ideal, sereno y alerta a la vez, que refleja un ritmo cardíaco coherente. Para conocer más a fondo el HeartMath, entra en Heartmath.com.

---

7. Rollin McCraty, *et al.*, «The Impact of a New Emotional Self-Management Program on Stress, Emotions, Heart Rate Variability, DHEA, and Cortisol», *Integrative Physiological and Behavioral Science*, 33, n.º 2 (abril-junio de 1998), pp. 151-170.

8. Rollin McCraty, «The Effects of Emotions on Short-Term Power Spectrum Analysis of Heart Rate Variability», *American Journal of Cardiology*, 76, n.º 14 (15 de noviembre de 1995), pp. 1089-1093.

Ejercicio, dieta saludable, ácidos grasos omega-3 y sueño reparador

No hay *una sola* paciente deprimida o ansiosa que salga de mi consulta sin plantearse en serio cómo y cuándo hará ejercicio. La actividad física es *tan* eficaz para la ansiedad y la depresión como un antidepresivo, y los efectos secundarios son mucho más positivos. En un estudio sobre pacientes con depresión severa que comparaba el ejercicio físico con la sertralina (Zoloft), los pacientes mejoraron con ambos tratamientos a los cuatro meses, pero al cabo de diez una cantidad mucho mayor de pacientes que habían tomado sertralina recayeron; en cambio, los que habían hecho ejercicio siguieron mejorando. No volvieron a caer en una depresión.[9] Es decir, el ejercicio físico funciona *mejor* a largo plazo que los antidepresivos ISRS (como la sertralina) incluso en una depresión severa. El ejercicio físico ideal para la depresión y la ansiedad implica un elemento aeróbico, es decir, tienes que jadear mientras lo ejecutas. Como, por ejemplo, correr, andar a paso ligero, pedalear, nadar, bailar, usar la cinta estática o una máquina de steps o practicar algún deporte. Lo mejor es hacer ejercicio al menos cinco días a la semana durante 30 minutos diarios, pero ¡por poco tiempo que lo hagas siempre te beneficiará! En el capítulo diez encontrarás los detalles para saber cuál es la actividad física más adecuada para ti. El ejercicio es el mejor sistema para subir el estado de ánimo. Tiene una eficacia increíble.

No es de extrañar que los alimentos que consumimos nos afecten el estado de ánimo. La mayoría de las personas usan la comida para consolarse, celebrar un acontecimiento, expresar amor o simplemente alegría. Al fin y al cabo es muy humano que la comida nos produzca emociones. Lo más curioso es que ciertos alimentos *causan* fatiga, tristeza o ansiedad. Si bien algunas personas reaccionan a ciertos alimentos de forma inusual —la cafeína les estimula demasiado o el azúcar les sobreexcita—, algunos tipos de comida suelen producir, por lo general, efectos importantes sobre el estado de ánimo. Un estudio realizado en Teherán reveló que cuanta más comida procesada consumían los jóvenes adultos, más proclives eran a la ansiedad.[10] Seguir una dieta antiin-

---

9. D. Babyak, *et al.*, «Exercise Treatment for Major Depression: Maintenance of Thera peutic Benefit at 10 Months», *Psychosomatic Medicine*, 62, 2000, pp. 633-638.

10. Mahmood Bakhtiyari, *et al.*, «Anxiety as a Consequence of Modern Dietary Pattern in Adults in Tehran-Iran», *Eating Behaviors*, 4, n.º 2 (abril de 2013), pp. 107-112.

flamatoria rica en frutas y verduras de color rojo y verde oscuro, cereales integrales, legumbres y grasas saludables, como el aceite de oliva o el aguacate, reduce el riesgo de depresión. Los alimentos inflamatorios que deben limitarse en la dieta son los alimentos procesados, sobre todo los que contienen aceites hidrogenados —que son sumamente inflamatorios—, los fritos y el azúcar. Usar productos antiinflamatorios, como la cúrcuma (o la curcumina) o ácidos grasos omega-3 (se extraen usualmente del aceite de pescado) también es eficaz en muchos pacientes para mitigar la depresión.

A mis pacientes deprimidos y ansiosos les suelo recetar 1.000 miligramos de AEP de omega-3, preferiblemente combinado con al menos 500 miligramos de ADH. Por supuesto, consumir pescado azul varias veces a la semana es muy saludable, mientras elijas uno bajo en mercurio y toxinas. De hecho, el consumo de pescado está relacionado con un menor riesgo de depresión.[11]

Y probablemente no te sorprenderá saber que un sueño reparador es también vital para ello. Las investigaciones revelan con claridad que la falta de sueño aumenta la depresión y la ansiedad, al igual que los síntomas de agotamiento físico crónico, de ahí que le haya reservado al sueño un capítulo entero. Lo encontrarás más adelante.

El trastorno afectivo estacional se caracteriza por:

- Depresión otoñal o invernal
- Antojos de carbohidratos
- Bajones al mediodía acompañados de una menor energía y concentración
- Pérdida de interés en el trabajo o en otras actividades
- Mayor apetito con aumento de peso
- Dormir más horas de lo normal y somnolencia excesiva durante el día
- Falta de energía
- Movimientos lentos, pesados, aletargados
- Aislamiento social

---

11. J. L. Hibbeln, «Fish Consumption and Major Depression», *Lancet*, 351, 1998, p. 1213.

Luminoterapia, vitamina D y 5-HTP para los síntomas estacionales

Algunas personas son más propensas a manifestar síntomas depresivos durante los meses de invierno. En buena parte se debe a la menor exposición a la luz solar, ya que los días son más cortos y uno pasa más tiempo en casa. Cuando los síntomas depresivos son importantes, se conoce como trastorno afectivo estacional, o TAE, que se describe en el recuadro de la página anterior.

No parece demasiado divertido, ¿verdad? ¡Como si necesitáramos tener más antojos aún de carbohidratos de los que nos dan en la temporada navideña!

Por suerte, la mejor forma de prevenirlo y tratarlo es una mayor exposición a la luz solar, si es posible a la luz natural. Tanto si hace buen tiempo como si no es así, procura pasar un rato al aire libre absorbiendo los rayos solares. La luz del sol estimula directamente el cerebro a través de la retina, la membrana interior de los ojos, fomentando la producción de melatonina y de neurotransmisores que afectan el sueño y el estado de ánimo. La exposición a la luz artificial de espectro total también es muy beneficiosa. Encontrarás este tipo de luz cálida y acogedora en forma de bombillas incandescentes y de tubos fluorescentes de todos los tamaños y formas, en tiendas de iluminación o en Internet. Y para los síntomas importantes del trastorno afectivo estacional, va de maravilla adquirir una caja de luz de espectro total (véase página siguiente).

Mantener un nivel adecuado de vitamina D es también útil para prevenir o tratar el TAE. Las investigaciones han descubierto que en el TAE se da una reducción de la actividad serotonérgica central. Se pueden aumentar de forma natural los niveles de serotonina en el cuerpo tomando suplementos de los precursores de la serotonina: triptófano o 5-hidroxitriptófano (5-HTP). Estos suplementos deben siempre tomarse bajo supervisión médica, ya que estos precursores pueden interactuar con los antidepresivos y tener efectos secundarios.

Caja de luz para el TAE

Para combatir el trastorno afectivo estacional (TAE) una buena idea es adquirir una caja de luz diseñada profesionalmente que emita al menos de 2.500 a 10.000 lux a la altura de los ojos. También es muy recomendable una exposición de 2.500 lux 2 horas al día o de 10.000 lux 30 minutos al día. La caja de luz debe colocarse sobre un escritorio o una mesa para que la luz entre fácilmente por los ojos sin que sea necesario mirar directamente a la fuente de luz. Normalmente, se tarda de una a dos semanas en comprobar si este tipo de terapia es eficaz para eliminar los síntomas depresivos. Recientemente unos estudios de investigación revelaron que incluso las personas deprimidas sin síntomas de trastorno afectivo emocional se benefician de la luminoterapia. Un estudio triple reveló que la fluoxetina no tuvo efectos significativos en la depresión, la luminoterapia mejoró notablemente la depresión y la combinación de ambas demostró ser el método antidepresivo más eficaz.[12]

Normalmente, empiezo recetando a mis pacientes 100 miligramos de 5-HTP antes de acostarse y voy aumentando 100 miligramos más cada semana hasta recetar de 200 a 400 miligramos, antes de irse a la cama o en dos tomas diarias. El 5-HTP también es adecuado para los síntomas depresivos leves, tanto si se trata o no del trastorno afectivo estacional.[13] Suele provocarles muy pocos efectos secundarios a la mayoría de los pacientes, pero lo más común es que produzca efectos estimulantes en lugar de relajantes. En este caso, puede que no sea el medicamento más adecuado o que deba tomarse solo por la mañana. Como también aumenta la síntesis de la serotonina, solo debe usarse con los medicamentos inhibidores selectivos de la recaptación de serotonina (los antidepresivos ISRS e ISRN y la buspirona) bajo una atenta supervisión médica. Y el 5-HTP, como los medicamentos que incrementan la serotonina, también puede causar problemas estomacales.

---

12. Raymond W. Lam, *et al.*, «Efficacy of Bright Light Treatment, Fluoxetine, and the Combination in Patients with Non-Seasonal Major Depressive Disorder», *JAMA Psychiatry*, 73 (1), 2016, pp. 56-63.

13. K. Shaw, J. Turner y C. Del Mar, «Are Tryptophan and 5-Hydroxytryptophan Effective Treatments for Depression? A Meta-Analysis», *Australian and New Zealand Journal of Psychiatry*, 36 (4) (agosto de 2002), pp. 488-491.

Vitaminas del grupo B para el estado de ánimo

En el capítulo tres ya he hablado del papel fundamental de las vitaminas del grupo B en cuanto a mantener la energía y evitar la fatiga. Basta decir que un nivel adecuado de este tipo de vitaminas es absolutamente necesario para el equilibrio emocional. En especial, es esencial el ácido fólico, e incluso los psiquiatras lo han estado usando en una de sus formas para aumentar el efecto de la terapia antidepresiva (ácido fólico en forma metilada o ácido metiltetrahidrofólico, MTHF). Una cantidad inusual de medicamentos habituales (véase el recuadro de la página 153), incluidos casi todos los antidepresivos, reducen los niveles de ácido fólico en el cuerpo, por lo que es sumamente importante suplementar la dieta con ácido fólico durante un tratamiento con cualquiera de estos medicamentos.

Sin embargo, el tipo de suplementos de ácido fólico que se usan en la depresión es importante, porque algunos pacientes tienen anomalías genéticas que hacen que los niveles de ácido fólico se reduzcan drásticamente. Yo empiezo a sospechar que alguno de mis pacientes tiene anomalías genéticas cuando ha estado manifestando toda su vida síntomas depresivos o tiene importantes antecedentes familiares de depresión, o ambas cosas a la vez.

Debido a estos errores genéticos que ralentizan el metabolismo de los folatos, algunas personas no generan con la suficiente rapidez los neurotransmisores necesarios y son vulnerables a la depresión y a la ansiedad. Se han empezado a hacer pruebas para detectar estos genes y el más estudiado es el gen MTHFR, importante en el riesgo cardiovascular, el riesgo de cáncer y el riesgo de depresión. Puedes preguntarle al médico si te recomienda hacerte este tipo de prueba genética, ya sea con un análisis de sangre o un raspado bucal. Este tipo de mutación genética aumenta el riesgo de depresión. En estos casos, hay una mayor probabilidad de revertir algunos de estos síntomas con ácido fólico en forma metilada.[14, 15]

---

14. S. J. Lewis, «Folic Acid Supplementation during Pregnancy May Protect against Depression 21 Months after Pregnancy, an Effect Modified by MTHFR C677T Genotype», *European Journal of Clinical Nutrition,* 66 (1), 2011, pp. 97-103.

15. Arnold Mech y Andrew Farah, «Correlation of Clinical Response with Homocysteine Reduction During Therapy with Reduced B Vitamins in Patients with MDD Who Are Positive for MTHFR C677T or A1298C Polymorphism: A Randomized, Double-Blind, Placebo Controlled Study», *Journal of Clinical Psychiatry,* 77 (5) (2016), pp. 668-671.

Medicamentos que reducen el ácido fólico

- Lamotrigina
- Carbamazepina
- Fenobarbital
- Valproato
- Metotrexato
- Sulfasalazina
- Contraceptivos orales
- Metformina
- Niacina
- Fenofibratos
- ISRS (fluoxetina, escitalopram, etc.)
- Bloqueadores de ácido estomacal (omeprazol, ranitidina, etc.)
- Warfarina

Si sabes que tienes mutaciones del gen MTHFR o importantes antecedentes familiares de depresión, vale la pena probar si los suplementos de ácido fólico en forma metilada te funcionan. Yo suelo empezar recetando una dosis de 1 miligramo, aunque los psiquiatras recetan dosis de hasta 15 miligramos que se obtienen bajo prescripción médica. Pero es aconsejable ir aumentando siempre la dosis paulatinamente. He visto a pacientes bipolares deprimidos con importantes déficits en las vías de metilación volverse maníacos por recibir de golpe una dosis demasiado alta de ácido fólico en forma metilada. El modo más seguro de probar este método es empezar con dosis bajas (¡e incluso más bajas aún si uno es sensible!) e irlas aumentando poco a poco, manteniendo la misma dosis al menos de tres a cuatro días antes de aumentarla. El ácido fólico en forma metilada se encuentra en el mercado en varias formas, desde las dosis recetadas hasta los suplementos vitamínicos que se venden sin receta. Si deseas probar este método te aconsejo aumentar tu capacidad metiladora tomando suplementos de otras vitaminas importantes que favorezcan la metilación, como metil B_{12}, B_6, magnesio, trimetilglicina y/o SAMe (del que hablaré a continuación). También aconsejo siempre tomar suplementos de vitaminas del grupo B con cualquier dosis alta de una vitamina B para asegurarme de que el cuerpo disponga de un nivel equilibrado de vitaminas del complejo B.

Un tratamiento nuevo para la depresión y la ansiedad es el inositol, un compuesto orgánico de la familia de los polialcoholes, que forma también parte de las vitaminas del grupo B. El cuerpo lo necesita para sintetizar la serotonina y en los ensayos aleatorios controlados se ha demostrado que es beneficioso para la depresión, el trastorno por pánico, el trastorno obsesivo compulsivo y la bulimia. El inositol se comparó en una dosis de 15 gramos a la fluvoxamina, un ISRS para el tratamiento del trastorno por pánico, y al cabo de cuatro semanas fue más eficaz que la fluvoxamina, y a las nueve fue tan eficaz como esta, pero con menos efectos secundarios. El inositol es un polvo de sabor dulce que se toma en dosis de 2 a 6 gramos, de dos a tres veces al día, y apenas tiene efectos secundarios.[16]

Todas estas opciones se deben consultar con el médico, pero se ha demostrado que esta sustancia es indicada para combatir la depresión.

Nutrición mitocondrial para la depresión

Apoyar nuestras centrales energéticas intracelulares —las mitocondrias— es esencial para recuperar el nivel normal de energía. Es lógico que también sea fundamental para reducir la depresión. La S-adenosilmetionina (SAMe) es una molécula energética intracelular que se ha estudiado a fondo como antidepresivo y, curiosamente, para el tratamiento de la osteoartritis. Da buenos resultados en ambas enfermedades. La rapidez de sus efectos también supera la de la mayoría de los antidepresivos, surtiendo pleno efecto en dos semanas. Debido a ello, suelo empezar el tratamiento recetándoles a mis pacientes deprimidos SAMe en forma de suplementos mientras esperan que los antidepresivos sinergísticos de acción más duradera (como la hierba de San Juan o un ISRS) hagan efecto. Recomiendo vivamente usar los SAMe, los equilibradores emocionales, los suplementos nutricionales u otros métodos bajo supervisión médica. Los fármacos SAMe son estimulantes y pueden agravar la ansiedad existente, de ahí que se deba empezar por dosis bajas e irlas aumentando poco a poco. También puede provocar episodios maníacos en un trastorno bipolar.

---

16. A. Palatnik, K. Frolov, M. Fux, J. Benjamin, «Double-Blind, Controlled, Crossover Trial of Inositol versus Fluvoxamine for the Treatment of Panic Disorder», *Journal of Clinical Psychopharmacology*, (3) (21 de junio de 2001), pp. 335-339.

Otro nutriente mitocondrial es el monohidrato de creatina, un suplemento usado por los culturistas para ganar masa muscular. La creatina desempeña un papel esencial en la producción energética y su nivel oscila en el cuerpo según el grado de depresión. Las últimas pruebas sobre mujeres con un trastorno depresivo severo demuestran que tomar una dosis de 5 gramos al día de monohidrato de creatina mejora notablemente la eficacia del escitalopram (un ISRS) y hace que la respuesta a la terapia sea más rápida.[17] Si sufres depresión, tal vez desees probar la creatina junto con las otras sugerencias que he hecho antes.

Plantas medicinales para la depresión y la ansiedad

Probablemente, la planta medicinal más conocida para tratar tanto la depresión como la ansiedad es la hierba de San Juan. Se usa como tratamiento de primera línea en Alemania para una depresión ligera o moderada y se conoce ampliamente por ser un buen antidepresivo —equivale en eficacia a la prescripción de antidepresivos— y, además, produce menos efectos secundarios.[18] Como los fármacos ISRS, la hierba de San Juan también ejerce un efecto antiansiedad muy positivo en mis pacientes que sufren tanto depresión como ansiedad. Es la planta medicinal que más uso en las depresiones importantes, y suelo combinarla con SAM-e para que sus efectos sean más rápidos. La posología de la hierba de San Juan es de 450 miligramos dos veces al día. Normalmente empiezo recetando 450 miligramos por la mañana durante tres días y después añado la dosis de la tarde si el paciente la tolera bien. La hierba de San Juan tarda cuatro semanas en surtir efecto y su mayor riesgo son las interacciones con otros medicamentos y suplementos nutricionales. Por lo que hay que tener mucha precaución cuando se usa en pacientes que están tomando otros medicamentos, y si estás tomando algún fármaco es el médico el que tiene que recetártela para asegurarse de que no te produzca efectos secundarios tóxicos. Quiero subrayar que la hierba de San Juan reduce los efectos de la píldora anticonceptiva, por lo que es posible quedarse embarazada aunque una mujer la tome. También reduce los efectos de la terapia de sustitución hormonal.

---

17. I. K. Lyoo, *et al.*, «A Randomized, Double-Blind Placebo-Controlled Trial of Oral Creatine Monohydrate Augmentation for Enhanced Response to a Selective Serotonin Reuptake Inhibitor in Women with Major Depressive Disorder», *American Journal of Psychiatry,* 169 (9), 2012, pp. 937-945.

18. K. Linde, M. M. Berner y L. Kriston, «St. John's Wort for Major Depression», *Cochrane Database of Systematic Reviews,* 4 (octubre de 2008).

El aceite de lavanda se ha estado usando como inhalante —en saquitos, en atomizador y en aceites y lociones— durante siglos. Su aroma favorece la calma y el sueño. En la actualidad existe aceite de lavanda de uso oral en forma de burbujas microscópicas presentadas en cápsulas para que pueda atravesar la barrera intestinal. En cuanto la atraviesa, fomenta la calma y mitiga la ansiedad. Se vende en el mercado como Lavela. No es un producto adictivo ni peligroso. Y su efecto secundario más común es oler a lavanda, es decir, a flores. Pero para la mayoría de la gente esto no supone ningún problema. Es mi nuevo tratamiento preferido para la ansiedad que no produce cansancio. Se puede usar cuando haga falta —en episodios de ansiedad o a diario—, depende de las necesidades de cada uno. En mi clínica es un tratamiento que uso a menudo con los pacientes que tienen a veces problemas con una mente demasiado ansiosa, activa u obsesiva.

Mi otro tratamiento preferido para una ansiedad ligera es la L-teanina, un extracto del té verde. Aumenta el AGAB y la dopamina y produce un sereno estado de alerta sin provocar cansancio.[19] Siempre me trae a la memoria a los monjes zen del Japón tomando a sorbos té verde en un sereno estado de alerta. La L-teanina también favorece la atención, la concentración, la memoria y el aprendizaje, lo cual no está nada mal. Es otro suplemento que suelo recetar en mi consulta por sus maravillosos efectos y su carencia de efectos secundarios. Se pueden tomar de 100 a 400 miligramos dos veces al día con regularidad o solo cuando sea necesario.

La raíz de valeriana es mi planta medicinal preferida para conciliar el sueño, y la más eficaz, según las investigaciones. También es muy indicada para la ansiedad, pero a diferencia de la lavanda o de la L-teanina, ¡hará que te sientas cansada! Es una opción para los episodios de ansiedad más severos y para tomar por la noche, cuando ya no tienes que conducir ni trabajar. También puedes tomarla a lo largo del día en dosis muy bajas de 20 miligramos o inferiores. En realidad, está presente en muchos «tés para dormir» en dosis de unos 20 miligramos. Para los problemas de sueño o una ansiedad nocturna más severa puedo llegar a usar hasta 600 miligramos. Es importante no combinar la valeriana con el alcohol o con otros fármacos depresores.

El kava se ha estado usando durante siglos como té terapéutico en ceremonias de las islas de la Polinesia. No es una sustancia adic-

19. C. F. Haskell, *et al.*, «The Effects of L-Theanine, Caffeine and Their Combination on Cognition and Mood», *Biological Psychiatry,* 77 (2), 2008, pp. 113-122.

tiva y se ha demostrado que es eficaz en los trastornos por ansiedad generalizados. Produce unos efectos parecidos a los del alcohol al relajar y reducir la ansiedad, pero a diferencia de este último no es adictiva. Varios estudios llevados a cabo en la última década demostraron que el kava causaba toxicidad hepática, pero esos estudios se basaron en la utilización de partes incorrectas de la planta y los suplementos tenían además sustancias contaminantes. Con todo, soy precavida y nunca uso kava en pacientes con algún problema hepático en su historial. La mayoría de las personas pueden usarlo por la noche con muy buenos resultados. No se suele recomendar tomarlo durante largo tiempo, pero es muy eficaz en los episodios de ansiedad. La dosis es de 120 miligramos como máximo de kavalactonas dos veces al día. El kava también se consigue en dosis mucho más bajas en forma de té.

Acupuntura y hormonas

La acupuntura, que es extremadamente segura, ha demostrado ser un tratamiento tan eficaz para la depresión como los antidepresivos según un metaanálisis (¡aunque esto no supone decir gran cosa de ella!).[20] Pero yo sostendría que, aunque los estudios no sean perfectos, la acupuntura y las plantas medicinales chinas son un método más seguro para la depresión al tener muchos menos efectos secundarios que los antidepresivos. La acupuntura también es muy indicada en los casos de ansiedad.[21] Como es un sistema que trata a la persona como a un todo, es ideal para las mujeres que padecen agotamiento físico crónico. Si estás buscando un tratamiento con acupuntura y plantas medicinales, recurre a un profesional experto en medicina china tradicional especializado en tratar a las mujeres y los problemas emocionales.

Como he señalado en el capítulo tres, tratar la fatiga suprarrenal con DHEA es beneficioso para la energía y también para el estado de ánimo. Asimismo, tratar a una mujer perimenopáusica o menopáusica con hormonas bioidénticas es un método de lo más equilibrador para la depresión y la ansiedad. Las hormonas mitigan los altibajos emocionales de la transición menopáusica, por lo que fomentan el sueño y redu-

20. R. Leo, *et al.*, «A Systematic Review of Randomized Controlled Trials of Acupuncture in the Treatment of Depression», *Journal of Affective Disorders,* 97, 2007, pp. 13-22.

21. K. Pilkington, G. Kirkwood, H. Rampes, M. Cummings y J. Richardson, «Acupuncture for Anxiety and Anxiety Disorders-A Systematic Literature Review», *Acupunctural Medicine,* 25 (1-2) (junio de 2007), pp. 1-10.

cen la ansiedad y la depresión. No todas las mujeres necesitan una terapia hormonal, pero cuando los síntomas emocionales apenas se deben a las fluctuaciones hormonales y los problemas de sueño no vienen de los sofocos, la terapia hormonal sustitutiva puede tratar el origen del problema. Cuando una mujer se estabiliza en la menopausia, le reduzco paulatinamente el tratamiento hormonal y, si es posible, lo elimino del todo. A la larga la terapia de sustitución hormonal aumenta el riesgo de cáncer de mama y de enfermedades cardiovasculares. Sin embargo, el uso de hormonas bioidénticas, sobre todo cuando el estrógeno se administra a través de la piel en parches o en crema, es por lo visto un método más seguro para la mayoría de las mujeres durante los cinco años de la transición menopáusica. Ten en cuenta que algunas mujeres superan los altibajos físicos y emocionales de la menopausia usando solo plantas medicinales, como el cohosh negro, el sauzgatillo y otras. Si tus síntomas emocionales coinciden con los de la perimenopausia, la menopausia o la etapa premenstrual, pídele a un profesional de la salud que te ayude a encontrar un mayor equilibrio en medio de estos cambios hormonales. *The Hormone Cure*, de Sara Gottfried, es un libro ideal para entender mejor tu perfil hormonal y lo que puedes hacer para optimizar tu experiencia. En el Apéndice A encontrarás un análisis más detallado sobre las ventajas y las desventajas de la terapia hormonal sustitutiva.

A lo largo de este libro he hablado de la función tiroidea porque es fundamental en todos los síntomas del síndrome de agotamiento físico. La hipofunción de la tiroides causa síntomas depresivos y la hiperfunción provoca ansiedad. Si tu problema es la depresión o la ansiedad, es muy importante que el médico te haga un chequeo para determinar si la tiroides te funciona adecuadamente. Del mismo modo, cuando una paciente padece hipofunción tiroidea (hipotiroidismo) y depresión, «optimizo» la terapia de reemplazo de hormona tiroidea, porque tomar más medicamentos para la tiroides podría producir efectos antidepresivos. En estos casos me gusta mantener los niveles normales de HET y al mismo tiempo subir lo máximo posible la dosis de la medicación para la tiroides. La terapia de reemplazo de la hormona tiroidea, como ya he mencionado antes, incluye la levotiroxina (T4) y la liotironina (T3). La mayoría de los médicos solo usan la T4 para tratar el hipotiroidismo, ya que se convierte en la T3 en el cuerpo. No obstante, algunas personas no convierten la T4 en T3, y añadir la T3 a su terapia de sustitución con hormona tiroidea es beneficioso para el ánimo y la energía. Pregúntale al médico si es conveniente añadir la T3 (liotironina) a tu tratamiento.

Medicamentos para la depresión y la ansiedad

Soy una médico a la que le gusta lo que funciona. Y en ciertas situaciones lo que funciona es un fármaco. Como ocurre siempre, cuando decides tomar un medicamento es el momento idóneo para descubrir cuál es el más adecuado para ti dejándote guiar por la intuición de tu sabio cuerpo. Tengo pacientes con una depresión severa que no responden a ningún medicamento. En estos casos uso otras estrategias. Y también tengo pacientes que no responden a las otras estrategias, pero que responden con gran rapidez a un fármaco cuando tienen un episodio depresivo.

Los medicamentos que se recetan habitualmente para la depresión y la ansiedad (como el trastorno por pánico y el trastorno obsesivo compulsivo) son los ISRS: inhibidores selectivos de la recaptación de serotonina. Entre ellos se encuentran la fluoxetina, el citalopram, el escitalopram, la paroxetina, la sertralina y la fluvoxamina. Son los medicamentos de primera línea elegidos por la mayoría de los médicos. Como ya he señalado, son eficaces sobre todo en las depresiones importantes, en una ansiedad generalizada y en los trastornos por pánico. De ti depende por cuál optarás y el médico que elegirás, sabiendo que unas personas reaccionan mejor que otras a algunos de ellos. La fluoxetina es el más estimulante y es indicado para la persona que sufra una depresión que le impide levantarse de la cama. La paroxetina es el más sedante o calmante y es una buena opción para alguien ansioso, al igual que la sertralina. Los otros ISRS se encuentran en algún punto intermedio. Considera añadir creatina y vitaminas del grupo B, como ya he indicado antes, para aumentar la eficacia de los ISRS. Por lo general, tardarás al menos un mes en saber si el medicamento te funciona y la mayoría de los efectos secundarios aparecen en las primeras semanas. Si no son demasiado drásticos, vale la pena seguir tomando el fármaco para ver si los efectos secundarios se reducen junto con la depresión o la ansiedad. No olvides que todos los ISRS pueden producir efectos secundarios, como la atenuación del estado de ánimo, la reducción de los altibajos emocionales, y un menor deseo sexual y capacidad orgásmica. Los ISRS nunca deben dejarse de pronto, es fundamental hacerlo poco a poco bajo supervisión médica.

El bupropión es el único antidepresivo que actúa en el sistema de la dopamina en lugar de hacerlo en el de la serotonina. Como es un antidepresivo activador no es indicado para pacientes ansiosos, pero es adecuado para los desmotivados. Tiene muy pocos efectos secundarios. En realidad, aumenta el deseo sexual en algunas mujeres. Se usa también como ayuda al dejar de fumar. Es una buena elección para alguien que no responda a otros métodos o que necesite una ayuda adicional con una depresión importante, ya que puede añadirse a un ISRS o un ISRN (inhibidor selectivo de la recaptación de noradrenalina). Yo suelo elegir Wellbutrin como primera opción para los pacientes deprimidos que están cansados y desmotivados y que no padecen ansiedad.

Muestra de protocolo de tratamiento para la ansiedad leve

1. Hablar con alguien de confianza y recibir su apoyo
2. Respiración abdominal para los síntomas de ansiedad
3. Meditar o realizar una práctica espiritual contemplativa
4. Sueño reparador y renovador
5. Hacer cualquier tipo de actividad física al menos 30 minutos cuatro días a la semana
6. Dieta saludable antiinflamatoria
7. Omega-3 de aceite de pescado: al menos 1.000 miligramos de AEP y 500 miligramos de ADH
8. Tomar de 100 a 200 miligramos de L-teanina como máximo tres veces al día
9. Lavela (aceite de lavanda por vía oral): 1 cápsula al día, si es necesario
10. Para el trastorno por pánico o el trastorno obsesivo compulsivo, plantearse tomar de 2 a 6 gramos de inositol, dos veces al día
11. Considerar tomar raíz de valeriana, hasta 600 miligramos, 45 minutos antes de ir a dormir, para conciliar el sueño
12. Considerar tomar también 200 miligramos de 5-HTP antes de ir a la cama, tras haberlo consultado con el médico de cabecera

Muestra de protocolo de tratamiento para la depresión leve

1. Hablar con alguien de confianza y recibir su apoyo
2. Meditar o realizar una práctica espiritual contemplativa
3. Sueño reparador y renovador
4. Hacer cualquier tipo de actividad física al menos 30 minutos cuatro días a la semana
5. Dieta saludable antiinflamatoria
6. Omega-3 de aceite de pescado: al menos 1.000 miligramos de AEP y 500 miligramos de ADH
7. Vitamina D_3: 2.000 UI (o más si los niveles de vitamina D son muy bajos)
8. Ácido fólico en forma metilada: de 1 a 2 miligramos con vitaminas del grupo B (y como máximo 15 miligramos)
9. Vitamina C: 500 miligramos dos veces al día
10. Plantearse tomar de 200 a 600 miligramos de SAM-e por la mañana o 200 miligramos de 5-HTP antes de ir a dormir
11. Considerar tomar 450 miligramos de hierba de San Juan dos veces al día u otras opciones tras haberlo consultado antes con el médico de cabecera

Los ISRN son otra clase de medicamentos que se usan tanto en la depresión como en la ansiedad (como el trastorno por pánico y el trastorno obsesivo compulsivo). Entre ellos se encuentran la venlafaxina, la duloxetina, la desvenlafaxina, el milnacipran y el levomilnacipran. Estos medicamentos se emplean habitualmente para la depresión y la ansiedad pertinaces que no han respondido a otros fármacos o intervenciones. También son adecuados para aliviar el dolor crónico. Producen una serie de efectos secundarios comunes, como náuseas, mareos y sudoración, de ahí que se deba empezar tomando dosis bajas. Al igual que los ISRS, atenúan el estado de ánimo (reducen los subidones emocionales) y afectan la libido y la función orgásmica. Dejar de tomar un ISRN es un proceso largo y desagradable. Yo aconsejo ir reduciendo la dosis del medicamento muy poco a poco, de modo que durante dos semanas se tome la misma dosis y luego se vuelva a reducir. Debido a sus numerosos efectos secundarios y a lo difícil que es dejar de tomarlos, solo receto este tipo de medicamentos cuando no me queda ninguna otra opción.

Los estabilizadores del estado de ánimo se usan, normalmente, en pacientes con trastornos bipolares. Hay una gran variedad, desde el litio y los antipsicóticos hasta los medicamentos anticonvulsivos. Son vitales en los pacientes con un trastorno bipolar inestable, pero todos tienen efectos secundarios bastante contundentes, algunos incluso peligrosos. La lamotrigina, uno de los medicamentos más nuevos, estabiliza el estado de ánimo y es al mismo tiempo un antidepresivo, y además, por lo que se ha demostrado, es más eficaz en el tratamiento de la depresión que los antidepresivos en los pacientes bipolares. Antes de tomar un medicamento estabilizador del estado de ánimo consúltalo con el médico y asegúrate de entender todos los riesgos y posibles beneficios del fármaco.

———————

Casi todas las personas viven momentos de depresión y ansiedad a lo largo de su vida. Y a algunas les ocurre con demasiada frecuencia. Hay una gran variedad de opciones que pueden ayudarte a equilibrar tu estado de ánimo. Y lo más importante es que no se toman por vía oral. Consisten en hablar con una persona de confianza, hacer ejercicio, tomar el sol, gozar de un sueño reparador y seguir una dieta antiinflamatoria. Hace un tiempo atendí a una de mis pacientes de sesenta y cinco años, una viajera lista, intrépida y creativa. Ha llevado siempre una vida muy activa y estaba demasiado ocupada como para venir a verme, pero en aquella visita no parecía la misma. Llevaba el pelo excesivamente largo, tenía la cara chupada y la vista clavada en el suelo. Parecía sufrir una enfermedad crónica. Lo que le ocurría es que en los últimos cuatro meses había estado sumida en una profunda pena y depresión. Su perro de edad avanzada, al que quería con locura, acababa de morir. Estaba rota de dolor y era incapaz de comer. Tenía un nuevo cachorro, pero le irritaba y agotaba. Había venido a verme solo porque le insistí en que lo hiciera para renovarle la receta del medicamento para la hipertensión. En aquella visita empecé recetándole 200 miligramos de SAM-e por la mañana. A los tres días, empezó a tomar 450 miligramos de hierba de San Juan, dos veces al día, y al cabo de tres días, 3 miligramos de ácido fólico en forma metilada con vitamina B_6, metil B_{12} y magnesio. Le insistí en que saliera a pasear a diario. Dos semanas más tarde, comprobé en la siguiente visita que sus síntomas se habían reducido notablemente. Seguía sintiéndose triste, pero lloraba menos. Salía cada día a dar un paseo y ya era capaz de ocuparse de su nuevo cachorro por primera vez en meses. Me dije que seguramente en la próxima visita volvería a ser la misma de siempre.

Medidas saludables para la depresión y la ansiedad

- Para un función tiroidea óptima: HET, T3 libre y T4 libre
- En una mujer perimenopáusica o menopáusica, los análisis hormonales son de utilidad: estradiol, progesterona, testosterona (libre y total) y DHEA
- Si la fatiga o la ansiedad crónica están presentes: prueba suprarrenal salival
- Niveles de vitamina B_{12}, ácido fólico y homocisteína (un indicador del metabolismo del ácido fólico)
- En algunos casos, sobre todo si existen marcados antecedentes familiares de depresión, los análisis genéticos para descubrir posibles defectos en la metilación ayudan a establecer un buen tratamiento nutricional (MTHFR A1298C y C677T)

Todos necesitamos ayuda de vez en cuando. Espero que algunas de las ideas para sentirte más animada al dejarte guiar por las intuiciones de tu cuerpo sabio te ayuden a llevar la vida plena y gozosa que te mereces. A medida que tu cuerpo se va volviendo sabio aprendes a escuchar las necesidades de tu organismo y de tu alma y tomas las decisiones que te permiten ocuparte de todo tu ser, aunque desees o debas cuidar de otras personas. Si no eres capaz de escuchar tus propias necesidades o las ignoras, puedes sumirte fácilmente en un estado de ansiedad y depresión. Tener un cuerpo sabio significa anteponer tu bienestar físico y mental a todo lo demás. Solo así serás la clase de amiga, pareja y madre que quieres ser y podrás contribuir en la sociedad con tu granito de arena.

7
¿Te estás atacando a ti misma? Cúrate de las alergias y las enfermedades autoinmunes

Test de alergias y enfermedades autoinmunes

1. ¿Tienes, o has tenido, una erupción cutánea, como un eccema o una psoriasis?

1	2	3	4	5
(Nunca)	(Casi nunca)	(A veces)	(A menudo)	(Casi siempre)

2. ¿Reacciona tu piel a los perfumes, las lociones o los protectores solares?

1	2	3	4	5
(Nunca)	(Casi nunca)	(A veces)	(A menudo)	(Casi siempre)

3. ¿Eres alérgica a los animales, el polen (rinitis alérgica), el polvo, el moho o las sustancias químicas que flotan en el aire, reaccionando con estornudos, congestión nasal, goteo nasal, mucosidad, respiración sibilante o picor y enrojecimiento de los ojos?

1	2	3	4	5
(Nunca)	(Casi nunca)	(A veces)	(A menudo)	(Casi siempre)

4. ¿Reaccionas a ciertos alimentos o bebidas que consumes (comida, bebidas o medicinas) manifestando problemas cutáneos, hinchazón en los labios, dolor estomacal, náuseas, flatulencia, diarrea, estreñimiento, asma o confusión mental?

1	2	3	4	5
(Nunca)	(Casi nunca)	(A veces)	(A menudo)	(Casi siempre)

5. ¿Tienes asma o necesitas en algún momento un inhalador para la tos o las dificultades para respirar?

1	2	3	4	5
(Nunca)	(Casi nunca)	(A veces)	(A menudo)	(Casi siempre)

6. ¿Tienes, o has tenido alguna vez, síntomas o resultados de análisis de una enfermedad autoinmune, como la tiroiditis de Hashimoto, la enfermedad de Graves, la psoriasis, la artritis reumatoide, el lupus, la enfermedad de Crohn, la colitis ulcerosa, la diabetes tipo 1, el vitíligo o la anemia perniciosa?

1	2	3	4	5
(Nunca)	(Una vez en el pasado)	(2 o más veces en el pasado)	(1 vez en el presente o 3 o más en el pasado)	(2 veces en el presente o 4 o más en el pasado)

Suma la puntuación de las respuestas.
Total del test de alergias y enfermedades autoinmunes: _____

Si has obtenido:
6-9: síntomas mínimos de alergias y enfermedades autoinmunes
10-15: síntomas moderados de alergias y enfermedades autoinmunes
16-30: síntomas importantes de alergias y enfermedades autoinmunes

El sistema inmune es como tu propio ejército de amazonas, preparado y dispuesto para protegerte de los peligros de las invasiones y las infecciones. Y cuando el sistema inmune se desarrolló por primera vez hace miles de años para protegernos de las infecciones de una variedad de organismos (bacterias, lombrices, parásitos, virus), en aquella época eran comunes y con frecuencia mortales. En el mundo occidental nuestro sistema inmunológico ha ido evolucionando a lo largo de los años y ahora vive en hogares desinfectados en lugar de en las fértiles selvas tropicales y las calurosas sabanas del pasado. Y, en general, esto es bueno para la salud. La higiene es, probablemente, el milagro médico que más ha influido en nuestra mayor esperanza de vida. La desventaja, sin embargo, es que en la actualidad disponemos de un ejército de guerreras amazónicas en un gran estado de alerta con menos batallas de las que ocuparse. Y esta situación comporta nuevos retos para la salud.

El impoluto entorno de «Don Limpio» donde vivimos es una de las diversas causas por las que las alergias y las enfermedades autoinmunes están alcanzando proporciones epidémicas —lo que yo llamo el cuerpo atacándose a sí mismo— que no han cesado de aumentar durante los últimos cincuenta años. El sistema inmunológico, en lugar de combatir regularmente los parásitos y las bacterias, se vuelve demasiado agresivo hacia *los objetivos equivocados*. Cuando el sistema inmunitario ataca las proteínas benignas procedentes del entorno (alimentos, plantas, animales, insectos, moho, sustancias químicas y medicamentos) se denomina una alergia. Y cuando ataca las células del propio cuerpo, se denomina una enfermedad autoinmune.

Las mujeres forman el 75 por ciento de los pacientes con enfermedades autoinmunes en Estados Unidos, probablemente porque el sistema inmunológico femenino es un poco más agresivo que el de los hombres (por eso he afirmado que somos como amazonas). Por desgracia, las alergias y las enfermedades autoinmunes tienden más a volverse virulentas cuando el organismo está agotado. Por esta razón la mayoría de las mujeres que acuden a mi consulta con agotamiento físico padecen alergias y enfermedades autoinmunes. Cuando el sistema inmunológico ataca y vuelve a atacar, aparecen los problemas. Por lo que sufrimos daños colaterales que abarcan desde una nariz que gotea y estornudos hasta una diarrea severa, una hemorragia intestinal o, en contadas ocasiones, incluso un choque anafiláctico que puede resultar mortal.

Megan, una enfermera fuerte y práctica de treinta y tres años, vino a verme debido a una fuerte erupción cutánea. Durante la primera visita los picores eran tan intensos que no dejó de rascarse. Se levantó las perneras de los anchos pantalones que llevaba para mostrarme sollozando una erupción cutánea roja y virulenta, incluso sangrante, en las espinillas, y otra similar en ambos brazos. Como hago con todos los pacientes, le pregunté: «¿Cómo te empezó? ¿Qué estaba ocurriendo en ese momento en tu vida?» Un año y medio antes de venir a verme, Megan estaba empezando a salir con un chico y se había quedado embarazada sin querer, y pese al miedo que les daba a ambos tener un hijo y mantener una relación, buscaron un lugar en el que vivir juntos. Mientras hacían el amor y ella intentaba abrirle su corazón, descubrió un condón usado debajo de la almohada: la noche anterior él se había acostado con otra mujer. Durante los conflictivos días posteriores él la abandonó, dejándola en la calle y embarazada. Más tarde ella tuvo un aborto espontáneo, doloroso y solitario, mientras se alojaba en el sótano de la casa de una amiga.

Megan se mudó a California para empezar una nueva vida y encontró una cabaña en medio de una zona montañosa preciosa. Al poco tiempo un consejero espiritual le sugirió que perdonara a su expareja y volviera con él para «resolver los problemas que tenían pendientes». Creyendo que la sabiduría del consejero espiritual era superior a la suya, le pidió a su exnovio que volviera con ella y estuvo manteniéndolo económicamente haciendo turnos de noche. Al cabo de varias semanas de vivir con él, empezó a desarrollar unas alergias severas, como congestión nasal y estornudos, que acabaron produciéndole síntomas asmáticos. Los ojos le picaban tanto que se causó una abrasión en la córnea (un rasguño en el globo ocular) por rascárselos demasiado y tuvo que ir con un parche en el ojo durante varios días. Los médicos le recetaron gotas oculares con esteroides, otro tipo de gotas oculares para la alergia, antihistamínicos y Flonase (un aerosol nasal con esteroides). Además, necesitó inhaladores con esteroides para tratar su incipiente asma.

Al cabo de un año a Megan le empezó a doler la pelvis y le diagnosticaron una enfermedad inflamatoria pélvica, es decir, una infección pélvica causada por una enfermedad venérea que su infiel pareja le había contagiado. Las relaciones sexuales que mantenían también le provocaron una infección renal y tuvo que tomar tres tandas de unos antibióticos fortísimos para tratar ambas infecciones. Echó a su novio de casa.

Nunca deja de sorprenderme que con frecuencia lo que mis pacientes están viviendo por fuera en su vida también les esté pasando, fisiológicamente, por dentro. Los órganos sexuales de Megan le estaban diciendo tan fuerte y claro como les era posible que «no» siguiera con aquel hombre. No tenía una sino dos infecciones pélvicas. Y cuando le pidió que volviera con ella, el ejército de amazonas de su sistema inmune enloqueció un poco y tuvo una reacción alérgica en los ojos, en la nariz y en los pulmones. Su sabio cuerpo le estaba señalando a su propia manera lo que ella no podía ver (problemas en los ojos) y si, en realidad, podía respirar (problemas en la nariz y los pulmones) en esa relación. Megan apenas había fijado límites emocionales en su relación de pareja y la reactividad de su sistema inmunitario tampoco tenía apenas límites al reaccionar alérgicamente a agentes ambientales benignos. Al final, un alergólogo le hizo una serie de pruebas y los resultados revelaron que era alérgica a los ácaros del polvo. Megan encontró un apartamento, lejos de su infiel novio y de los ácaros, y su asma y sus síntomas alérgicos mejoraron. Pero las erupciones cutáneas, los picores y las rascaduras no desaparecieron.

Antes de que Megan viniera a verme, había tenido tres infecciones cutáneas severas más, acompañadas de fiebre elevada. Se las habían estado tratando con tres tandas adicionales de antibióticos, dos rondas de esteroides orales y tres inyecciones con esteroides. En medicina los esteroides se usan para inhibir el sistema inmunitario de manera amplia cuando está provocando daños en el cuerpo, en el caso de Megan, alergia nasal, asma y sarpullidos severos. Los esteroides redujeron temporalmente la reacción inflamatoria, pero no ayudaron a resolver las causas de la hiperreactividad de su sistema inmune.

El sistema inmune está íntimamente relacionado con la flora intestinal y cuando la población bacteriana beneficiosa se destruye o se inhibe con antibióticos y esteroides, otros hongos y bacterias poco saludables empiezan a prosperar. Entonces el sistema inmunológico —nuestro ejército de amazonas— se activa incluso más todavía e intenta combatir y destruir los hongos y bacterias poco sanos propagándose por los intestinos. Y en este ambiente reactivo somos más proclives a desarrollar intolerancias y alergias alimentarias. La flora intestinal beneficiosa es esencial para la salud. En realidad, la cantidad de células bacterianas es ¡diez veces superior a la de las células humanas! Formamos un ecosistema que come y respira con nuestras amigas, las bacterias intestinales. En el caso de Megan, los antibióticos y los esteroides habían alterado su flora intestinal y su ejército de amazonas se estaba desmandando. Megan corría el peligro de desarrollar intolerancias o alergias alimentarias, además de sus otras respuestas alérgicas activas: el asma y la rinitis alérgica. Su flora intestinal había recibido un duro golpe en los últimos siete meses.

Cuando Megan vino a verme por primera vez, me ocupé de sus síntomas teniendo en cuenta todo su ser. Empecé el tratamiento preguntándole qué le estaba intentando decir el cuerpo. Ella tenía claro que la relación que había mantenido con su expareja no le hacía ningún bien en el sentido emocional y físico. Le pregunté si había tenido problemas similares con otras personas de su entorno y reconoció que siempre le había costado poner límites tanto con su expareja como con los amigos y colegas. Se dio cuenta de que seguir la sugerencia del consejero espiritual en lugar de dejarse llevar por la intuición de su cuerpo había sido un error.

Para curarse Megan reconoció que debía fijar límites saludables en sus relaciones. También tenía que descubrir qué era aquello a lo que su cuerpo estaba reaccionando y evitarlo. Le sugerí que dejara todos los medicamentos tópicos recetados que contenían numerosas sustancias químicas (por si acaso le estuvieran produciendo una reacción alérgica) y que en su lugar usara solo pomadas de aceite de oliva, de aceite de coco y de cera de abeja. También se hizo pruebas para establecer si tenía alguna intolerancia o alergia alimentaria.

Cuando vino a verme por segunda vez había mejorado, pero seguía teniendo una ligera erupción cutánea en los brazos y en las piernas. Las analíticas revelaron que no padecía ninguna alergia alimentaria, pero tenía una cierta intolerancia a los cítricos y a los huevos, y eliminó estos productos de su dieta. Le sugerí que consumiera alimentos naturales antiinflamatorios y suplementos: aceite de linaza y aceite de onagra, y mucha fruta y verdura de colores vivos. (El color de la fruta y las verduras es en realidad antioxidante y antiinflamatorio.) Le pedí que se hiciera una prueba para determinar el perfil de su flora intestinal y, como era de esperar dada la gran cantidad de antibióticos que había tomado, la población de bacterias saludables en sus intestinos era muy escasa y tenía una inflamación. Le traté este problema con altas dosis de probióticos (al menos 100.000 millones de UFC: unidades formadoras de colonias) glutamina (un aminoácido benigno que reduce la inflamación en los intestinos) y prebióticos, fibras solubles que favorecen el crecimiento de las bacterias beneficiosas. Y como no es posible obtener de los suplementos todas las bacterias intestinales saludables que necesitamos, también la animé a consumir alimentos fermentados, una fuente natural de bacterias saludables (chucrut, tempeh, kéfir, kombucha y kimchi, para citar algunos).

La erupción cutánea de Megan mejoró considerablemente con este tratamiento y la última vez que la vi solo tenía una pequeña erupción en un brazo que se la traté con una pomada tópica. Espero que en la próxima visita ya le haya desaparecido del todo. Para Megan, escuchar las señales de su sabio cuerpo y ser consciente de él fue el secreto de su curación. Ahora está empezando a salir con un hombre, pero mientras intenta elegir a su nueva pareja le presta una gran atención a la primera línea defensiva de su cuerpo inteligente para que sus amazonas no se pongan en pie de guerra de nuevo.

Es importante comprender que el sistema inmune puede ser sumamente específico reaccionando, por ejemplo, solo al polen de la ambrosía y no al de los robles. Al mismo tiempo, solo puede controlar una cantidad limitada de factores. Los síntomas de una persona con asma —una respuesta alérgica de los bronquios y los pulmones— pueden empeorar al comer un alimento al que sea alérgica y vivir en un entorno con pólenes y mohos que no le sientan bien. Los efectos acumulativos de la exposición a múltiples alérgenos aumentan la fuerza —y el daño inflamatorio— de la respuesta alérgica del sistema inmunitario. Las múltiples tandas de antibióticos recetados alteran la flora intestinal, por lo que esta persona tenderá a desarrollar intolerancias o alergias alimentarias y entonces la respuesta alérgica del sistema inmunológico será a su vez todavía más fuerte.

Lo ilustraré con un ejemplo. Trevor es uno de mis pacientes, un niño adorable y activo de ocho años. Desde pequeño ha estado teniendo leves reacciones asmáticas cuando se resfría o pilla una gripe. Por desgracia, contrajo infecciones de oído a los tres y los cuatro años y le recetaron seis tandas de antibióticos. Cuando lo vi también tenía un eccema —una erupción cutánea alérgica— y su asma había empeorado al requerir un tratamiento diario. El especialista en alergias al que lo envié le diagnosticó que era alérgico a los ácaros del polvo, al moho y a la leche de vaca. Su madre y yo nos dispusimos a limpiar su entorno para minimizar los ácaros del polvo y el moho y eliminamos los lácteos de su dieta. Al eliminar estos alérgenos del ambiente, su sistema inmunitario pudo recuperarse y el eccema desapareció. A partir de entonces ya no tuvo que tratarse el asma a diario y solo usaba un inhalador cuando se resfriaba. Después me dediqué a que su flora intestinal se recuperara del efecto nocivo de los antibióticos para que no fuera proclive a desarrollar más alergias añadiendo a su dieta glutamina, prebióticos, probióticos y alimentos fermentados, como había hecho con Megan.

Los mecanismos de las enfermedades autoinmunes

Por desgracia, una de cada doce mujeres estadounidenses tendrá alguna enfermedad autoinmune en su vida. La más común, la tiroiditis de Hashimoto, que causa hipofunción tiroidea, la suelen padecer las mujeres en un 90 por ciento. Dado que las enfermedades autoinmunes y las alergias provienen de una respuesta reactiva exagerada (e inadecuada) del sistema inmunitario, su prevención y tratamiento natural es por lo tanto muy similar.

Como puedes ver en la lista que se muestra en la página 172, los síntomas de las enfermedades autoinmunes son muy diversos: dolor articular, dolor abdominal y diarrea con sangre, erupciones cutáneas o sequedad ocular y bucal, por citar algunos. Pero la mayoría de las enfermedades autoinmunes tienen en común que las personas que las padecen se sienten casi siempre cansadas, e incluso como si estuvieran griposas, con poca energía y el cuerpo dolorido.

Leila, una mujer agotada y triste, aunque motivada, vino a verme inspirada por una charla educativa que había visto recientemente sobre enfermedades autoinmunes. La enfermedad le apareció en una temporada de mucho estrés físico. Se describía a sí misma como una empresaria exitosa de personalidad tipo A que gozaba de salud antes de sufrir una severa meningitis bacteriana veinticinco años atrás. Se recuperó de la meningitis, pero a partir de entonces empezó lo que acabaría siendo un itinerario vital largo y debilitante con un lupus sistémico. En la época en que se lo diagnosticaron, sus hijos eran pequeños y vivía con un marido alcohólico que la maltrataba emocionalmente. Como es lógico, todo esto contribuía a sus síntomas.

Leila había recibido tratamiento en las mejores instituciones médicas del mundo, pero pese a la enorme cantidad de tratamientos recibidos había estado el 90 por ciento del tiempo postrada en cama debido a una combinación de lupus, fatiga crónica, insomnio, migrañas crónicas y gases y estreñimiento. Más tarde también les diagnosticaron lupus a su madre y a su hija, y esta última padecía, además, una enfermedad autoinmune. Leila era alérgica a los ácaros del polvo, los árboles y las gramíneas. Se trata de un ejemplo clásico de una persona con un sistema inmunitario hiperactivo.

Leila dejó de consumir gluten y productos lácteos y ahora solo ingiere alimentos ecológicos sin OMG (organismos modificados genéticamente). También ha empezado a tomar vitamina D_3, magnesio, vitaminas del grupo B, zinc, aceite de pescado, vitamina B_{12} y glutatión. La primera vez que vino a mi clínica me preocupé sobre todo por su nutrición. Estaba tomando 29 medicamentos, incluido un medicamento de quimioterapia utilizado para las enfermedades autoinmunes y una serie de fármacos conocidos por reducir los niveles de vitamina B y de magnesio en el cuerpo. Solicité un análisis fecal exhaustivo para examinar la flora intestinal, las alergias y las intolerancias alimentarias, y un test nutricional muy completo.

Tipos de enfermedades autoinmunes

Anemia perniciosa: nivel bajo de glóbulos rojos debido a la mala absorción de la vitamina B_{12}

Artritis reactiva: inflamación articular, uretral y ocular. Puede causar llagas en la piel y en las membranas mucosas

Artritis reumatoide: inflamación articular y en los tejidos circundantes

Diabetes tipo 1: destrucción de las células productoras de insulina en el páncreas

Enfermedad celíaca: reacción al gluten (se encuentra en el trigo, en el centeno y en la cebada) que daña la mucosa del intestino delgado

Enfermedad de Addison: deficiencia hormonal por insuficiencia suprarrenal

Enfermedad de Graves: glándula de la tiroides hiperactiva

Enfermedades inflamatorias intestinales (EII): un grupo de enfermedades inflamatorias del colon y el intestino delgado, como la enfermedad de Crohn y la colitis ulcerosa

Esclerodermia: enfermedad de los tejidos conectivos que causa cambios en la piel, en los vasos sanguíneos, en los músculos y en los órganos internos

Lupus sistémico eritematoso: afecta a la piel, a las articulaciones, a los riñones, al cerebro y a otros órganos del cuerpo

Psoriasis: enfermedad inflamatoria de la piel que provoca enrojecimiento e irritación y, además, placas gruesas y escamosas plateadas

Síndrome de Sjögren: destruye las glándulas que producen las lágrimas y la saliva, por lo que provoca sequedad ocular y bucal. Puede afectar a los riñones y a los pulmones

Tiroiditis de Hashimoto: glándula de la tiroides hipoactiva

Vitíligo: manchas blancas en la piel por la pérdida de pigmentación

Leila también sufría insomnio y le habían diagnosticado una apnea obstructiva del sueño muchos años atrás, pero había dejado de usar por la noche un respirador CPAP (dispositivo nasal de presión positiva constante en las vías respiratorias) porque le producía sequedad bucal. La animé a encontrar una mascarilla más adecuada para volver a usar el respirador, puesto que gozar de un sueño reparador era esencial para tratar su enfermedad autoinmune.

En la siguiente visita me contó que había estado teniendo serios problemas de equilibro y varios problemas importantes relacionados con la memoria a corto plazo. Una analítica de sangre reveló que no tenía alergias alimentarias, sino solamente una intolerancia muy leve a los plátanos. Debido a su fatiga persistente, también solicité una prueba de MTHFR para establecer su perfil genético (véase el capítulo seis) y los resultados mostraron que dos de sus cuatro genes eran anormales; por lo que le receté ácido fólico en forma metilada, B_{12}, B_6 y magnesio para compensar su nivel de energía y su deficiencia de MTHFR. Las pruebas nutricionales revelaron que tenía un déficit de vitaminas del grupo B y también de vitaminas liposolubles. Por lo visto, en su cuerpo se estaba produciendo una oxidación excesiva (a causa de la inflamación) y su déficit de antioxidantes (vitaminas A E, K y C) no le permitía resolver este problema. El análisis fecal mostró que tenía dificultad para digerir las grasas, lo cual afectaba la absorción de vitaminas A, D, E y K, unos importantes antioxidantes. En Leila se evidenciaba una capacidad depurativa mermada y niveles bajos de glutatión (un depurador y antioxidante importante). Con todos estos problemas no era de extrañar que se encontrara tan mal.

Leila ya había estado tomando suplementos de glutatión, pero le tripliqué la dosis. El glutatión, cuando se toma por vía oral, se absorbe de forma limitada. Algunos expertos aconsejan administrar los precursores del glutatión: n-acetilcisteína, glutamina y glicina. Otra opción es el glutatión micronizado —el glutatión en burbujas microscópicas que se propaga a través de la mucosa intestinal—, ya que las investigaciones preliminares han demostrado que se absorbe mejor en la sangre. Le añadí un suplemento antioxidante y un aceite de pescado de la mejor calidad que también contenía omega-6 o AGL (ácido gama-linolénico). He descubierto que añadir AGL al omega-3 es beneficioso para muchos de mis pacientes con trastornos inflamatorios, como un eccema o incluso un acné rosácea. La fuente más común de AGL es el aceite de onagra, de borraja y de semillas de grosellas negras.

Los análisis fecales también habían revelado un exceso de flora bacteriana poco saludable y un déficit de flora bacteriana saludable. Le receté una enzima digestiva antes de las comidas que le ayudaría a digerir mejor las grasas. Y traté su exceso de flora intestinal poco saludable con un suplemento herbal antibacteriano de amplio espectro seguido de un potente probiótico que tomaría durante varios meses. Durante este proceso curativo le sugerí que eliminara los plátanos de su dieta varios meses por su leve intolerancia a esta fruta.

En la siguiente visita Leila ya estaba usando su respirador CPAP y se sentía menos fatigada. También tomaba la mayoría de los suplementos que le había aconsejado y los síntomas del lupus estaban mejorando poco a poco. Los gases y la distensión abdominal se le habían reducido notablemente después de tomar las plantas medicinales para el exceso de flora intestinal poco saludable. Tenía más energía y menos dolores de cabeza.

Siguió tomando todo lo que le había sugerido, y cuando la vi al cabo de cuatro meses, apenas la reconocí. Los síntomas del lupus y la fatiga crónica habían desaparecido de forma casi milagrosa y estaba activa la mayor parte del día. Por primera vez se sentía lo bastante bien como para irse de vacaciones en coche con sus hijos. Sus problemas de equilibrio se han solucionado y ahora solo tiene migrañas en contadas ocasiones. Está dejando de tomar muchos de los medicamentos con el apoyo de su médico.

El tratamiento de Leila quizá parezca complejo, porque sus enfermedades eran complejas, pero los pasos que le ayudé a dar son los mismos que uso con todos mis pacientes con alergias y enfermedades autoinmunes importantes. Son los siguientes:

1. Reduce el estrés y fomenta una función suprarrenal normal.
2. Reduce la inflamación en el cuerpo con alimentos y suplementos nutricionales.
3. Identifica cualquier reacción alérgica que puedas tener.
4. Adopta medidas para evitar la sustancia a la que reaccionas (personas incluidas).
5. Hazte análisis del ecosistema intestinal.
6. Toma medicamentos cuando los necesites.

Reduce el estrés y fomenta una función suprarrenal normal

Como Megan o Leila, la mayoría de mis pacientes con una enfermedad autoinmune me cuentan la historia de una enfermedad, de un estrés extremo o de una pérdida que les ocurrió cuando aparecieron los primeros síntomas de la enfermedad autoinmune. Está claramente probado que el estrés persistente afecta de manera importante la función inmunológica y hace que se presenten las alergias y las reacciones autoinmunes por primera vez. Y un creciente estrés exacerba una enfermedad autoinmune que había estado bajo control. En un estudio fascinante, les pidieron a pacientes con asma y artritis reumatoide que llevaran un diario sobre las experiencias estresantes de su vida. Después de haberlo estado llevando durante cuatro meses, los síntomas del asma y de la artritis reumatoide mejoraron mucho de forma visible.[1] Escribir simplemente sobre el estrés de la vida cotidiana les ayudó a sacarlo, por decirlo de alguna forma, en lugar de guardárselo en su interior, donde les inflamaba el sistema inmunitario.

Si el estrés causa alergias y síntomas autoinmunes, su reducción puede aliviar estos síntomas. Como he indicado en el capítulo anterior, cualquier meditación o plegaria puede reducir considerablemente los biomarcadores del estrés. El ejercicio suave es también muy beneficioso, sobre todo el yoga, el taichí o el qigong. Los pacientes con enfermedades autoinmunes suelen tener dolor crónico y el ejercicio es vital para que el dolor no empeore. En el capítulo tres he hablado del apoyo suprarrenal, como, por ejemplo, reducir el consumo de cafeína y tomar vitaminas del complejo B cuando sea necesario. Y la conducta más antiinflamatoria de la que te puedes beneficiar es el sueño profundo, de ahí que sea esencial dormir lo suficiente y asegurarte de que tu sueño sea de calidad (como Leila hizo al ponerse la mascarilla del respirador CPAP).

Reduce la inflamación en el cuerpo

En las alergias y en las enfermedades autoinmunes la inflamación está causada por una respuesta inmunitaria hiperactiva. Puedes contrarrestar el daño producido por el sistema inmunológico con una dieta antiinflamatoria, rica en frutas y verduras de colores vivos, frutos secos y pescado. Tal vez desees también tomar suplementos antiinflamatorios, como la curcumina, el té verde, el jengibre, la bromelina, la boswellia o la vitamina D. En el mercado hay una variedad de suplementos que combinan estos poderosos antiinflamatorios. Son especialmente beneficiosos en pacientes con artritis y una enfermedad inflamatoria intestinal, pero también son indicados para cualquier reacción alérgica o autoinmune. Al mismo tiempo recomiendo tomar suplementos de omega-3 procedente de aceite de pescado de excelente calidad, en una dosis de al menos 1.000 miligramos de AEP y 500 miligramos de ADH. También he visto algunas respuestas muy positivas al añadir 600 miligramos de omega-6, AGL, dos veces al día, a la terapia de

---

1. J. M. Smyth, «Effects of Writing about Stressful Experiences on Symptom Reduction in Patients with Asthma or Rheumatoid Arthritis: A Randomized Trial», *Journal of the American Medical Association,* 281 (14) (abril de 1999), pp. 1304-1309.

omega-3. El AGL actúa a través de una cadena enzimática distinta para aumentar el ADGL, que tiene un efecto antiinflamatorio. En los pacientes con alergias importantes a las sustancias ambientales que presentan goteo nasal y estornudos, la isoquercitrina, un producto antiinflamatorio —una forma de quercetina más biodisponible—, ha tenido efectos muy positivos. La quercetina es un flavonoide derivado de los pigmentos de las frutas rojas, como las manzanas o las frambuesas, y es antiinflamatoria, pero también tiene propiedades antihistamínicas. Se puede usar en las dosis recomendadas dos veces al día para reducir el picor de ojos y el goteo nasal, como si fuera un antihistamínico, pero con menos efectos secundarios (sin provocar sequedad bucal, con un menor riesgo cardiovascular y una mejor función inmunológica).

Identifica cualquier reacción alérgica que puedas tener

Descubrir el origen de la reactividad inmunológica ayuda a limitar exponernos a él. Evitar la exposición, cuando sea posible, es mucho más fácil para el cuerpo que tratar los síntomas con fármacos inmunesupresores, como los esteroides. En el caso de las alergias ambientales, se le puede pedir al médico que solicite un análisis de sangre de inmunoglobulina E (IgE) o una prueba de alergias cutáneas, aunque esta última es más precisa para los aeroalérgenos (polen, animales, ácaros del polvo, moho). Las alergias alimentarias también se diagnostican con la prueba epicutánea con puntura en la consulta de un alergólogo. Hay que tener en cuenta que las pruebas de las alergias alimentarias, que miden los niveles reactivos de IgE ante los alimentos, no son totalmente exactas. Y las pruebas de la intolerancia alimentaria ¡todavía lo son menos! Por esta razón los médicos convencionales no las usan. Yo soy muy selectiva con los laboratorios que elijo para realizar las pruebas de la intolerancia alimentaria, ya que algunas dan resultados positivos de alimentos que aparentemente no tienen nada que ver y que, además, no son alimentos alergénicos, y me resultan imposibles de usar clínicamente. El mejor sistema para diagnosticar la intolerancia alimentaria, e incluso las alergias alimentarias, es una dieta de eliminación y de incorporación. En su forma clásica, consiste en eliminar los cinco alimentos más alergénicos —como los lácteos, la soja, los huevos, los cacahuetes y el gluten— durante dos semanas. Después se van incorporando cada uno de nuevo durante tres días, y a continuación se vuelven a eliminar de la dieta observando cualquier cambio en los síntomas. Este método requiere bastante disciplina, pero es un sistema

¡muy eficaz! Sin embargo, si eres alérgica a un alimento que *no* está incluido en este grupo, como Megan, la mujer que he citado anteriormente (en su caso, los cítricos), no descubrirás a cuál reaccionas. Es el motivo principal por el que solicito pruebas de intolerancias y alergias alimentarias, puesto que me permiten analizar más a fondo a qué está reaccionando en particular el cuerpo de un paciente. En el «Plan de 28 días de un Cuerpo Sabio» que aparece al final del libro encontrarás las instrucciones sobre la dieta de eliminación y de incorporación.

¿Es posible dar negativo en la prueba de intolerancia y de alergia alimentaria y aun así reaccionar a la comida? ¡Sí! Es un aspecto en el que tienes que escuchar atentamente tu cuerpo sabio para detectar qué es lo que le sienta bien y lo que le sienta mal. Mis pacientes suelen ser de lo más precisas en cuanto a lo que *creen* estar reaccionando y acostumbran a dar en el blanco. Tal vez no te *guste* siempre la respuesta, sobre todo si significa renunciar a algo que te encanta, pero cuando prestas atención a lo que comes y a las reacciones de tu cuerpo, te sorprenderá la rapidez con la que reconoces aquello a lo que reaccionas. Si sabes que las berenjenas te sientan mal, ¡no comas berenjenas! Tu cuerpo es mucho más sensible que un análisis de sangre.

Si tienes una enfermedad inmune severa y no estás mejorando, puedes plantearte llevar una dieta autoinmune, en la que evites los alimentos que podrían ser más inflamatorios para el sistema inmunológico, como los lácteos, el gluten, la soja, los huevos, los cacahuetes, las legumbres, los frutos secos y los cereales. Tal vez te preguntes qué vas a comer en este caso. Y mi respuesta es carne, pescado, verduras y frutas, acompañadas de quinua, arroz salvaje y amaranto (en realidad, no son cereales). Esta es la dieta autoinmune. Si mejoras rápidamente con ella puedes ir incorporando poco a poco cada uno de los alimentos eliminados mientras el médico te trata los problemas intestinales y normaliza tu respuesta inmunológica.

Debido a la gran tendencia a llevar una dieta sin gluten, he incluido esta sustancia en un grupo de alimentos. El gluten es la proteína que se encuentra en varias clases de cereales: el trigo (como la espelta, el farro, la semolina, el kamut y otras especies del género *Triticum*), el centeno, la cebada y el triticale. La alergia severa al gluten desencadena una enfermedad conocida como celiaquía. Se diagnostica por medio de un análisis de sangre en cualquier laboratorio. El análisis es bastante preciso, pero a veces falla. También se diagnostica mediante una biopsia intestinal, ya que la alergia al gluten hace estragos en las células endoteliales de la mucosa de los intestinos. La celiaquía es una enfermedad severa y quienes la padecen deben evitar rigurosamente consumir cualquier tipo de gluten.

Algunas personas tienen una intolerancia al gluten, como una de mis pacientes, que al cabo de treinta años se libró de sus migrañas crónicas al dejar de consumirlo. Los que padecen este problema cuando consumen gluten experimentan erupciones cutáneas virulentas o síntomas alérgicos, dolor abdominal, diarrea o estreñimiento, o fatiga. La mejor forma de saber si tienes este tipo de problema es dejar de consumir gluten durante un espacio de dos a cuatro semanas y al cabo de este tiempo incorporarlo a la dieta para observar si notas algún cambio. Como ocurre con muchos alimentos, algunos celíacos pueden consumir un poco de gluten sin que les siente mal. Pero si comieran pasta Alfredo y albóndigas de seitán (gluten de trigo) y una barra de pan blanco, este menú les sentaría fatal. En algunas ocasiones le pido a un determinado paciente que elimine el gluten de su dieta durante un tiempo, sean cuales sean los resultados de las pruebas, por si tiene una tiroiditis de Hashimoto, ya que el sistema inmune de los afectados produce anticuerpos ante esta sustancia. En el caso de padecerla, cuando ha eliminado el gluten de su dieta le he tenido que reajustar la dosis del medicamento para la tiroides porque el ataque autoinmune se reduce un poco y la glándula tiroides «se despierta» y vuelve a funcionar.

No creo que el gluten sea malo o que evitarlo sea la panacea para tratar cualquier enfermedad. La mayoría de las personas han evolucionado para poder consumir una variedad de alimentos, incluido el trigo. También creo que el trigo se ha manipulado en Estados Unidos y no ceso de oír a mis pacientes con intolerancia al gluten decir que pueden comer pan europeo sin ningún problema. Una especie de trigo tal vez sea más alergénica que otras. Si eres celíaca, evita el gluten a toda costa. Y si tienes intolerancia al gluten, fíjate en tu cuerpo y evita esta sustancia si tus síntomas empeoran. Si después de eliminar el gluten de tu dieta durante varias semanas e incorporarlo de nuevo no notas ningún cambio, puedes seguir consumiéndolo. De hecho, el gluten es un cereal más proteico que el arroz, el producto con el que suele sustituirse. Dejar el gluten para comer más arroz equivale a ingerir más carbohidratos, menos proteínas e incluso menos vitaminas aún, porque el arroz *no* es un cereal demasiado nutritivo. Si quieres sustituirlo por otro cereal, la quinua, el amaranto o el mijo son opciones más sanas.

Identificar las alergias y las intolerancias alimentarias de cualquier tipo es esencial para que la alergia y la enfermedad autoinmune mejoren al tratar la causa de los síntomas, el propio alérgeno.

Adopta medidas para evitar la sustancia a la que reaccionas

Eliminar de tu vida lo que te provoca una reacción autoinmune o alérgica cuesta a veces, pero te prometo que he visto cómo los síntomas mejoraban milagrosamente cuando mis pacientes han evitado o limitado aquello que les producía alergia. Es asombroso la salud y la vitalidad de la que puedes gozar cuando el sistema inmunológico no está reaccionando de manera crónica. El cuerpo deja de dolerte y los síntomas parecidos a los de la gripe se esfuman y vuelves a ser la mujer vital de siempre. Prescindir de los alimentos que te producen alergia o una intensa reacción negativa es esencial, pero requiere fuerza de voluntad. He descubierto que la mayoría de mis pacientes tardan un mes en adaptarse a la nueva dieta libre de alérgenos porque lleva su tiempo acostumbrarse a comprar y a cocinar los alimentos nuevos. No olvides que si solo padeces una intolerancia alimentaria y no una alergia quizá puedas volver a consumir ese producto después de seguir un régimen para que el intestino se recupere (véase más abajo).

Para evitar las alergias ambientales existen otras estrategias. Si tu problema son los ácaros del polvo, puedes adquirir guardapolvos para las almohadas y los colchones en Internet y en muchas tiendas de ropa de cama. Colocar un filtro HEPA (filtro de alta captación) en el dormitorio y disponer de una aspiradora con filtro HEPA reduce los alérgenos ambientales, como el polen y la caspa de los animales. Si sufres fuertes alergias o asma y sospechas que en tu hogar hay moho, vale la pena invertir en llamar a un profesional para que realice la prueba del moho. Incluso puedes comprar en Internet un económico kit para la detección de moho y hacer tú misma la prueba. En el Apéndice A encontrarás sugerencias para evitar los ácaros del polvo y otros alérgenos. En mi clínica una de las situaciones más difíciles es cuando una paciente es alérgica a su querido perro o gato. Normalmente, tengo que convencerla para que no deje entrar a *Fido* o a *Fifí* en el dormitorio y en el lugar donde más tiempo pasa de su hogar, y para que instale un filtro HEPA en la habitación donde duerme.

Hazte análisis del ecosistema intestinal

Equilibrar la flora intestinal puede ser la clave para revertir una alergia y una enfermedad autoinmune. Recurre a un profesional de la salud que pueda solicitar un estudio fecal para evaluar en las heces la densidad de la colonización microbiana. Normalmente, suelen solicitarla los médicos que practican la medicina integrativa. En el Apéndice B encontrarás los datos de la Asociación Española de Médicos Integrativos para que puedas ponerte en contacto con uno si lo deseas. Este tipo de facultativos te ayudará a tratar las infecciones intestinales (por ejemplo, parásitos, hongos o un sobrecrecimiento microbiano), a eliminar los alérgenos alimentarios de tu dieta, a restablecer la flora intestinal beneficiosa (con prebióticos, probióticos y alimentos fermentados) y a reducir la inflamación intestinal (con compuestos como el aceite de pescado, la cúrcuma, el DGL o extracto de regaliz deglicirrinizado, la glutamina y el aloe vera). Si no te es posible ir a ver a un médico integrativo y hacerte un análisis fecal, procura mantener sanos los intestinos consumiendo mucha fruta y verdura (la fibra saludable alimenta la flora intestinal y es antiinflamatoria), alimentos fermentados (yogur, kéfir, chucrut, kimchi, kombucha, tempeh, miso) y tomando un probiótico, a ser posible de alta potencia (véase el Apéndice A).

Medidas saludables para las alergias y las enfermedades autoinmunes

- Para las alergias ambientales que provocan estornudos, congestión nasal, picor ocular o asma, lo más indicado es ir al alergólogo para detectar mediante una prueba cutánea posibles alergias a los árboles y a las hierbas de la zona donde vives, a los animales, al moho y a los ácaros del polvo o a otros insectos. Otra posibilidad es un análisis de sangre de inmunoglobulina E (IgE) para detectar alguna alergia a estas sustancias. Lo realizan en cualquier laboratorio clínico. Aunque no sea tan preciso como la prueba cutánea, es mejor que no hacerte ninguna prueba.

- Para las alergias alimentarias, tanto la prueba cutánea de alergia (asegúrate de que incluya todos los alimentos importantes) como el análisis de sangre de inmunoglobulina E (IgE) son válidos, aunque no son fiables al cien por cien. Pero, aun así, te darán una idea aproximada del problema.

- Si las pruebas anteriores dan negativo, puedes hacerte una prueba de intolerancia alimentaria. Como es incluso menos fiable que la de la alergia alimentaria, úsala como guía en la mejor prueba alimentaria que existe: la dieta de eliminación. En el Plan de 28 días que aparece en la página 273 encontrarás las pautas para seguir una dieta de eliminación. O también es posible solicitar esta prueba a un médico integrativo o a un naturópata (véase el Apéndice B).

- Proteína C-reactiva (PCR): para detectar la presencia de una inflamación crónica. Podría indicar una enfermedad sin diagnosticar, como una enfermedad autoinmune activa.

- Panel de artritis: si el problema es un fuerte dolor articular inflamatorio: FR (factor reumatoide) y AAN (antígeno antinuclear). Si cualquiera de ellos es elevado, tu médico o reumatólogo deberán solicitar otras pruebas para determinar la causa.

- Función tiroidea, ya que puede debilitar la función inmunológica: HET, T3 libre, T4 libre y anticuerpos anti-TPO (prueba de anticuerpos para detectar la tiroiditis de Hashimoto).

- Examen de 25-hidroxivitamina D (los niveles bajos de vitamina D doblan el riesgo de desarrollar enfermedades autoinmunes y en un paciente con este tipo de patología los valores de vitamina D tienen que superar los 40 ng/ml).

- Prueba suprarrenal salival, si el problema es la fatiga. Normalmente, la realiza un médico que practica la medicina integrativa, un naturópata o un acupuntor. También se puede solicitar en laboratorios.

- Análisis fecal exhaustivo: los laboratorios clínicos comunes no la realizan porque no analizan las especies de bacterias intestinales saludables. Es mucho más fácil obtenerlo de un médico integrativo o de un naturópata (véase el Apéndice B). En este caso, recomiendo vivamente solicitar el Gi Effects test del Genova Diagnostics, un laboratorio integrativo. El laboratorio Doctor's Data y el Great Plains también realizan análisis fecales exhaustivos de una calidad bastante buena.

Toma medicamentos cuando los necesites

Las recomendaciones que he hecho para las alergias y las enfermedades autoinmunes te ofrecen otras alternativas diferentes a las de los fármacos o te permiten reducir el uso de medicamentos tóxicos que debes tomar. No obstante, los fármacos desempeñan un papel en el tratamiento de las alergias y las enfermedades autoinmunes. Cuando mis pacientes con alergias estacionales se encuentran fatal debido a los estornudos o al goteo nasal, les animo a utilizar un aerosol nasal con esteroides. Puede causar sangrado nasal, pero es un tratamiento relativamente benigno y ayuda considerablemente a aliviar los síntomas. Antihistamínicos como la loratadina, la fexofenadina o la cetirizina también son útiles, al igual que las gotas oculares para las alergias. En los pacientes con alergias ambientales severas, en algunos casos las inyecciones antialérgicas que reducen la respuesta inmune son también muy eficaces al administrar pequeñas dosis del alérgeno a lo largo del tiempo.

Es preciso hablar del uso de los medicamentos para el asma porque pueden salvarte la vida. En mis pacientes asmáticos empleo los métodos que he citado para reducir su dependencia a la medicación, pero soy la primera en aconsejar el uso regular de inhaladores con esteroides si tienen síntomas asmáticos regulares. En algunos pacientes, como Megan, puedo mantener sus síntomas asmáticos bajo control con métodos naturales para que no necesiten usar inhaladores con esteroides. Sin embargo, a muchos de mis pacientes tengo que recetarles al principio inhaladores con esteroides para prevenir que el asma se les agrave considerablemente o que necesiten usarlos con regularidad, si los síntomas persisten. Ninguno de los métodos naturales es perjudicial para el tratamiento del asma, pero si tienes asma te aconsejo vivamente que hables con el médico sobre cualquier posible cambio en la medicación.

Si padeces una enfermedad autoinmune, el tratamiento para este tipo de afecciones es más complejo, en parte porque los medicamentos para alterar y calmar la respuesta inmune producen una cantidad enorme de efectos secundarios y tienen riesgos a largo plazo. En ciertos casos vale la pena correr estos riesgos si el tratamiento estabiliza otras enfermedades que de lo contrario podrían ser letales, como una enfermedad inflamatoria intestinal muy activa, o una artritis sistémica o un lupus sumamente debilitante. Antes de cambiar cualquier medicamento que hayas estado tomando durante largo tiempo para estas dolencias, consúltalo con el reumatólogo o el médico de atención primaria. Tu médico integrativo y tu especialista tienen el mismo objetivo: controlar tu enfermedad para evitar cualquier daño permanente en las articulaciones o los órganos. A veces esto implica seguir tomando la medicación para la enfermedad inmune por tu propio bien. Yo siempre trabajo mano a mano con los especialistas de mis pacientes y nos ponemos de acuerdo para no aconsejar reducir o cambiar un medicamento hasta comprobar por medio de los análisis clínicos y los síntomas físicos que el estado del paciente mejora.

Tener en cuenta los principios de un cuerpo sabio me ha permitido reducir con gran éxito los síntomas de mis pacientes con alergias y enfermedades inmunes. Y cuando sus síntomas y su reactividad inmunológica mejoran, se sienten más vitales y fuertes. Y en ese caso puedo reducir o evitar los peligrosos medicamentos que toman. Esto es tener un cuerpo sabio.

TERCERA PARTE
Usa la sabiduría del cuerpo para sanar tu vida

Nuestro estilo de vida es responsable del 88 por ciento de enfermedades por las que vamos a ver al médico. Cómo comemos, nos movemos, dormimos, amamos y le damos un sentido a la vida determina la *mayor* parte de nuestro bienestar. La buena noticia es que un gran porcentaje de las enfermedades se pueden prevenir o curar al desarrollar la sabiduría del cuerpo y actuar de acuerdo con nuestra intuición y bienestar. Aunque haya afirmado que el cuerpo de cada uno es distinto, hay algunos elementos fundamentales que todos necesitamos sobre los que coincidirían incluso los expertos que no se ponen de acuerdo. Todo el mundo, sea cual sea su género, raza, clase social o país, necesita alimentos nutritivos, un sueño reparador, actividad física para mantenerse en forma, amor y contacto humano, y encontrarle también un sentido a la vida. Estos pilares de la salud son el tratamiento y el remedio para el agotamiento físico crónico. En esta parte del libro aprenderás a aplicar estos principios a tus propias necesidades. Y, además, te ayudarán a llevar una vida que a tu cuerpo le encantará.

8
La comida:
engordar, adelgazar
y nutrir el cuerpo

Lakshmi es una paciente mía de cincuenta y cinco años que pesa 86 kilos y mide 1,65 metros de estatura. Recorre en bicicleta una distancia de 30 a 60 kilómetros tres veces a la semana, hace yoga y sigue una dieta saludable.

Katie es una paciente de treinta años que pesa 57 kilos y mide 1,75 metros de estatura. Hace a diario una hora de ejercicio yendo a clases de aeróbic o corriendo 9 kilómetros. Sigue una dieta vegetariana y sin gluten.

Lakshmi tiene la presión arterial y los valores de colesterol adecuados, es feliz con su marido y sus hijos, lleva una estupenda vida sexual y los resultados de su análisis nutricional son prácticamente perfectos. Está intentando adelgazar, por más que le cueste, como hizo su madre después de la menopausia, pero aparte de este problema se siente a gusto con su cuerpo.

Katie tiene hipotensión e hipoglucemia, el colesterol demasiado bajo, y una severa deficiencia nutricional según el análisis exhaustivo. Se queja de falta de deseo sexual, de fatiga y de dolor articular. Está intentando superar su anorexia y detesta su cuerpo.

Ambas pacientes necesitan mi ayuda, pero Lakshmi, demasiado obesa según los estándares médicos, está muy sana en cuerpo, mente y espíritu. Es una mujer de cuerpo sabio a la que simplemente le cuesta perder peso y solo necesita un poco de orientación y una estrategia. Katie, en cambio, está delgada, pero no sabe escuchar la sabiduría de su cuerpo. Lo ignora e incluso ni siquiera nota cuando le indica que está hambriento. Sufre ansiedad y depresión y su intenso programa de ejercicio no hace más que agravar su severa disfunción suprarrenal. Está siempre cansada, pero ignora esta señal y sigue obligándose a hacer ejercicio, por lo que acaba siempre sufriendo más lesiones y afecciones. Incluso tiene una percepción alterada de su propio cuerpo al verse en el espejo como una mujer obesa pese a parecer más bien una víctima de la inanición. Kate lo trata con burla y desdén, ignorando lo que le está pidiendo a gritos: Descansa. Duerme. Come.

Tanto Lakshmi como Katie intentan sentirse bien en su piel en una cultura obsesionada con el aspecto físico de las mujeres en lugar de darle más importancia a cómo se sienten por dentro. Decidir lo que vas a comer varias veces al día puede ser muy complicado en la vida moderna. Cada mujer es distinta y tiene diferentes necesidades nutricionales en distintas etapas de su vida. Los antojos de las embarazadas no suelen ser más que lo que su cuerpo les está diciendo que necesitan. He sido vegetariana, vegana y «pescadoriana» (vegetariana que consume pescado) durante más de treinta años. Pero cuando estaba embarazada de mi hijo, a finales de la veintena, recuerdo que pasé con el coche por delante de una valla publicitaria de un asador en la que aparecía un bistec enorme, jugoso y humeante. Reduje la velocidad para contemplar el filete con la boca haciéndoseme agua, pensando: «¡Vaya, qué buena pinta tiene!» El cuerpo me estaba diciendo lo que quería y necesitaba —más proteínas y hierro—, fueran cuales fuesen mis preferencias. Y lo sigue haciendo. E intento escucharlo lo mejor posible.

Dado el confuso mundo de consejos nutricionales contradictorios, la presión social de lucir un determinado aspecto físico y las intensas campañas publicitarias sobre los alimentos poco saludables, constituye toda una hazaña ser conscientes de nuestras intuiciones. Y por si esto fuera poco, la cualidad adictiva de la comida —sobre todo la de los alimentos con azúcar y los procesados— hace que sea todo un reto escuchar lo que nuestro cuerpo quiere *de verdad*. La primera parte para desarrollar la sabiduría de tu cuerpo consiste en anteponer tus intuiciones a cualquier vocecita que oigas en tu cabeza —incluida la mía— sobre lo que debes comer.

Usa el método de un cuerpo sabio para que te ayude. La próxima vez que quieras matar el gusanillo, practica la respiración abdominal varias veces. Cierra los ojos y fíjate en tu cuerpo mientras haces el ejercicio «Las sensaciones físicas» (véase la página 61) para descubrir dónde notas la sensación de hambre y si sientes alguna emoción. Si la emoción es «Me da vueltas la cabeza y si no me tomo un piscolabis me voy a desmayar», tal vez sea el momento de tomártelo. Si la emoción es «Me siento _____» (rellena el espacio en blanco: aburrida, enojada, triste, asustada, ansiosa), tómate un minuto para considerar lo que eliges comer. Recuerda que el hambre emocional o adictiva te apremia a comer cuanto antes lo que estás deseando llevarte a la boca. Pararte a pensar qué te está diciendo tu cuerpo evitará que devores una tarrina grande de Häagen-Dazs.

Las herramientas de un cuerpo sabio te ayudarán a descubrir lo que tu cuerpo necesita y quiere y en qué consiste el hambre real, emocional o adictiva. Para algunas mujeres el primer reto es notar la sensación de hambre y reconocerla. Y saber captar la señal de saciedad y sentirte satisfecha también es igual de importante.

Cuando escuches las señales de tu cuerpo tal vez descubras que en realidad no estás hambrienta. La mayoría de las personas, yo incluida, usan la comida como recompensa de vez en cuando, y también comen cuando están malhumoradas, disgustadas, aburridas y por cualquier otra razón salvo la de tener hambre. Comer solo cuando tienes hambre es un gran punto a tu favor y una parte real de un cuerpo sabio, y saber advertir las distintas señales que te empujan a picotear entre horas es el primer paso para dejar de comer como consuelo y vivir en su lugar otras experiencias que te llenen. Me gustaría señalar que si te sientes cansada, sobre todo si se debe a la fatiga suprarrenal, ingerir pequeñas cantidades de alimentos sanos con regularidad es ideal para sentirte vital. Aunque todavía no puedas notar cuándo tienes hambre, necesitas tomar tentempiés sanos cada dos o tres horas para mantener el nivel de glucosa en la sangre.

Dejarte llevar a diario por el capricho de comerte una bolsa de galletas no tiene nada que ver con premiarte de vez en cuando comiendo lo que te apetezca. Al fin y al cabo somos humanos. Cuando intento ayudar a mis pacientes a dejar de fumar, beber o comer en exceso, procuro reemplazar estos antojos por «caprichos» nuevos menos destructivos. Por ejemplo, puedes sustituirlos por otros que no tengan nada que ver con la comida, como un baño caliente, salir a pasear o a correr, poner la música que te encanta a todo volumen y bailar a su ritmo, llamar a tu mejor amiga, leer un libro, mirar tu programa de televisión favorito o pasar un rato delicioso teniendo sexo. Se trata de caprichos muy sanos. Puedes hacer muchas cosas. Y cuando te estés muriendo de hambre de verdad después de haber bailado, andado, hablado, bañado o practicado el sexo, puedes comer algo.

Algunos antojos son fisiológicos. Por ejemplo, cuando no he dormido lo suficiente (y como doctora y madre de gemelas tengo mucha práctica en ello) me apetece picar algo dulce. Pero he aprendido que, en realidad, mi cansado cuerpo me está diciendo: «Dame un chute de energía, que estoy a punto de desfallecer...» Y que lo que necesito es echar una siesta. Y a veces siento un auténtico deseo de comer kale, sobre todo cuando mi cuerpo necesita alimentarse después de una larga jornada laboral. Aunque parezca que esté chiflada, cuando lo escucho de verdad mi cuerpo me dice que quiere todas esas vitaminas y minerales tan fantásticos. Que es justamente lo que me digo cuando me muero por tomar café: *será por los beneficiosos antioxidantes que lleva...*

A veces solo necesitas reemplazar tu antojo por algo. Si estás decidida a dejar las patatas fritas, sustitúyelas por otro aperitivo. Para empezar, no tengas en tu casa esos snacks a los que te has «enganchado». No te estoy diciendo que nunca debas picotear entre horas, sino que es mejor que los reemplaces por otros tentempiés más sanos que satisfagan tu antojo sin pasarte con las calorías ni las proteínas. Si tu debilidad son los snacks crujientes y salados, puedes comer algas nori horneadas con aceite de sésamo y sal (admito que estoy de lo más enganchada a esta receta), chips de *kale* o palomitas de maíz sin ponerte hasta las cejas. Si tu debilidad son los *snacks* dulces, puedes tomar un yogur natural de leche entera con un endulzante sano y fruta (véanse los edulcorantes naturales en la página 207). Incluso le puedes añadir chocolate en polvo sin azúcar a un yogur griego natural azucarado para que sepa como un pudín. Y si al aguacate triturado —pensarás que estoy un poco chalada— le añades chocolate en polvo y un endulzante, también sabe a pudín de chocolate. Te lo aseguro. ¿No eres una chocolatera? En este caso puedes tomar un poco de nata endulzada con un toque de vainilla; aunque sea un tentempié calórico, si es nata ecológica, si no tienes colesterol y no le añades un endulzante artificial ni sacarina, es, aunque parezca mentira, un capricho sano. Y, además, le puedes agregar chocolate si quieres. En el Apéndice A encontrarás una receta para elaborar trufas, no son bajas en calorías pero son *muy* buenas para ti.

Ten en cuenta que la adicción a la comida no es una nimiedad, sobre todo en el caso de los snacks procesados, la comida rápida y el azúcar. Estos alimentos activan la respuesta de la dopamina en el cerebro, por lo que cuando los dejas te sientes irritada, ansiosa y con ganas de volver a consumirlos por el desagradable *síndrome de abstinencia* que provocan. Si te identificas con esta situación, lo más probable es que estés enganchada a la comida. Y esta clase de adicción, como cualquier otra, puede costar de superar. Si son unos alimentos en concreto los que estás deseando ingerir (el azúcar, la soda y las patatas fritas son los más comunes en mi consulta), probablemente, tendrás que eliminarlos por completo de tu dieta. La primera o la segunda semana te costará por estar experimentando el síndrome de «abstinencia», pero después tu cerebro se reajustará y el deseo ya no será tan irreprimible, mientras no vuelvas a las andadas. Al igual que dejar de fumar, elige el momento ideal para no tomarlos: como, por ejemplo, cuando estés haciendo algo que te encante, cuando tus hijos se hayan ido de colonias o cuando en tu casa no haya un solo cuchillo por la razón que sea... y aprovéchalo. Fija la fecha. Vacía tu casa del alimento al que te hayas enganchado. Dile a todo el mundo lo que vas a hacer y deja que te echen una mano. Y no vuelvas a consumirlo. Puedes conseguirlo. Y si necesitas ayuda, hay muchos recursos para la adicción a la comida, desde Comedores Compulsivos Anónimos hasta los centros de adicciones.

Y sobre todo ten paciencia contigo misma. Si te has prometido no comer patatas fritas y mientras horneas las odiosas chips de kale se te queman y llena de frustración vas directa al supermercado a por una bolsa de patatas fritas, relájate. Respira hondo. Al fin y al cabo somos humanos. Cometemos errores. Un montón de errores. Si te falla la voluntad y cedes a los diablillos, no te preocupes. La próxima vez te saldrás con la tuya.

En mi consulta oigo hablar de tantas dietas sin un alimento u otro que a veces la cabeza me da vueltas. «Doctora Rachel, soy crudiveganista y no tomo gluten», o «Doctora Rachel, hago la dieta de la Zona combinada con la paleo», o «Sigo una dieta vegana de alimentos de bajo índice glucémico pero como carne de monte». A veces me es más fácil preguntarles a los pacientes *qué* es lo que comen en lugar de qué es lo que no comen, como a una de mis pacientes que *solo* se alimenta de calabacín y pavo, pero esta es otra historia. Y la verdad es que cada persona necesita algo un tanto diferente, y tiene distintas necesidades en distintas etapas de la vida. No existe un plan nutricional perfecto para siempre que le vaya bien a todo el mundo. Dicho esto, los expertos en nutrición inteligentes coinciden en el 90 por ciento de sus recomendaciones. Según lo que se conoce de la ciencia nutricional moderna, lo ideal sería comer lo que aparece en el siguiente recuadro.

Dieta de un cuerpo sabio

- Alimentos cultivados o criados sin pesticidas, hormonas ni antibióticos
- Frutas y verduras en gran cantidad
- Alubias, legumbres, frutos secos y semillas como parte de las proteínas requeridas
- Grasas beneficiosas como las del aceite de oliva, de nuez y de semillas, de aguacate y de coco
- Pescado de agua fría (sostenible y con bajas cantidades de mercurio) y una cierta cantidad de carne magra (a ser posible ecológica y de animales alimentados con pasto)
- Cereales integrales, si a tu cuerpo le gustan
- Productos lácteos ecológicos, si a tu cuerpo le gustan
- Una cantidad limitada de productos naturales dulces o endulzantes

Cuando consumes esta clase de alimentos reduces el riesgo de sufrir enfermedades cardiovasculares, derrames cerebrales, cáncer, diabetes, enfermedades autoinmunes, depresión y obesidad, justamente todo lo que nos hace perder la salud.

Por todas las connotaciones que tiene, la comida es amor, relajación, placer, recompensa y celebración. A decir verdad, la comida es una auténtica medicina en el sentido literal. Todo lo que te llevas a la boca le envía unos complejos mensajes bioquímicos a tu cuerpo. Puedes curarte simplemente con la comida que tomas. Y darte cuenta de lo que tu cuerpo sabio quiere comer puede salvarte la vida.

Cuando intento navegar en el confuso mundo de la alimentación, me planteo qué es lo que el cuerpo humano se ha estado adaptando a consumir a lo largo de los últimos diez mil años de nuestra evolución. En la época prehistórica no era fácil encontrar comida y cazarla o recogerla requería esfuerzo. Ciertos nutrientes eran esenciales para nuestra fisiología, pero no siempre era fácil encontrarlos en la naturaleza, como alimentos muy ricos en azúcares, sal y grasas. Como los humanos somos tan inteligentes genéticamente, el cuerpo ha ido evolucionando para desear consumir azúcares, sal y grasas. En aquellos tiempos la carne escaseaba, pero era una parte muy valiosa de las reservas de comida en la mayoría de las culturas. Y una buena parte de los seres humanos estaban delgados, sobrevivían con muchas menos calorías de las que consumen en la actualidad los habitantes de los países desarrollados.

En cambio, hoy en día nuestro sistema de alimentación está controlado por una pequeña cantidad de multinacionales. Los alimentos más comunes en Estados Unidos son la harina refinada, los lácteos y las patatas. Por desgracia, la mayoría de estas patatas se consumen como patatas fritas. Una cuarta parte de la población estadounidense ¡visita a diario los restaurantes de comida rápida![1] La cantidad de comida que ingerimos ha aumentado enormemente a lo largo de los últimos cincuenta años. Es una de las razones por las que en la actualidad hay los índices más elevados de obesidad de la historia humana. Más de una tercera parte de los adultos estadounidenses están obesos.[2] Una de cada tres personas nacidas en el año 2000 desarrollará diabetes, sobre todo por exceso de peso. La generación actual será la primera de la historia en ser menos longeva que la de sus padres. Es una triste constatación de nuestros valores modernos.

También se ha dado una enorme pérdida de la diversidad de los alimentos que consumimos. Una buena parte de la dieta de los estadounidenses se basa en alimentos procesados que contienen sal, azúcar y grasas en una proporción sumamente calculada para que les resulten agradables a las papilas gustativas de quienes los consumen y creen, además, adicción. El 70 por ciento de los alimentos procesados están genéticamente modificados. En Estados Unidos se está dando un creciente movimiento a favor de los productos ecológicos, pero la mayoría de los alimentos siguen conteniendo pesticidas por el sistema de cultivo, las hormonas procedentes de animales criados en granjas industriales y los antibióticos derivados de animales con una alimentación que favo-

---

1. Eric Schlosser, *Fast Food Nation: The Dark Side of the All-American Meal,* Mariner Press, Nueva York, 2012.

2. CDC, Division of Nutrition, Physical Activity, and Obesity, National Center for Chronic Disease Prevention and Health Promotion, 21 de setiembre de 2015.

rece la acumulación de grasas (y produce carne tierna). Los efectos de este uso masivo de antibióticos son aterradores. La amplia exposición a antibióticos en nuestro mundo está creando microorganismos superpotentes —bacterias resistentes a cualquier tratamiento con antibióticos existente— a una rapidez vertiginosa. Como ya he señalado, los antibióticos presentes en los alimentos están destruyendo la flora intestinal que nos protege de las alergias y las enfermedades.

Una muestra reciente de sangre extraída de cordones umbilicales en Estados Unidos reveló que la mayoría contenía más de 200 sustancias químicas industriales. De las 287 sustancias químicas detectadas, 180 causan cáncer en los humanos o en los animales, 217 son tóxicas para el cerebro y el sistema nervioso y 208 provocan defectos de nacimiento o un desarrollo anormal en las pruebas hechas con animales.[3] ¡Y nos preguntamos por qué se han disparado los índices del trastorno por déficit de atención y del trastorno de aprendizaje en los niños! Hemos estado realizando el mayor experimento sobre los alimentos industrializados y la mayor exposición tóxica que se ha visto en la historia de la humanidad.

¿Qué podemos hacer para resolver estos problemas? Una de las mejores noticias es que seguir una dieta ecológica durante una semana reduce en gran medida la exposición a los pesticidas, en concreto un 89 por ciento, comparada con la dieta convencional.[4] Probablemente, la mayor exposición a los pesticidas proviene de la carne y la leche de animales alimentados con cereales cultivados con pesticidas. Los pesticidas son liposolubles, por eso se almacenan en la grasa y en la carne de los animales hasta que los sacrifican para el consumo humano. O bien se liberan en la leche que producen. Si compras leche y carne ecológica, o reduces el consumo cárnico, disminuirás notablemente la exposición a los pesticidas. Y aunque la leche y en la carne ecológica se consigan con mucha más facilidad que veinticinco años atrás, siguen siendo caras. Si te estás planteando en qué invertir el dinero destinado a la alimentación, no lo derroches comprando manzanas, carne y leche ecológica y compra simplemente aguacates o maíz corrientes (contienen una menor concentración de pesticidas). También es bueno para el bolsillo reducir el consumo de carne y reemplazarla por una fuente de proteínas más saludable y económica, como las legumbres, los cereales y los frutos

---

3. Environmental Working Group, 2005.

4. L. Oates, *et al.*, «Reduction in Urinary Organophosphate Pesticide Metabolites in Adults after a Week-Long Organic Diet», *Environmental Research*, 132, 2014, pp. 105-111.

secos. De este modo estarás más sana y reducirás considerablemente la exposición a los pesticidas. Esta lista del Environmental Working Group[5] nos ha ido de maravilla tanto a mí como a mis pacientes.[6]

MAYOR CONCENTRACIÓN DE PESTICIDAS (ENUMERADOS DE LOS PEORES A LOS MEJORES)	MENOR CONCENTRACIÓN DE PESTICIDAS (ENUMERADOS DE LOS MEJORES A LOS PEORES)
Manzana	Aguacate
Melocotón	Maíz dulce
Nectarina	Piña
Fresas	Col
Uvas	Guisantes (congelados)
Apio	Cebolla
Espinacas	Espárragos
Pimientos rojos	Mango
Pepino	Papaya
Tomates *cherry*	Kiwi
Guisantes	Berenjena
Patatas	Pomelo
Pimientos picantes	Melón
Kale/col rizada	Coliflor
	Boniato

La Guía del Comprador del EWG sobre los pesticidas presentes en los alimentos estima que en los análisis realizados por el Departamento de Agricultura de Estados Unidos, se encontraron 165 pesticidas distintos en los miles de muestras de frutas y de verduras analizadas en el 2013.

Tras llevar años investigando las ventajas y desventajas de la variedad de opiniones contrapuestas sobre la comida, a Michael Pollan, periodista experto en alimentación, se le ocurrió el siguiente consejo dietético, que es mi preferido: «Come alimentos, pero no demasiados,

---

5. ONG estadounidense que defiende los intereses de los consumidores, especializada en financiar y publicar investigaciones relacionadas con la industria alimentaria y el medioambiente. (*N. de la T.*)

6. Environmental Working Group, ewg.org, 2016.

sobre todo vegetales». Como Pollan señala, todos los expertos en alimentación coinciden en que la dieta occidental habitual es muy mala para la salud.[7] Cuando Pollan dice «Come alimentos» se refiere a los que se ve por su aspecto que proceden de algo vivo. Su brevísimo libro, *Saber comer*, es una fuente maravillosa de sabiduría sobre la comida. Incluye: «No comas nada que tu bisabuela no reconocería como comida».

También me encanta su práctico consejo: «Compra en la periferia del supermercado y evita la zona del medio», es decir, compra frutas, verduras, carne, pescado, huevos, productos lácteos, cereales y pan, y evita toda la basura procesada, empaquetada y artificial de la zona del medio del supermercado. Un sabio consejo. Y teniendo en cuenta que nuestra dieta, históricamente hablando, era pobre en azúcar concentrado, ya que por aquel entonces los alimentos azucarados y dulces escaseaban, Pollan aconseja: «Evita los alimentos con cualquier tipo de azúcar (o edulcorante) en los que estas sustancias figuren en la etiqueta como los tres primeros ingredientes de la lista. Equivale a decir que evites los alimentos procesados, los altamente endulzados y los que contienen sustancias químicas. O sea, la mayoría de la comida rápida. Y el pasillo de los snacks. Y el de las sodas y las golosinas. Si eres capaz de evitar esta clase de productos, enhorabuena. Habrás reemplazado una dieta que causa enfermedades inflamatorias por otra antiinflamatoria y sana.

Lo que debes comer

Ya basta de hablar de lo que no debes comer, quizá sea más importante saber lo que *debes* comer, porque nada te ayudará a curarte con más rapidez y por completo que unos alimentos antiinflamatorios supernutritivos.

Cómete el arco iris

Si es un alimento de color rojo oscuro, violeta, azul, verde, naranja o marrón oscuro (como los frutos del bosque, las uvas y el vino tinto, la col lombarda, el *kale*, las naranjas, los boniatos, la cúrcuma, el chocolate, el café y el té), probablemente sea bueno para ti. Los flavonoides son un grupo de pigmentos vegetales con un gran poder antioxidante. Son el

---

7. Michael Pollan, *In Defense of Food: An Eater's Manifesto,* Penguin Books, Nueva York, 2008.

origen del color y también de gran parte de las propiedades antiinflamatorias, antialérgicas, antivirales y anticancerígenas de las hortalizas.

Come alubias y lentejas

Me encanta hacer que la gente se enganche a las alubias y a las lentejas porque son muy económicas y nutritivas. Son antiinflamatorias, proteínicas y ricas en fibra (lo cual baja los niveles de colesterol y de glucosa en la sangre) y en ácido fólico, B_6 y magnesio. La soja transgénica tiene muy mala prensa, ya que cada vez está más presente en el mercado y se añade a muchos «alimentos artificiales» para aumentar su valor proteico. Las investigaciones sobre los efectos de la soja ecológica en sus formas tradicionales —tofu, tempeh, miso, soja tierna— afirman unánimemente que el consumo de soja reduce el colesterol y muchas clases de cáncer. Y es una gran fuente de proteínas económica. Siempre recomiendo obtener la mayoría de las proteínas de fuentes vegetales saludables, sobre todo de las alubias y los frutos secos, aunque la mayoría de las personas también pueden comer carne, huevos y lácteos. Y aquí es donde es esencial escuchar a tu sabio cuerpo. Según mi experiencia clínica, algunos pacientes se encuentran mucho mejor llevando una dieta vegetariana en su mayor parte y, en cambio, otros prefieren comer carne con más regularidad. Fíjate en *tu* cuerpo para descubrir qué es lo que le hace relamerse de placer.

Un trío cardiosaludable delicioso

Los franceses han estado usando como ingredientes en sus recetas culinarias cebollas, ajos y setas durante años. No me extraña que sean tan longevos. La cebolla y el ajo contienen quercetina, un antioxidante natural que previene las enfermedades cardíacas al diluir la sangre ligeramente. También favorece la depuración del cuerpo y previene el cáncer. Las setas son ricas en betaglucanos, unos polisacáridos que reducen el colesterol y el azúcar en la sangre. También estimulan el sistema inmunológico celular y son conocidas por prevenir e incluso tratar el cáncer. Y por si esto fuera poco, son deliciosas.

Come crucíferas

Tal vez te preguntes cuáles son las verduras crucíferas. También se conocen como brasicáceas, e incluyen el brócoli, la col, la coliflor, las coles de Bruselas, el kale, la col rizada, los nabos, los rábanos y la rúcula. Desprenden un ligero olor a azufre (como los huevos o las ventosidades), de ahí sus atractivas propiedades de ser fuentes excelentes de compuestos sulfurosos que ayudan a limpiar el organismo. Sus fitoquímicos reducen los niveles de cáncer de colon, próstata, pulmón y mama.

Come alimentos fermentados

Los alimentos fermentados aportan todas las importantes bacterias intestinales beneficiosas de las que hablo en el capítulo siete. Como el yogur, el kéfir, el *chucrut*, el *kimchi* (col fermentada coreana), el *miso*, el *tempeh* (soja fermentada tradicional), el pan de masa fermentada, el vinagre, el kombucha (té fermentado) y la levadura nutricional. Este tipo de levadura es un condimento con un gran valor nutritivo. Tiene un ligero sabor a queso y se comercializa en forma de escamas amarillentas que se pueden espolvorear en los huevos, las verduras, las ensaladas y las palomitas a modo de condimento. Aporta proteínas vegetales de alta calidad, la fuente más rica de vitaminas del grupo B en la dieta, minerales, selenio y cromo. Reduce los niveles de triglicéridos y eleva los del LAD, el colesterol «bueno», ayuda a controlar el azúcar en la sangre y elimina el acné. Su sabor quizá no le atraiga a todo el mundo, pero si a ti te gusta, úsala con frecuencia.

Come grasas saludables

La locura de finales del siglo XX de consumir alimentos sin grasas no fue de utilidad porque redujo las grasas que son esenciales para la salud. Y las grasas ralentizan la digestión y hacen que nos sintamos llenos durante más tiempo. Son de alta densidad energética, pero la mayoría de las personas descubren que comen menos cuando consumen más grasas saludables en su dieta. Reemplazar los carbohidratos vacíos (harina y azúcar refinados) por grasas saludables es una buena opción para la mayoría de la gente.

También es una buena idea disfrutar de las grasas saludables del aceite de oliva, el aguacate, los frutos secos y las semillas, y las del pescado azul (como la sardina o el salmón salvaje del Pacífico). Estos aceites son ricos en ácidos grasos omega-3, que tienen propiedades antiinflamatorias. Consumir alimentos ricos en omega-3 y, si es necesario, suplementos de este tipo, es muy saludable. Según las investigaciones realizadas, la mayor fuente de omega-3 es el aceite de pescado por la larga cadena que aporta de omega-3 (AEP y ADH), que es antiinflamatoria (beneficiosa para todas las afecciones, desde las enfermedades cardiovasculares hasta la artritis) y, además, ayuda a tener unas uñas y un pelo sanos y brillantes. Las semillas de lino, cáñamo y chía también son ricas en omega-3, pero en cierto modo son menos eficaces que el omega-3 del aceite de pescado. Aun así, son muy nutritivas y es una buena idea incluirlas en cualquier dieta. Si quieres beneficiarte en especial del contenido del omega-3, ten en cuenta que estos aceites son «volátiles», lo cual no significa que sean inflamables, sino que se descomponen con los efectos del calor o de la luz. Para beneficiarte de su contenido de omega-3, es mejor consumir esta clase de semillas crudas. Para asimilarlas mejor tritura las semillas de lino y de cáñamo cuando vayas a usarlas. Yo aconsejo a mis pacientes que las trituren con un molinillo de café o de plantas medicinales y que las guarden cubiertas en la nevera como máximo una semana. Puedes espolvorear las ensaladas, el yogur o las verduras con estas semillas molidas, añadirlas a un *smoothie*, o emplear la chía entera. Si quieres usar aceite de linaza o de cáñamo, consérvalo en la nevera en una botella oscura. A mí me gusta añadirlo al aceite de oliva con el que aliño las ensaladas o rociar con él un poco las verduras.

El aceite de oliva, el aguacate, los frutos secos, las semillas y el pescado azul *reducen* los niveles de colesterol y la inflamación en el organismo y son cardioprotectores, por eso son ideales para el consumo diario. Vale la pena mencionar que el aceite de coco, compuesto de grasas saturadas, se solidifica a temperatura ambiente (¡a no ser que en la habitación haga calor!). Tiene un sabor apetitoso y por lo visto no afecta al colesterol. También está repleto de triglicéridos de cadena media (TGCM), unos lípidos a los que a tu cuerpo le cuesta más convertir en grasa almacenada y que quema con más facilidad que los triglicéridos de cadena larga. Los TGCM se convierten en monolaurina, una sustancia con grandes propiedades antivirales y antifúngicas. Por lo visto, el aceite de coco mejora la sensibilidad a la insulina en la diabetes y ayuda a controlar el nivel de azúcar en la sangre. Y, además, ejerce una acción antioxidante debido a sus compuestos fenólicos. Y, por último, los TGCM, como los que contiene el aceite de coco, están siendo investigados por sus efectos beneficiosos en el tratamiento del alzhéimer.[8, 9] Yo aconsejo a mis pacientes que elijan el aceite de coco como uno de los aceites para cocinar. Otra opción muy saludable es agregar leche de coco a tus recetas por su alto contenido en aceite de coco.

Si deseas sentirte bien y vivir muchos años reduce el consumo de aceites poco sanos, incluidos los aceites hidrogenados, el producto que menos me gusta. Como, por ejemplo, la grasa hecha de aceites vegetales hidrogenados que se encuentra en muchas galletas, *crackers*, palomitas para cocinar en el microondas, mantequilla de cacahuete, margarina y fritos. Esta clase de alimentos que contienen ácidos grasos trans —la sustancia más inflamatoria y perjudicial de todas— son los menos aconsejables. Tampoco es sano abusar del aceite de maíz y de soja por su contenido de ácidos grasos omega-6, que tienden más a inflamar el organismo. Pero si tienes el colesterol normal o bajo, puedes comer carne, huevos, mantequilla y lácteos sin excederte en ello. Si ya has cumplido los cuarenta, es aconsejable hacerte un análisis para saber si tienes el colesterol alto debido a la dieta o a la genética. Algunas personas están genéticamente predispuestas a absorber y producir un exceso de colesterol, y consumir más colesterol podría aumentar sus niveles de colesterol malo (LBD). Si es este tu caso, reduce el consumo de carne roja y de grasas procedentes de lácteos.

Come cereales integrales

Los cereales refinados, como el pan y la pasta hechos con harina refinada, y el arroz blanco, son mucho menos nutritivos que los integrales y se digieren tan deprisa que se convierten en azúcar. Son los alimentos problemáticos que le dan mala fama a los cereales. Pero los cereales integrales del género *Triticum* —trigo, centeno, farro y espelta—, y otro tipo de cereales —como el mijo, el maíz, la avena y el arroz integral—, son un alimento de *alto* valor nutritivo, ricos en fibra, vitaminas del grupo B y minerales. Presta atención porque la mayoría del pan que se vende como «pan integral» contiene harina integral mezclada con harina refinada. Lee atentamente la etiqueta. Si contiene «harina refi-

---

8. I. Hu Yang, *et al.*, «Coconut Oil: Non-alternative Drug Treatment Against Alzheimer's Disease», *Nutrición Hospitalaria,* Madrid, 32 (6) (1 de diciembre de 2015), pp. 2822-2827.

9. W. M. Fernando, *et al.*, «The Role of Dietary Coconut for the Prevention and Treatment of Alzheimer's Disease: Potential Mechanisms of Action», *British Journal of Nutrition,* 114 (1) (14 de julio de 2015), pp. 1-14.

nada enriquecida», no es integral. Pero si en la etiqueta figura: «harina integral» o «harina de centeno» como ingrediente principal, enriquecido con otros cereales integrales (avena, mijo, maíz, etc.), es pan integral auténtico. Y si está hecho con masa fermentada, significa que los microorganismos han descompuesto los azúcares que contenía y que por lo tanto tiene menos hidratos de carbono que el pan normal. Y aunque me guste el arroz, es probablemente el cereal menos nutritivo de todos y, además, es muy rico en carbohidratos. El arroz blanco es por supuesto el peor, pero incluso el integral aumenta el nivel de azúcar en la sangre más de lo deseado.

EN LUGAR DE CONSUMIR	¡PRUEBA ESTO!
Pan de harina refinada o con azúcar	Pan de harina integral o de centeno, enriquecida con cualquier otra clase de cereales integrales: avena, mijo o espelta
Pasta de harina refinada	Pasta de harina integral, pasta de quinua y maíz, o pasta de mijo
Tortillas de harina refinada	Tortillas de harina integral o de maíz
Cuscús (de harina refinada)	Bulgur, quinua o mijo
Arroz blanco	Arroz integral, o farro, quinua o mijo, una opción mejor

Como crecí en el Medio Oeste de Estados Unidos y vengo de un país consumidor de palomitas, quiero aclarar que las palomitas, hechas en aceite, tienen el mismo nivel de antioxidantes que los de la fruta fresca y, además, le aportan un alto contenido en fibra a tu dieta. Las cocinadas en el microondas, por desgracia, tienen los niveles más elevados de grasas trans que cualquier alimento debería contener, o sea que elimínalas de tu dieta. Pero puedes hacerlas en una cazuela o una palomitera sin ningún problema. A mí me gusta prepararlas con aceite de coco porque soporta mejor las temperaturas altas de cocción sin descomponerse en grasas trans. Y, además, le aporta un sabor delicioso a las palomitas.

También hay una serie de pseudocereales muy nutritivos —en realidad, son semillas—, como el arroz salvaje, la quinua, el trigo sarraceno y el amaranto. Como son semillas, tienden a ser proteicos y ricos en fibra y nutrientes.

Come pescado (¡con prudencia!)

Es evidente que consumir pescado dos veces a la semana es bueno en distintos sentidos, ya que es cardiosaludable y le aporta una rica fuente de omega-3 a la dieta, como sobre todo en el caso del salmón, las sardinas, las anchoas y la caballa, es decir, el pescado azul. Pero también puede ser problemático por una serie de razones. Ante todo, porque las reservas pesqueras del planeta se están agotando con una rapidez alarmante. No es aconsejable destruir unas reservas naturales tan importantes como las del pescado. En la página web seafoodwatch.org encontrarás información muy útil sobre los peces que puedes consumir sin afectar las reservas pesqueras.

Además, los peces de gran tamaño pueden almacenar en su cuerpo cantidades tóxicas de mercurio (y de otras sustancias tóxicas) al haberse estado alimentando de peces más pequeños que a su vez se alimentan de otros de menor tamaño que se alimentan de plantas naturales que contienen mercurio. Normalmente, si el pescado entero te cabe en el plato, no tendrá un exceso de mercurio. El pescado con más mercurio del mercado es el atún y el pez espada. Ten en cuenta que no *todo* el atún presenta este problema, depende de dónde se haya pescado, pero la mayor parte está contaminado de mercurio.

En tercer lugar, buena parte del pescado que consumimos proviene de piscifactorías en las que los peces no se alimentan con la dieta normal que seguirían si estuvieran en estado salvaje y tienen un déficit de muchos de los nutrientes importantes que hacen que el pescado sea un alimento saludable. Además, a los peces de piscifactorías les dan antibióticos para evitar las enfermedades y estas sustancias, como ya he indicado, son perniciosas para los humanos y el medioambiente. Los salmones de criaderos del Atlántico pueden contagiar enfermedades a la población natural de salmones en el caso de escaparse y, además, los tiñen de color rosa anaranjado para que parezcan salmones salvajes, por lo que no es mi ideal de comida sana. Pero no todos los peces criados en cautiverio son problemáticos, y algunas piscifactorías ubicadas en la costa están muy limpias e intentan aportar un mayor beneficio ambiental.

Pescado de piscifactorías sostenibles con bajos niveles de sustancias tóxicas

Almejas: en cautividad y salvajes
Bacalao: salvaje
Bagre: en cautividad
Calamar: salvaje
Cangrejos: salvajes
Mejillones: en cautividad

Ostras: en cautividad y salvajes
Róbalo: en cautividad
Salmón plateado: salvaje
Salmón real: salvaje

Salmón rojo: salvaje
Salvelino: en cautividad
Vieiras: en cautividad y salvajes

¿Qué es lo que *puedes* entonces comer? Consulta la lista de pescado de piscifactorías sostenibles con bajos niveles de mercurio procedente de fishwise.org que aparece arriba.

Toma té, café y vino con el chocolate

Siempre me gusta dar buenas noticias. Como ya he indicado, si un alimento es de color oscuro, como los que acabo de citar, significa que está cargado de flavonoides y que tiene propiedades antiinflamatorias y antioxidantes. El té verde ayuda a perder peso, previene cualquier tipo de cáncer y contiene L-teanina, que, como ya he señalado en el capítulo seis, reduce la ansiedad y fomenta el sueño y la claridad mental. El té negro también tiene propiedades beneficiosas, aunque no tantas como el té verde, ya que es algo menos oxidativo. Ambos frenan el deterioro cognitivo y reducen la proteína C-reactiva, un biomarcador de inflamación sistémica.

El café es la primera fuente de antioxidantes en la dieta de los estadounidenses —lo cual no la deja en demasiado buen lugar—, pero es muy rico en ellos. Gracias en parte a su capacidad de neutralizar los radicales libres producidos por la oxidación celular, el consumo de café reduce el riesgo de sufrir diabetes tipo 2, derrames cerebrales, párkinson y demencia senil, así como el riesgo de contraer cáncer de hígado y cirrosis hepática. La desventaja del café tiene que ver sobre todo con su uso. Muchas personas lo toman para seguir funcionando cuando lo que, en realidad, necesitan es echar una siesta o dormir mejor a diario. Consumir grandes cantidades de café, más de ocho tazas de 230 mililitros al día, es malo para el estómago y puede producir acidez estomacal y aumentar la presión arterial y el ritmo cardíaco. Las mujeres que gozan de las horas de reposo necesarias pueden tomar una o dos tazas de café a diario.

El vino tinto también es rico en flavonoides, pero contiene un antioxidante en especial, el resveratrol, conocido por prevenir la aterosclerosis o el endurecimiento de las arterias y ser anticancerígeno. Curiosamente, otras fuentes de alcohol, si se usan con moderación, aumentan la esperanza de vida. Todavía no se conoce al cien por cien la causa, pero sospecho que la respuesta de relajación provocada por la pequeña cantidad de alcohol consumida ejerce un efecto relajante en la respuesta de estrés suprarrenal. La cantidad de alcohol beneficiosa para una mujer es una copita de licor de 45 mililitros, una copa de vino de 180 mililitros o una lata de cerveza de 350 mililitros. Superar esta cantidad ya no es bueno para la salud. Y si eres prediabética o diabética, no olvides que el alcohol se convierte en el acto en azúcar en el organismo y que equivale a comer una porción de pastel de chocolate. De ahí que el consumo habitual de alcohol haga ganar peso por las calorías adicionales del azúcar. Como ocurre casi en todo, el secreto está en la moderación. Ten en cuenta que si te acostumbras a relajarte tomando alcohol, es posible que cada vez necesites ingerir una mayor cantidad y que acabes enganchándote a él. Tomar alcohol cuando eres feliz o estás con la familia o los amigos es sano. Pero si lo usas para desestresarte u olvidarte de un problema emocional, es peligroso. Tenlo en cuenta.

Los saludables beneficios del chocolate ha sido mi noticia preferida durante la última década. El chocolate está repleto de flavonoides y es rico en magnesio y arginina, por esta razón consumir una pequeña cantidad de chocolate negro (una hilera de una tableta de chocolate) con regularidad reduce la presión arterial. El chocolate también inhibe la agregación plaquetaria, es decir, previene la formación de trombos o los infartos. Es rico en esteroles vegetales, unos compuestos que inhiben la absorción de colesterol. La mayoría del chocolate se consume en tabletas o como chocolate caliente mezclado con azúcar y a veces con leche para potenciar su sabor. Como el azúcar no es demasiado recomendable, lo más saludable es consumir un chocolate con el mayor porcentaje de cacao posible comparado con los otros ingredientes. Por eso el mejor es el chocolate negro, y cuanto más porcentaje de cacao tenga, más beneficioso será para la salud. Si quieres maximizar tu terapia a base de chocolate, en la mayoría de las tiendas de productos naturales encontrarás cacao puro en polvo que no se ha calentado, por lo que conserva todo el poder de sus ingredientes curativos. Puedes usarlo para elaborar «Trufas de cacao puro» (véase esta receta, una de mis preferidas, en el Apéndice A). Advertencia: la primera vez que hice estas trufas estaban tan deliciosas que me comí varias antes de acostarme y no pude conciliar el sueño hasta las tres de la madrugada. El chocolate, en especial el concentrado, tiene una cierta cantidad de cafeína y si eres sensible a esta sustancia evita consumirlo por la noche.

Dale más sabor a tu vida

La mayoría de las especias que se usan para cocinar tienen grandes propiedades curativas. Ya he hablado de la cúrcuma, una poderosa especia antiinflamatoria y anticancerígena. Otras que forman parte de la lista de especias con propiedades antiinflamatorias son el pimentón dulce, el jengibre, el orégano, el romero, la canela, el hinojo, el cardamomo y el pimentón picante.

El jengibre reduce el dolor artrítico. Y la canela, además de ser antiinflamatoria, favorece el control del azúcar en la sangre. El hinojo es un remedio antiguo para la digestión, al igual que el cardamomo. Y este último también se ha demostrado que protege contra el cáncer de colon. En este caso se podría decir que ¡cuanto más sazones tu vida, mejor!

Cómo endulzarte la vida

Como muchas de mis pacientes están intentando adelgazar o son prediabéticas o diabéticas, me gustaría hacer unas sugerencias sobre los edulcorantes. En primer lugar, eliminar el azúcar de la lista de la compra consiste en parte en dejar de consumirlo y en acostumbrar el paladar a productos menos dulces sin añadirles endulzantes. Si consumes menos azúcar, te acabará ocurriendo ¡te lo prometo! Pero a veces nos apetece tomar algo un poco dulce. ¿Qué puedes hacer en estos casos? En primer lugar, el azúcar de caña no es el endulzante menos saludable, sino que el peor de todos es el sirope de maíz alto en fructosa por sus efectos sobre la resistencia a la insulina y por favorecer la diabetes. Y en mi opinión los edulcorantes artificiales como la sacarina, el aspartamo y la sucralosa son tan malos como el azúcar. Las investigaciones realizadas sobre estos tres edulcorantes son muy polémicas en cuanto a si son sustancias seguras, y la sucralosa reduce, además, la flora intestinal saludable. Mi mayor preocupación es que, aunque estas sustancias no tengan calorías ni eleven el azúcar en la sangre, el cuerpo responde a ellas subiendo el nivel de insulina como si hubiera consumido azúcar. Así que mientras te tomas tu cuarta soda *light* del día, ten en cuenta que te estás predisponiendo a padecer insulinorresistencia y diabetes aunque no consumas azúcar.

¿Qué puedes hacer si te apetece comer algo dulce? Pues… yo sostendría que la mayoría de la gente puede consumir sin ningún problema pequeñas cantidades de azúcar, miel, sirope de arce o melaza. Pero si eres prediabética o diabética, el sirope de agave es un endulzante calórico cuyas moléculas de azúcar se absorben un poco más despacio que las de los edulcorantes que aparecen en el recuadro. Es una opción. Y si necesitas un endulzante sin calorías, la estevia es una alternativa saludable. Esta planta de la selva tropical (la puedes cultivar en el jardín de tu casa) es muy dulce, pero deja un regusto amargo. De hecho, al *mejorar* la resistencia a la insulina reduce el riesgo de desarrollar diabetes. Pero como no a todo el mundo le gusta el regusto que deja, a veces es mejor combinarla con otros endulzantes saludables sin calorías o bajos en calorías, como, por ejemplo, alguno de los polialcoholes. Probablemente, conozcas los más habituales con los que se endulzan los chicles o las pastillas de menta sin azúcar (por ejemplo, el xilitol o el sorbitol). Son las sustancias que le dan a los chicles sin azúcar la fama de reducir las caries, y así es. Abarcan desde el eritritol sin calorías y el sorbitol bajo en calorías, hasta el maltitol, un tanto menos calórico que el azúcar. Tienen un sabor dulce y soso. Como no se digieren, pasan por el colon y pueden producir diarrea. Algunas personas son más propensas a que les ocurra que otras, de modo que ten cuidado cuando pruebes estos endulzantes. La estevia se encuentra en polvo y en forma líquida en la mayoría de las tiendas de productos naturales. Los polialcoholes también se venden en polvo, sobre todo el eritritol, en este tipo de establecimientos.

EVITA ESTOS ENDULZANTES	ENDULZANTES MÁS SALUDABLES CON CALORIAS	ENDULZANTES SALUDABLES BAJOS EN CALORÍAS O NO CALÓRICOS
Sirope de maíz alto en fructosa	Sirope de agave	Estevia
Sacarina	Miel	Eritritol
Aspartamo	Melaza	Xilitol
Sucralosa	Dátiles	
Potasio de acesulfamo	Azúcar de caña	
Neotame		

La comida es una parte esencial festiva en la cultura, la familia y la vida. La comida es diversión. Cuando celebramos un acontecimiento con los seres queridos, comer es realmente el placer que nos merecemos. Y cuando elegimos en especial alimentos nutritivos, el cuerpo se pone contento, nos sentimos bien. Y gozamos de salud. Pese a haber crecido con Froot Loops y Doritos (y comida casera, gracias, mamá), es increíble lo buena que sabe la comida fresca, biológica y bien preparada. Si la economía limita tus elecciones dietéticas, empieza consumiendo alimentos económicos y nutritivos. Cocina alubias. Usa especias. Cultiva tus hortalizas o elabora tu propio yogur. La comida sencilla es deliciosa y fácil de preparar.

No soy extremista en cuanto a la comida y estas sugerencias no son más que una guía. Creo que todo el mundo debe disfrutar de un pequeño postre de vez en cuando. Y es evidente que cada persona necesita mantener un equilibrio ligeramente distinto en la dieta para sentirse de maravilla. Acuérdate de escuchar y seguir la sabiduría de tu cuerpo y descubre a dónde te lleva. ¡Que aproveche!

9

El sueño: descanso y renovación para el cuerpo y la mente

Si la fatiga es la queja más común de las mujeres que vienen a mi consulta, los problemas de sueño les siguen a la zaga. Y a los hombres les pasa lo mismo. El insomnio y la falta de sueño cuando son severos nos hacen sentir (y parecer) como si no estuviéramos en nuestros cabales: irritables, malhumorados, olvidadizos, deprimidos, incluso paranoicos o psicóticos. Estamos viviendo una epidemia de falta de sueño en el mundo moderno. ¿Por qué tantas personas tienen problemas para conciliar el sueño o dormir de un tirón? Suele deberse a una combinación de factores vitales y fisiológicos, y la solución es aprender a armonizar nuestro estilo de vida con las necesidades del cuerpo.

Gabriela, una elegante mujer divorciada de cincuenta años, es una asesora de alta tecnología muy exitosa y una madre sin pareja de dos chicos adolescentes. Cuando la vi por primera vez se quejó de insomnio, sobre todo de despertarse en mitad de la noche y de no poder volver a dormir. Supuse que estaba demasiado estresada y que, probablemente, no dormía debido a los sofocos de la menopausia. Pero curiosamente Gabriela *no* era menopáusica y las pruebas suprarrenales revelaron que no solo tenía unos niveles de estrés normales, sino que, además, eran casi perfectos. A decir verdad, se estaba desenvolviendo de maravilla en su exigente y ocupada vida laboral y como madre sin pareja.

Gabriela había descansado bien por la noche toda su vida. Hasta que empezaron los problemas de sueño, era una mujer activa que practicaba una variedad de deportes. Pero debido a las exigencias de unos padres mayores y de su apretada agenda laboral, se había vuelto mucho menos activa. También había empezado a salir con un hombre estupendo —un gran progreso en su vida— que era por lo visto un entendido en vinos. Gabriela comenzó a tomar una copa o dos de vino cada noche. El vino, como el Xanax, la relajaba, pero la dejaba sin energía al cabo de tres o cuatro horas y le producía el desagradable efecto de mantenerla en vela hasta las dos o las tres de la madrugada. Y cuando se quedaba a dormir en la casa de su novio, se había acostumbrado a usar el despertador de su teléfono inteligente y a enviar varios correos electrónicos y mensajes de texto antes de acostarse.

Cuando Gabriela se dio cuenta de cómo su estilo de vida le estaba causando insomnio, empezó a hacer los cambios necesarios para recuperar los patrones naturales de sueño. Se hizo un hueco en su agenda para salir a correr o ir al gimnasio tres días a la semana. Redujo a regañadientes el consumo de vino y se sorprendió de lo mucho mejor que ahora dormía. En la actualidad solo toma una copa de vino en la cena unos pocos días a la semana. Y ya no lleva el móvil al dormitorio. Como a mí me gusta decir, la cama y el dormitorio (a no ser que vivas en un estudio) están reservados para el sueño y el sexo. El trabajo o las herramientas de trabajo (ordenador, móvil, etc.) se deben dejar fuera. También aconsejo no tener en el dormitorio ningún aparato electrónico, ni siquiera el televisor. A Gabriela la nueva receta de escuchar las necesidades de su sabio cuerpo le sentó de maravilla y ahora duerme profundamente la mayor parte del tiempo.

La Fundación Nacional del Sueño señala que un adulto necesita de siete a nueve horas de sueño para renovarse. Los adolescentes necesitan dormir más, de ocho a diez horas. Sin embargo, en el 2000 la mayoría de los estadounidenses dormían ¡solo 6,5 horas cada noche! Y Estados Unidos no es el único país donde esto ocurre. El problema de la falta de sueño ha alcanzado proporciones epidémicas en las sociedades modernas.

Lamentablemente, muchas de las características de la civilización moderna dificultan el sueño. La excesiva iluminación interior y exterior, como mirar pantallas de móviles y tabletas antes de acostarse, reduce los niveles de melatonina y hace que cueste más conciliar el sueño. Los días sedentarios y el excesivo consumo de cafeína mitigan los efectos curativos de un sueño profundo.

El problema de la falta de sueño viene en parte de que nunca antes la gente había trabajado tanto. En los últimos veinte años se han añadido 158 horas más a la jornada laboral anual y al tiempo empleado para ir al trabajo. Las madres trabajadoras con hijos pequeños han sumado

241 horas más a la jornada laboral anual y al tiempo empleado para desplazarse al trabajo desde 1969. Y dormir menos para trabajar más se ve como una actitud activa y productiva; en cambio, dormir más, o al menos lo suficiente para reponer fuerzas, se percibe como pereza o autocomplacencia. En la actualidad ciertas compañías progresistas están incluyendo en el lugar de trabajo espacios para hacer la siesta, porque se han dado cuenta de que los empleados son más productivos y eficientes cuando gozan de las horas de reposo necesarias. Sin embargo, la mayoría de las personas siguen viviendo en un entorno que no valora la importancia del descanso.

Escuchar a tu sabio cuerpo significa que cuando estás cansada simplemente decides dormir, aunque parezca poco realista. Hay momentos en los que, sin duda, vale la pena trasnochar, como cuando tenemos que ocuparnos de nuestro hijo recién nacido o acabar a toda prisa un proyecto importante en el trabajo. El secreto está en hacer que estas situaciones sean una excepción y no la regla. Tu falta de sueño tiene que estar respaldada por un estilo de vida que te permita dormir lo suficiente como para sentirte renovada, y cuando de vez en cuando tengas que dormir menos de lo necesario, es importante priorizar el pagar tu deuda de sueño lo antes posible.

Duerme lo suficiente

Acostarte temprano para dormir lo suficiente puede ser todo un reto en la vida moderna, pero es más difícil aún *no* poder conciliar el sueño o hacerlo de forma *fragmentada*. Las siguientes directrices te ayudarán a escuchar tu cuerpo sabio y crear un entorno que favorezca el descanso. Se basan en las necesidades tradicionales del cuerpo humano.

Deja el hábito de la cafeína y reduce el consumo de alcohol. La sensibilidad a la cafeína de mis pacientes es muy diversa, desde: «Si tomo cafeína no puedo dormir» hasta «Aunque me tome un expreso doble antes de acostarme, duermo a pierna suelta». Una de las razones es que genéticamente algunas personas metabolizan la cafeína con lentitud y otras con rapidez, por lo que son más o menos susceptibles a sus efectos estimulantes. Tú ya sabes cómo eres. La mayoría de la gente debe evitar tomar cafeína después de las tres de la tarde para poder descansar bien por la noche. Prescindir del alcohol, o al menos no consumirlo tres horas antes de acostarse, evita que te despiertes en mitad de la noche.

Evita los medicamentos que interfieren en el sueño. Muchos medicamentos comunes interfieren en el sueño en ciertas personas, pero no les producen estos efectos a todas. Si estás tomando alguno de los fármacos del recuadro de la página 212, intenta si lo deseas tomártelo por la mañana en lugar de por la noche. O pídele al médico que te lo ha recetado si te puede cambiar la medicación. Usa la sabiduría de tu cuerpo para descubrir si el medicamento te está impidiendo conciliar el sueño.

Mantente activa durante el día. La actividad física de cualquier tipo favorece la relajación y un sueño reparador. Puedes simplemente salir a pasear o hacer un ejercicio vigoroso. Lo ideal es hacer ejercicio por la mañana al aire libre, puesto que la luz solar te ayuda a que tu reloj biológico funcione con normalidad, estando despierta y activa de día y sintiendo sueño por la noche. A algunas personas también les gusta hacer ejercicio por la noche, pero si lo haces poco antes de acostarte puede estimularte demasiado. Fíjate en lo que le va bien a tu cuerpo. Hay a quien le relaja hacer una actividad suave (pasear, yoga, taichí, qigong) antes de ir a dormir.

Baja las luces y crea un ambiente silencioso una hora o dos antes de acostarte. La «contaminación lumínica» (imagínate las grandes ciudades iluminadas al caer la noche y todas las luces encendidas de tu casa) es una de las formas en que la sociedad moderna agrava nuestro perturbado patrón del sueño al alterarnos el ritmo circadiano, es decir, el reloj biológico que nos indica que ha llegado la hora de acostarnos cuando oscurece. Y en las últimas décadas la contaminación lumínica en el hogar ha empeorado. Las pantallas de los teléfonos inteligentes y de las tabletas iluminadas por medio de diodos emisores de luz, o leds, despiden una luz más azulada que la de las bombillas incandescentes tradicionales, las velas o la luz del fuego de la chimenea. Y muchas personas están reemplazando las bombillas por bombillas led ecológicas que también emiten una luz más azulada. Cualquier exposición a la luz por la noche puede confundir tu ritmo circadiano y cambiarte el reloj biológico de «es de noche» a «no estoy segura» por los efectos estimulantes de la luz en las células fotorreceptoras de tus ojos. Estos le indican a la glándula pineal que produzca menos melatonina. La melatonina es la señal hormonal del sueño y de la «noche» en tu reloj interno. Pero la luz de color azul intenso inhibe la melatotina el *doble* que la luz más amarillenta de una longitud de onda más larga.[1] La luz más azulada a la que ahora estamos expuestos tiene el doble de efecto negativo sobre el sueño que la luz de interiores de antes.

---

1. S. W. Lockley, G. C. Brainard y C. A. Czeisler, «High Sensitivity of the Human Circadian Melatonin Rhythm to Resetting by Short Wavelength Light», *Journal of Clinical Endocrinology and Metabolism*, 88 (9), 2003, pp. 4502-4505.

Medicamentos que alteran el sueño

- Medicamentos hipertensivos
  - Betabloqueadores (como propranolol, metoprolol, atenolol, nebivolol, nadolol y otros)
  - Alfabloqueadores (prazosina, doxazosina, terazosina y otros)
- Medicamentos para el asma
  - Agonistas de los receptores beta (albuterol, metaproterenol, pirbuterol, terbutalina, isoetarina, levalbuterol y salmeterol)
  - Teofilina
- Remedios para la tos y el resfriado y medicamentos para las alergias (contienen pseudoefedrina, fenilefrina o oximetazolina en aerosoles nasales)
- Antidepresivos (citalopram, escitalopram, fluoxetina, fluvoxamina, paroxetina, sertralina, venlafaxina, bupropión)
- Corticosteroides (cortisona, metilprednisolona, prednisona y triamcinolona)
- Medicamentos para el TDAH (metilfenidato, dextroamfetamina, benzfetamina, modafinilo)
- Medicamentos tiroideos (levotiroxina, liotironina, extracto desecado de tiroides)
- Fármacos cardíacos antiarrítmicos (amiodarona)
- Medicamentos para el alzhéimer (donepezil, galantamina y rivastigmina)
- Medicamentos para el párkinson (levodopa, entacapona y amantadina)
- Medicamentos con cafeína para la migraña sin necesidad de receta
- Tratamientos anticancerígenos: herceptina, tamoxifeno
- Suplementos nutricionales: SAMe, ginseng, efedrina, DHEA, suplementos glandulares suprarrenales o tiroideos, suplementos con estimulantes o cafeína para adelgazar, guaraná, mate, hierba de San Juan, yohimbina, vitaminas del complejo B para tomar antes de acostarse

Un estudio publicado en el *British Medical Journal* afirmaba que cuanto más tiempo pasan los adolescentes ante una pantalla, más les cuesta conciliar el sueño por la noche. Los adolescentes que se pasan cuatro o más horas diarias delante de una pantalla son un 350 por ciento más proclives a dormir menos de cinco horas por la noche. También están un 49 por ciento más predispuestos a necesitar más de una hora para conciliar el sueño.[2] Un pequeño estudio reciente sobre chicos adolescentes reveló que llevar gafas de color ámbar a la hora de acostarse (bloquean la luz azul) había evitado la caída en picado de la melatonina en los participantes del grupo de control y les había aumentado la sensación de sueño a la hora de acostarse.[3]

¿Cómo puedes solucionar este problema? En primer lugar lo mejor es evitar las pantallas durante las dos o tres horas antes de acostarte. Y bajar las luces de tu hogar varias horas antes. También puedes usar distintas luces para distintos momentos de la jornada: durante el día luces blancas que se parezcan a todo el espectro superpuesto de la luz y por la noche bombillas incandescentes o de otro tipo que no sean azuladas. Y, por supuesto, las velas y el fuego de la chimenea favorecen acogedoramente el sueño. Si necesitas entretenerte con el ordenador o mirando la televisión por la noche, plantéate en serio adquirir unas gafas con cristales ámbar o un filtro de este color para la pantalla del ordenador o del iPad. Hay una aplicación gratuita muy práctica que va reduciendo lentamente la luz azulada que despide el ordenador y aumenta la luz amarillenta a medida que llega la noche (justgetflux. com). Estos cambios son importantes para ti, pero tal vez lo sean más aún para tus hijos pequeños y adolescentes. La alteración del ritmo circadiano no solo afecta el sueño y el estado de ánimo, sino que, además, predispone a desarrollar cáncer. La exposición a una luz saludable que imita las distintas tonalidades que estamos preparados para recibir —la blanca compuesta por la superposición de todo el espectro de la luz durante el día, una luz ámbar tenue por la noche y una oscuridad absoluta durante el sueño— nos mantiene felices, sanos y descansados.

Cena con frugalidad antes de acostarte. No es adecuado cenar copiosamente por la noche. Pero tomar un pequeño snack varias horas

2. M. Hysing, S. Pallesen, K. M. Stormark, R. Jakobsen, A. J. Lundervold y B. Sivertsen, «Sleep and Use of Electronic Devices in Adolescence: Results from a Large Population-Based Study», *BMJ Open*, 5 (1), 2015, e006748.

3. Jacob Schor, «Life through Orange-Colored Glasses: Blue-Blocking Lenses May Alleviate Sleep Disruption in Teens», *Natural Medicine Journal* 7, n.º 9 (setiembre de 2015).

antes de irte a la cama es una buena idea. El pavo es rico en triptófano, un aminoácido que favorece el sueño. La caseína, la proteína de la leche, también induce el sueño. Así que la idea de tomarnos un vaso de leche caliente antes de acostarnos ¡tiene una base científica! Una buena cena es tomar una pequeña loncha de pavo y otra de queso acompañadas de una galleta salada integral o de una rodaja de manzana. Es importante evitar comer carbohidratos simples (como azúcar, harina refinada, arroz blanco) antes de acostarte porque hacen que el nivel de azúcar se dispare y luego baje en picado mientras duermes, despertándote posiblemente en mitad de la noche. Pero tomar carbohidratos complejos saludables —como una pieza pequeña de fruta o una rebanada de pan integral— ayuda al triptófano a cruzar la barrera hematoencefálica, por lo que inducen a tu ocupado cerebro a sosegarse y a dormirse. Otros alimentos ricos en triptófano que favorecen el sueño son la soja, la espirulina, los huevos, el pescado y el marisco, la carne de monte, las semillas de sésamo y las espinacas.

Vale la pena mencionar que muchos de mis pacientes tienen que levantarse en mitad de la noche para ir a orinar y esto se vuelve cada vez más problemático a medida que uno se hace mayor (sobre todo en los hombres). Aunque la leche caliente sea un agradable remedio para coger el sueño, en general es mejor no tomar demasiados líquidos poco antes de acostarte para reducir las posibilidades de tener que levantarte en mitad de la noche para ir al baño. Ten en cuenta que la mayoría de mis pacientes que dicen tener que levantarse por la noche para orinar, *en realidad,* se levantan por otras razones y entonces deciden hacerlo. Si duermes profundamente toda la noche, puede que descubras que ¡no necesitas levantarte para ir al lavabo!

Date un baño caliente o dúchate antes de acostarte. Este ritual es relajante y, además, hace que te suba la temperatura corporal. Cuando la temperatura te baja, el cuerpo se adormece de manera natural. Como la mayoría de la gente duerme mejor en una habitación con una temperatura ligeramente fría, enfría un poco el dormitorio. La temperatura ideal para dormir es entre los 15 y los 20 grados. Los ventiladores sencillos para los días calurosos (o para los sofocos) tienen la ventaja de que el ruido de fondo que generan te ayuda a dormir mejor. Curiosamente, mantener el dormitorio fresco y los pies calientes *también* favorece el sueño. Si duermes con calcetines o te aseguras de mantener los pies calientes (por ejemplo, usando una bolsa de agua caliente), tenderás menos a levantarte en mitad de la noche.

Siente debilidad por tu colchón. Si tu colchón es demasiado incómodo te impedirá dormir bien. Plantéate cambiarlo por otro si te despiertas por la mañana con el cuerpo más dolorido de lo que lo tenías antes de acostarte. Como muchos colchones despiden sustancias químicas tóxicas, sobre todo cuando son nuevos, plantéate adquirir uno más ecológico. Algunos colchones que anuncian por la televisión contienen espuma de poliuretano, formaldehído, ácido bórico, antimonio (un metal pesado similar al arsénico) y, lo peor de todo, polibromodifeniléteres (unos compuestos conocidos también como ignífugos). Todas estas sustancias son cancerígenas y pueden afectar el funcionamiento de tu sistema inmunitario. Plantéate adquirir un colchón más natural de materiales como el algodón, la lana o el látex. Las etiquetas de los colchones que indican que están libres de materiales tóxicos son:

- **Norma Textil Orgánica Global (GOTS):** al menos el 95 por ciento de los materiales del colchón están certificados como orgánicos. Ciertas sustancias, como las ignífugas y el poliuretano (comunes en los productos de espuma viscoelástica) están prohibidas.
- **Norma Látex Orgánica Global (GOLS):** esta certificación se aplica a los colchones de látex y asegura que solo sean de látex orgánico.
- **Norma Oeko Tex®100** (son buenos colchones, pero menos estrictos en el sentido ecológico): esta certificación limita las emisiones de sustancias tóxicas como las del formaldehído y los compuestos orgánicos volátiles (COV). Las sustancias ignífugas, los colorantes químicos y los tintes alergénicos están prohibidos.

Comprar un colchón es la oportunidad perfecta para dejarte guiar por la inteligencia de tu cuerpo. Dado que cada persona necesita algo ligeramente diferente en cuanto a la calidad de un colchón, puedes elegir el tuyo sin necesidad de tumbarte en él. Elige uno que haga que tu cuerpo exclame encantado: «Ahhhhhhhh».

Procura acostarte a las diez de la noche: en la tradición holística (hindú) del ayurveda, las horas de sueño más reparadoras son las previas a la medianoche. Recuerda que el cuerpo está acostumbrado a acostarse poco después del anochecer y a levantarse al amanecer, así que cuanto más sigas este antiguo reloj biológico, mejor descansarás. *Sin duda,* es cierto que algunas personas noctámbulas tienen el reloj nocturno invertido y desean acostarse pasada la medianoche y levantarse entre las diez de la mañana y el mediodía. En este caso, lo mejor es trabajar por cuenta propia o en un turno de tarde, porque intentar tener un trabajo normal que empieza a las ocho de la mañana es una tortura para este tipo de personas. A lo largo de los años he podido ayudar a algunos de mis pacientes noctámbulos aconsejándoles que adelantaran 15 minutos cada semana la hora de acostarse hasta llegar a la deseada. Esta solución exige práctica y perseverancia, pero el problema que tiene es que durante las vacaciones o las fiestas vuelven a las andadas. Y entonces tienen que adaptarse de nuevo a acostarse más temprano. No hay nada malo en tener el reloj nocturno invertido mientras duermas lo suficiente. Es un problema muy común, sobre todo para los que tienen una pareja madrugadora que se despierta en cuanto el sol sale por el horizonte. Si eres una persona mañanera, acuéstate temprano a toda costa para dormir lo suficiente.

Convierte el dormitorio en tu santuario del sueño. Debe estar a oscuras, silencioso, fresco y sin aparatos electrónicos (sobre todo el televisor); móviles incluidos, porque siguen transmitiendo señales mientras duermes. Y casi todo el mundo que conozco no solo usa el móvil para llamar a los amigos, sino también para hacer consultas relacionadas con el trabajo. Dejar el móvil cerca de ti mientras duermes es como si dejaras el ordenador con el que trabajas abierto sobre la mesilla de noche, recordándote todos los mensajes de texto y correos sin responder. Te mantiene la mente en modo de estrés, lo cual *no* es compatible con un sueño reparador. Y, además, puedes sentir la poco sana tentación de mandar un mensaje de texto o un correo en mitad de la noche cuando te despiertas, y el brillo de la pantalla inhibirá la secreción de melatonina y alargará tus periodos de insomnio. También me preocupa en especial que la gente deje el móvil cerca de su cabeza porque las investigaciones sugieren que podrían estar aumentando los índices de tumores cerebrales en los sujetos que más horas pasan con el móvil pegado al oído.

A algunas personas los dispositivos eléctricos, encendidos o apagados, también les alteran el ritmo circadiano por las radiaciones electromagnéticas que emiten. No les ocurre a todas, pero si descubres que no puedes dormir a pesar de haber puesto en práctica todo lo que he sugerido, plantéate alejar el despertador y cualquier aparato eléctrico de la cama como mínimo un metro. Si no estás segura de si deberías preocuparte por los aparatos eléctricos, puedes comprobar la intensidad de sus radiaciones electromagnéticas con un medidor de Gauss, que puedes adquirir en Internet. Asegúrate de que las radiaciones electromagnéticas que emiten tus dispositivos no sobrepasen la cifra recomendada por los expertos.

Los tapones para los oídos van de maravilla para reducir el ruido ambiental, como los ronquidos o los sonidos del que está durmiendo a tu lado, sea tu pareja o una mascota. Cuando nuestras hijas gemelas eran pequeñas y mi marido y yo nos turnábamos por la noche para cuidarlas, llegamos a sentir devoción por los tapones para los oídos porque a aquel que le tocara dormir podía descansar sin despertarse con los ruidos. En el mercado los encontrarás de diversos materiales, desde simplemente de espuma hasta de silicona hechos a medida, adaptados a la forma de tu conducto auditivo. Como cada persona tiene sus propias preferencias, te sugiero que les eches un vistazo para averiguar cuáles son los que mejor te van. Mis preferidos son los de silicona por lo económicos y cómodos que son, aunque debo admitir que cuando me los pongo no me despertaría aunque sonara la alarma de incendios. Si eres una de esas personas que no soporta llevar algo dentro de los oídos, puedes adquirir en Internet auriculares para dormir sin molestias que también son muy eficaces (búscalos en hibermate.com). Y si no puedes usarlos porque tienes hijos pequeños a tu cargo, haz todo lo posible para reducir los ruidos del dormitorio que te puedan desvelar. Pide a tu pareja que resuelva su problema con los ronquidos o plantéate adquirir un aparato generador de ruido blanco para inducir el sueño.

Destierra al gato o al perro de la habitación. A no ser que estés absolutamente segura de que tu mascota no te despertará cuando se acurruque junto a ti, se mueva o se eche a gemir por la noche, asígnale a tu amigo peludo otro lugar donde dormir, porque si duermes a pierna suelta serás una dueña más risueña. No olvides que si tus hijos duermen contigo también te pueden desvelar. Solo tú puedes decidir si quieres seguir durmiendo con tu bebé o tu hijo pequeño —no existe una respuesta adecuada para todo el mundo—, pero si tu retoño te impide dormir en condiciones serás una mamá mucho menos paciente por la mañana. A veces, cuando amamantas a tu bebé por la noche te resulta más fácil dormir con él. Pero si ya empieza a estar más crecidito de la cuenta, puede impedirte gozar de un sueño reparador. Hazte un favor a ti misma y acuesta a tu tesoro en su propia habitación asegurándote de que sea un lugar cómodo y seguro. La transición tal vez sea un tanto dramática, pero a la larga habrá valido la pena porque descansarás mucho mejor. Y si tú y tu familia tenéis pensado dormir en la misma cama en el futuro, os aconsejo que adquiráis la cama más grande posible (o camas combinadas) que podáis encontrar.

Usa aceites esenciales como el de lavanda o de melisa. Échalo en el agua del baño, aplícatelo en la piel en una loción o aceite corporal, o vierte unas gotitas en la almohada para que te ayude a dormir mejor.

No hagas nada más en la cama salvo dormir o tener sexo. Si no padeces insomnio, puedes leer en la cama mientras el tema no tenga que ver con el trabajo. Pero si tienes problemas para dormir es mejor leer en una silla fuera del dormitorio e irte a acostar cuando te entre sueño. Nunca trabajes, te ocupes de problemas domésticos ni pagues facturas en la cama. Escribir —correos o mensajes de texto— en la cama es una mala idea porque 1) te desvela y, además, 2) la luz azulada de la pantalla del dispositivo electrónico que captan tus ojos reduce la producción de melatonina en tu organismo cuando intentas conciliar el sueño. Si te despiertas en mitad de la noche y no puedes volver a dormirte al cabo de quince minutos, levántate de la cama y haz algo relajante. Entrena tu cuerpo para que sepa que lo único que harás en la cama es dormir... o tener sexo. Sobre todo porque el sexo favorece el sueño. Si es posible no trabajes ni hagas nada estresante al menos una hora antes de acostarte. Lo ideal es que dos horas antes de irte a la cama te dediques a estar relajada o a pasar un rato con los tuyos.

¿Sigues sin poder dormir?

Estos consejos son importantes para los pacientes de mi consulta que tienen problemas para dormir, pero después de seguirlos muchas mujeres siguen sin descansar bien por la noche. Si el problema es que tu mente está demasiado acelerada y no quiere bajar el ritmo, hay muchas opciones para resolverlo. En primer lugar, hacer ejercicio físico o alguna clase de actividad meditativa (meditación sedente o andando, yoga, taichí, qigong) va de perlas para aprender a sosegarte. El sencillo ejercicio de la respiración abdominal (véase la página 46) también fomenta en gran medida la relajación. O si lo prefieres puedes hacer el ejercicio de las sensaciones físicas (véase la página 61) para descubrir qué partes de tu cuerpo están tensas o les cuesta relajarse a la hora de acostarte. Respira profundamente desde ellas segura de que abordarás esos temores tuyos como es debido por la mañana. Imagínate que mientras respiras desde tu cuello tenso o tu ocupado cerebro todos esos pensamientos y miedos se van de tu cuerpo.

A todos nos cuesta calmarnos mentalmente en momentos sumamente estresantes, caóticos o dolorosos, pero el cerebro de algunos de mis pacientes está agitado y parlanchín a todas horas. En estos casos empleo los tratamientos que describo más abajo. Ten en cuenta que prácticamente *todas* las plantas medicinales y los suplementos para dormir aumentan los efectos sedantes de los somníferos o de los medicamentos para la ansiedad, o del alcohol, y también los de los narcóticos para el dolor. Si estás tomando alguna medicación, consúltalo con el médico antes de recurrir a cualquiera de estos productos.

Plantas y suplementos para dormir

Raíz de valeriana: la valeriana, la reina de las plantas para dormir, está respaldada por una serie de investigaciones excelentes que corroboran su eficacia en inducir el sueño, mejorar y alargar el sueño profundo y propiciar unos ciclos del sueño saludables. La posología de la valeriana es muy amplia, desde 20 miligramos (la dosis de la mayoría de las bolsitas de té para dormir a base de valeriana) hasta 600 miligramos (la dosis de los suplementos) que se toman 45 minutos antes de ir a dormir. La mayoría de las mujeres no se levantan con «resaca» por la mañana por haberla tomado, pero a algunas les ocurre. Los otros efectos secundarios más comunes de la valeriana son tener una mayor cantidad de sueños en algunas personas, lo cual puede ser positivo o no, depende de si se trata de pesadillas. Como ocurre con cualquier otra sustancia, te sugiero que empieces tomando pequeñas dosis y que las vayas aumentando según tus necesidades. La valeriana actúa mejor cuando la tomas con regularidad.

Pasiflora: esta planta, además de ser muy bonita, es un remedio suave y eficaz para el insomnio y la ansiedad. Apenas produce efectos secundarios y es útil cuando la valeriana no surte efecto. Se puede tomar como un té (macerar una cucharadita de pasiflora en agua de 10 a 15 minutos), en cápsulas o en tintura. También se encuentra en el mercado combinada con otras hierbas para dormir.

Magnesio: como ya he señalado, el magnesio es importante para la energía y la relajación muscular, pero también favorece el sueño. Un excelente ensayo clínico realizado con personas mayores reveló que tomar 500 miligramos antes de ir a la cama es eficaz para dormir.[4] El magnesio se comercializa bajo numerosas formas, algunas son más indicadas para ablandar las heces en caso de necesitarlo (citrato, óxido, cloruro) y otras van mejor para conciliar el sueño, reponerse de la fatiga

---

4. B. Abbasi, *et al.*, «The Effect of Magnesium Supplementation on Primary Insomnia in Elderly: A Double-Blind Placebo-Controlled Clinical Trial», *Journal of Research in Medical Science,* 17 (12) (diciembre de 2012), pp. 1161-1169.

o eliminar los espasmos musculares (los compuestos de aspartato son muy eficaces para la fatiga, el glicinato de magnesio y el L-treonato son indicados para la ansiedad o el sueño). También es posible usar el magnesio tópicamente en una loción, gel o aceite de cloruro de magnesio. Algunos profesionales de la salud recomiendan aplicárselo en los pies antes de acostarse. Este método es también un agradable ritual nocturno para los niños. Y darse un baño antes de ir a dormir con sales de Epsom (sulfato de magnesio) es relajante y soporífero.

Otras plantas y suplementos útiles: como ya he mencionado en el capítulo seis, la L-teanina, la Lavela (aceite de lavanda por vía oral) y la kava son suplementos nutricionales que reducen la ansiedad y favorecen el sueño. Muchos remedios para dormir del mercado llevan una combinación de plantas y suplementos para que sean más eficaces. Los que contienen hierbas seguras como la manzanilla, el lúpulo, la escutelaria y la melisa producen buenos efectos. Las primeras investigaciones revelan que el extracto de semillas de amapola de California es útil para la ansiedad y el insomnio, en especial un estudio reciente en el que el extracto se combinó con magnesio y espino. El extracto de semillas de amapola de California también reduce el dolor por la noche, por lo que es una buena opción si el insomnio se debe en parte al dolor crónico.

Cuando un paciente tiene depresión e insomnio, uno de mis tratamientos habituales es el 5-HTP (5-hidroxitriptófano). Se trata de un precursor de la serotonina y, al tener, además, efectos sedantes en la mayoría de las mujeres, les ayuda a conciliar el sueño y a dormir de un tirón. No puedes tomarlo si te han recetado antidepresivos, de modo que si tomas otros medicamentos consúltalo con el médico antes de usarlo.

La melatonina también es eficaz y constituye un suplemento muy seguro para conciliar el sueño si se toma de 0,4 miligramos a 5 miligramos como máximo a la hora de acostarse. Como la glándula pineal libera melatonina por la noche como parte de activar el reloj interno del sueño, la melatonina es eficaz en las personas que tienen este reloj alterado. Por ejemplo, los estudios han demostrado que la melatonina produce buenos resultados si uno se la toma cuatro días seguidos al viajar en avión para mitigar los efectos del desfase horario. También es eficaz para los que realizan turnos rotativos en el trabajo y para las personas mayores con niveles más bajos de melatonina natural. Es uno de los principales suplementos que uso para los adolescentes con problemas de sueño. Aunque no sea tan eficaz para el insomnio crónico de los adultos, a ciertas personas les va muy bien y es un producto que se puede probar sin ningún problema.

¿Podrían las hormonas perturbarte el sueño?

Si llevas tiempo estresada y en especial si tienes entre cuarenta y sesenta años, tus hormonas pueden *indudablemente* estar alterándote el sueño. Y, normalmente, es para peor.

Algunas mujeres manifiestan una respuesta exagerada al estrés por la noche, presentando niveles altos de cortisol a esa hora cuando se supone que deben tenerlos bajos. En el capítulo tres, al hablar de la fatiga suprarrenal, he mencionado la curva natural del cortisol en la que por la mañana los niveles de la energía suben y por la noche bajan para propiciar el sueño. Cuando uno de mis pacientes tiene problemas de sueño solicito una prueba suprarrenal salival para comprobar sus niveles de cortisol. Si tus niveles de cortisol son elevados al acostarte, además de realizar una actividad meditativa puedes tomar ciertos suplementos que te ayuden a bajar los niveles de cortisol por la noche. Mis dos preferidos para estos casos son la fosfatidilserina (¡menudo trabalenguas!) y la ashwagandha. A veces hace falta una pila de letras para amansar al cortisol. La fosfatidilserina, por lo visto, impide que el cortisol se dispare, sobre todo después de un estrés físico. Por lo que parece, también sirve para prevenir la demencia senil. La ashwagandha es un adaptógeno ayurvédico, o hindú, es decir, sirve para dar fuerza y estimular el organismo. Y si estás estresada y tienes el cortisol por las nubes, te tranquiliza. Es una ayuda estupenda para las glándulas suprarrenales estresadas.

A medida que envejecemos se dan varios cambios en los ciclos del sueño. Nos entra sueño antes, nos despertamos más temprano y tendemos más a despertarnos al final de los ciclos del sueño en mitad de la noche. En pocas palabras, a medida que nos hacemos mayores tenemos el sueño ligero.[5, 6] Y por si esto fuera poco, los cambios hormonales de la perimenopausia y la menopausia complican más aún las cosas. La mayoría de las mujeres experimentan al cumplir los cuarenta un descenso natural de los niveles de progesterona dos semanas antes de la menstruación. Este bajón puede empeorar el síndrome premenstrual (SPM) y la ansiedad. También puede perturbar el sueño, puesto que la

---

5. J. F. Duffy, D. J. Dijk, E. B. Klerman y C. A. Czeisler, «Later Endogenous Circadian Temperature Nadir Relative to an Earlier Wake Time in Older People», *American Journal of Physiology*, 275 (5 Pt 2) (noviembre de 1998), R1478-R1487.

6. D. J. Dijk, J. F. Duffy y C. A. Czeisler «Contribution of Circadian Physiology and Sleep Homeostasis to Age-Related Changes in Human Sleep», *Chronobiology International*, 17 (3) (mayo de 2000), pp. 285-311.

progesterona natural produce efectos calmantes en el cuerpo. Otros signos de niveles bajos de progesterona son los sofocos —por la noche o durante el día—, sobre todo durante las semanas previas a la menstruación, y los sangrados menstruales inusualmente copiosos. Si a este panorama hormonal le añades un estrés importante de cualquier tipo, los niveles de progesterona se reducen más aún y los signos citados empeoran. Mitigar el estrés, sea como sea, siempre ayuda. A muchas de mis pacientes perimenopáusicas que se quejan de estos síntomas les receto de 50 a 200 miligramos de progesterona bioidéntica antes de acostarse las dos semanas previas a la menstruación. Este remedio es sumamente eficaz para dormir, porque la progesterona se descompone en alopregnanolona, un neuroesteroide que estimula el AGAB (ácido gama-aminobutírico). Los receptores del AGAB son calmantes. Otros medicamentos que actúan sobre los receptores del AGAB son el Valium, el Ativan, el Ambien o las otras benzodiazepinas. También se puede usar progesterona en forma de crema, pero la que se toma por vía oral favorece el sueño con más eficacia. Se consigue fácilmente con receta médica.

Cuando las mujeres entran en la etapa de la menopausia y empiezan a tener problemas de sueño por despertarse acaloradas y destaparse en medio de la noche, es el momento de ocuparse de los sofocos. Me gusta empezar a tratarlas con un método seguro y sin hormonas, recetándoles de 20 a 200 miligramos de cohosh negro dos veces al día. Esta planta actúa de manera sinérgica con la raíz de valeriana para aliviar los sofocos y mejorar la calidad del sueño. Las isoflavonas, como las que contienen la soja o las lentejas, también los reducen. Tomar de 50 a 60 miligramos diarios de genisteína, un fitoestrógeno que pertenece a la categoría de las isoflavonas, reduce la frecuencia de los sofocos. Estos tratamientos son seguros y no fomentan el riesgo de contraer cáncer de mama, de ovarios o de útero. Si en tu familia hay antecedentes de estas clases de cáncer, consúltalo con el médico antes de usar cualquier suplemento para la menopausia. La medicina tradicional china, como la acupuntura y las plantas medicinales, también alivian los síntomas menopáusicos y el insomnio.

La progesterona por sí sola ayuda a reducir los sofocos de la menopausia y a veces es lo primero que les receto a mis pacientes menopáusicas. Cuando los sofocos les impiden dormir bien por la noche y no responden a otros tratamientos, les receto estradiol tópico combinado con progesterona, si es necesario, para aliviárselos. Si deseas obtener una información más detallada de los pros y los contras de la terapia de sustitución hormonal, consulta el Apéndice A. El estradiol es muy eficaz incluso en pequeñas dosis para prevenir los sofocos y garantizar un sueño reparador. Y cuando mis pacientes pueden dejar de depender del estrógeno sin sufrir un insomnio severo, les reduzco poco a poco la dosis hasta suspendérsela.

Si pese a todos estos tratamientos sugeridos mis pacientes siguen padeciendo insomnio, me planteo recetarles algún fármaco para dormir. Por lo general intento limitar los medicamentos que necesitan tomar, pero no puedo ayudar a nadie a mejorar si no duerme en condiciones. Y a veces, cuando nada más funciona, un medicamento para dormir les puede salvar literalmente la vida. Por ejemplo, el primer principio para tratar a pacientes con fatiga crónica, fibromialgia o dolor crónico es asegurarme de que gozan de un sueño reparador. En la siguiente lista aparecen los fármacos para dormir, con sus ventajas y desventajas.

MEDICAMENTOS PARA DORMIR QUE SE PUEDEN TOMAR CON REGULARIDAD

- Trazodona (medicamento antidepresivo y antiansiedad)
- Amitriptilina y doxepina (antidepresivos tricíclicos)
- Ramelteón (agonista de la melotonina)
- Mirtazapina (antidepresivo sedante)

Quiero aclarar que estos cuatro medicamentos producen una gran variedad de efectos secundarios, desde somnolencia y sequedad bucal, hasta una sensación de «resaca» por la mañana. Siempre deben usarse tomando la dosis más pequeña posible que sea eficaz y bajo supervisión médica.

MEDICAMENTOS PARA DORMIR QUE NO DEBEN TOMARSE CON REGULARIDAD

- Difenhidramina (un antihistamínico sedante)
- Benzodiazepinas más seguras (zolpidem, zaleplón, eszopiclona)
- Benzodiazepinas (lorazepam, diazepam, etc.)
- Belsomra (un medicamento nuevo para dormir que bloquea la orexina, un componente que nos mantiene despiertos)

La difenhidramina es el antihistamínico de productos como el Tilenol PM o el Advil PM que se venden sin receta. Hasta hace poco era el medicamento para el sueño de venta libre que solía aconsejar. Desgraciadamente, en los últimos años se ha hecho evidente que el consumo regular de difenhidramina (y de posiblemente cualquier antihistamínico) aumenta el riesgo de desarrollar alzhéimer. Y esto no es lo que la gente anda buscando. Así que no pasa nada por tomarla de vez en cuando, pero es mejor no hacerlo con regularidad. Todas las benzodiazepinas alteran el sueño profundo, son adictivas y producen un efecto rebote al dejarlas. De ahí que solo las recomiende para un uso ocasional. La belsomra es un apasionante medicamento nuevo con un mecanismo de acción totalmente distinto al de los fármacos tradicionales para dormir. Como hace poco que está en el mercado, aconsejo no tomarlo con regularidad hasta que exista más información sobre las reacciones generales que produce.

Trastornos del sueño

Si pese a estas recomendaciones sigues sin poder conciliar el sueño, tal vez te convenga ver a un especialista y someterte a un análisis del sueño. Estos son algunos de los signos de estar posiblemente sufriendo un trastorno del sueño:

- Roncar ruidosamente o dejar de respirar en mitad de la noche (apnea nocturna)
- No sentirse nunca renovado por la mañana, con independencia de cuánto tiempo uno haya dormido (múltiples trastornos del sueño)
- Mover tanto las piernas por la noche que uno no puede conciliar el sueño o dormir de un tirón (síndrome de las piernas inquietas)
- Quedarse dormido sin querer durante el día (agotamiento, narcolepsia o trastornos del ritmo circadiano)
- Dormir en exceso
- Conducta anormal durante el sueño (como andar, comer o hablar dormido y pesadillas)

Muchos de los trastornos del sueño se tratan con buenos resultados. Si te preocupa poder tener un trastorno del sueño, consulta la excelente información de la Fundación Nacional del Sueño (sleepfoundation.org). Tratar un trastorno del sueño puede ser como volver a la vida. Si necesitas ayuda en este sentido, no dudes en buscarla.

Hace unos cinco años pasé tres semanas de vacaciones en México alojada en una casa maravillosa. Hacía décadas que no disfrutaba de un descanso tan largo. Recuerdo que en la tercera semana ya me estaba acostumbrando de nuevo a escuchar mi cuerpo. Dormía cuando estaba cansada y me divertía o trabajaba cuando estaba despierta. Fue delicioso. Era consciente de la sensación física de sentirme totalmente descansada. A partir de entonces me prometí dormir a diario lo suficiente para ser la mujer más paciente, vitalista, creativa y productiva posible. Y aunque no soy perfecta en este sentido ni mucho menos, ahora es muy inusual que no duerma al menos de siete horas y media a ocho horas y media a diario. Y curiosamente, soy mucho más creativa en mi trabajo y más alegre e intensa en mis ratos de ocio, y, además, me enfermo con mucha menos frecuencia. El sueño es el apacible ritmo que nos renueva el cuerpo y el alma por la noche para que brillemos al máximo a lo largo del día. Espero que estas sugerencias te ayuden a dormir cuando tu sabio cuerpo te lo pida. Tú, tu familia y los amigos, y el mundo en el que trabajas, os beneficiaréis de ello.

La mayoría de los problemas del sueño se resuelven sin necesidad de solicitar ningún análisis clínico. Pero hay varias pruebas que recomiendo si la receta para el sueño se queda corta.

Medidas saludables para el insomnio

- Prueba para establecer si la tiroides funciona óptimamente: TSH, T3 libre y T4 libre
- Monitorizar el sueño con uno de los numerosos dispositivos diseñados para este fin
- Prueba suprarrenal salival para medir los niveles de cortisol
- Si hay alguna sospecha de la presencia de apnea nocturna, del síndrome de piernas inquietas o de cualquier otro trastorno severo del sueño, el médico debe solicitar un estudio del sueño

10
Muévete:
en buena forma, flexible y fuerte

Desde nuestro primer latido en este mundo el movimiento es un signo de vida. ¿Qué ocurre cuando un ser humano diseñado para moverse casi constantemente está sentado frente al ordenador nueve horas al día y luego se acomoda ante un volante o un televisor el resto de la jornada? Pues todas las quejas más comunes de la vida moderna. Dolor de espalda y de cuello, obesidad, hipertensión, diabetes, depresión y ansiedad e insomnio. Estamos hechos para movernos. Numerosos investigadores creen que los humanos, durante la mayor parte de la historia, caminábamos 25 kilómetros al día mientras cazábamos, recolectábamos y huíamos de los depredadores. Y salta a la vista que el movimiento es esencial para nuestro bienestar. Incluso una actividad física moderada, 30 minutos tres veces a la semana, tiene unos tremendos beneficios para la salud. Reduce el riesgo de desarrollar enfermedades cardíacas y derrames cerebrales, cáncer, depresión y ansiedad, e insomnio, dolor crónico y lesiones.

El ejercicio, como muchas otras actividades —sueño, sexo, dieta sana— crea un ciclo positivo de retroalimentación. Es más fácil querer hacer ejercicio cuando te has estado beneficiando de sus efectos durante una o dos semanas. El cuerpo aprende a desear vivamente lo que le hace sentirse bien, ya sea dormir, tener sexo o realizar una actividad física, por eso ofrecerte lo que sabes que necesitas hace que lo *desees* con más facilidad la próxima vez. Es un ciclo físico positivo que se refuerza a sí mismo y las mujeres de cuerpo sabio saben sacarle el máximo partido. Por ejemplo, cuando sales entre semana a pasear bajo el sol al mediodía después de comer, la mayor irrigación muscular que experimentas te produce una sensación agradable y el dolor muscular causado por la tensión disminuye. Te sientes más contenta por el sol dándote en la retina y diciéndole a tu cerebro que hace un día precioso. Y cuando eres activa físicamente tu cuerpo libera endorfinas, los analgésicos naturales parecidos a la morfina crean una sensación de euforia y alivian el dolor físico. No está nada mal, ¿verdad? Y, como te imaginarás, tu cuerpo querrá volverlo a repetir al día siguiente.

¿Por qué hay entonces tantas personas inactivas? Las obligaciones laborales y familiares nos pueden robar el tiempo que necesitamos para hacer ejercicio, pero también es verdad que cuando estamos cansadas y estresadas salir a correr no es lo que más nos apetece: una lástima, porque la actividad física reduce el estrés y el cansancio.

Vonda, una paciente con una gran fortaleza mental, vino a verme hace varios años, pese a haber evitado ir al médico la mayor parte de su vida. Cuando la conocí tenía cincuenta y cinco años y había estado viviendo en el campo, cultivando su propia comida y usando remedios naturales para mantenerse sana. Por desgracia, en aquella época era menos activa de lo que había sido en el pasado y pesaba casi 100 kilos, un peso excesivo para sus 1,70 metros de estatura. Los análisis clínicos revelaron que tenía prediabetes con un Hg-A1C (medida trimestral del azúcar en la sangre) de 6,2, el colesterol alto con unos niveles de LBD de 175 y unos valores de hipertensión de 140/102. Preocupada por sus factores de riesgo, le hablé de la importancia de hacer ejercicio, cambiar de dieta y adelgazar. Al principio le costó pasar a la acción, pero más tarde su hermana tuvo el mismo año un infarto y Vonda empezó a preocuparse por su propia salud y se sintió mucho más motivada para seguir mis sugerencias.

En el caso de Vonda, creí que lo más probable era que si se proponía en serio cambiar de dieta y hacer ejercicio, no necesitaría tomar medicamentos para el colesterol y la hipertensión. Pero para proteger su salud le sugerí que redujera los alimentos que fomentaban el colesterol y un nivel alto de azúcar en la sangre, y este cambio le dio grandes resultados. Además, se tomó muy en serio lo de estar activa. En la última visita, me dijo: «Al principio, cuando intentaba salir a pasear por la mañana tenía que hacer un gran esfuerzo y estaba esperando volver a casa para descansar. Pero ahora, al cabo de un mes, soy como un perro, estoy deseando salir a la calle. Y cuando no voy a dar un paseo, lo echo en falta. Ya no lo hago por obligación sino que me encanta». Vonda ha notado el bucle positivo del ejercicio y ahora también sale a pasear con una amiga por la tarde. Y ha incrementado el peso de las pesas que lleva en las muñecas para tonificar los brazos. La prediabetes le está desapareciendo sin tomar ningún medicamento. La actividad física es, en realidad, *más* eficaz para revertir la prediabetes que los fármacos. Y los estudios demuestran que las sustancias químicas séricas que aumentan con el ejercicio son las causantes de este efecto positivo sobre el nivel de azúcar en la sangre y la insulina.[1]

El comentario «haz ejercicio» se asocia por desgracia a una persona jadeando y sudando copiosamente sobre una cinta de correr. Yo prefiero aconsejar a mis pacientes «muévete» porque es evidente que estar activas en la vida cotidiana es bueno para la salud, como cuando nos ocupamos del huerto o del jardín de nuestra casa. Les animo a moverse lo máximo posible a diario, así no necesitan hacerse un hueco para machacarse en el gimnasio, porque lo más probable es que no lo hagan. Ir al trabajo en bicicleta o a pie es un buen ejemplo de ello. O hacer actividades físicas que te gusten y diviertan. Muchas mujeres se lo pasan en grande tomando clases de baile o practicando algún deporte con las amigas. O haciendo excursiones en grupo. O yendo con las amigas a dar una vuelta en bici en lugar de quedar en un bar para tomar una copa. Si la actividad física que eliges te gusta y relaja, lo más probable es que la repitas más a menudo.

Mi amigo John Robbins ha escrito un libro magnífico, *Healthy at 100*. Trata sobre las personas más longevas procedentes de cinco lugares del planeta que siguen estando de lo más sanas a los noventa e incluso a los cien: desde los abjasos de las montañas del Cáucaso y los hunza de las montañas del Pakistán, hasta los sardos de la costa de Italia. En todos los casos, estas asombrosas personas se mantienen activas a diario, practicando el senderismo, llevando a cuestas objetos pesados y cultivando la tierra. Sus actividades son necesarias para ganarse la vida a diario y a los noventa años siguen siendo sumamente activas. Mis abuelos, que vivían en una pequeña granja al sur de Illinois, a los noventa seguían gozando de una salud de hierro a pesar de comer panceta y pasteles. Estoy convencida de que se mantenían robustos, flexibles y jóvenes por su constante actividad física.

En cuanto a la fortaleza que los humanos hemos ido adquiriendo a lo largo de la evolución gracias a la actividad física, es importante

---

1. G. D. Lewis, *et al.*, «Metabolic Signatures of Exercise in Human Plasma», *Science Translational Medicine,* 2 (33) (26 de mayo de 2010), pp. 33-37.

preguntarse: «¿Para qué clases de movimientos estamos hechos?» Andar, correr, nadar, levantar objetos pesados y llevarlos a cuestas, remar y bailar son, sin duda, alguna los movimientos que los humanos llevamos ejecutando a diario desde la prehistoria. Y aunque la bicicleta sea un invento relativamente moderno, cuando pedaleamos también estamos moviendo el cuerpo. Como ocurre con muchos deportes, las artes marciales y el yoga, una disciplina milenaria. En mi consulta descubro que los movimientos a los que nos hemos ido adaptando es la actividad física que más fácil resulta de integrar en el día a día. También es la que menos lesiones produce si se realiza correctamente.

Salir a mover el cuerpo al aire libre es muy bueno para la salud. Una serie de estudios han descubierto que los urbanitas que no viven cerca de un parque o de una zona con vegetación presentan una mayor incidencia de problemas psicológicos que los que están rodeados de espacios naturales. No es de extrañar que estar en contacto con la naturaleza nos suba el ánimo y nos reduzca las hormonas del estrés. En un estudio reciente llevado a cabo en la Universidad de Stanford, pasear por los exuberantes jardines del campus mitigaba la ansiedad y las cavilaciones y mejoraba la memoria de trabajo en comparación con caminar la misma cantidad de tiempo por una calle cargada de tráfico.[2]

Los movimientos ideales —la actividad para la que estamos hechos— forman parte de la vida cotidiana y se dan al aire libre. Esta clase de actividad podría ser salir a dar un paseo después de comer al mediodía, sacar al perro al volver a casa por la noche o ir en bicicleta al trabajo o al supermercado. También te aconsejo hacer cualquier tipo de movimiento que te resulte divertido y estimulante como una expresión natural de tu capacidad de gozar de la vida. Bailar, surfear o jugar en la playa a balonvolea con los amigos entra dentro de esta categoría y combina de maravilla el ejercicio, la diversión y el compañerismo. La mujer de cuerpo sabio, sea cual sea su figura o peso, disfruta moviendo el cuerpo, aunque baile a solas en el salón de su casa al ritmo de una canción de *rock and roll* de los años setenta. Y te sorprenderá lo bien que te sientes después de bailar, no olvides que mover el cuerpo es tan poderoso como el Prozac para el estado de ánimo.

---

2. Gregory N. Bratman, *et al.*, «The Benefits of Nature Experience: Improved Affect and Cognition», *Landscape and Urban Planning*, 138 (junio de 2015), pp. 41-50.

El 90 por ciento de los beneficios del movimiento se dan al aumentar la actividad física un 10 por ciento. Así que apúntate a clases de salsa, da una vuelta a la manzana o sal a pedalear con tu pareja o las amigas. Tu objetivo no es correr un maratón sino ser lo bastante activa como para sentirte vital y fuerte. La cantidad de ejercicio ideal es de 150 minutos semanales de actividad moderada (véase más abajo) para estar sana y en buena forma. Y puedes dividirla en pequeñas sesiones. A algunos de mis pacientes les gusta contar los pasos que dan con el teléfono inteligente o con un cuentapasos. Un buen objetivo es dar 10.000 pasos diarios y, además, lo puedes hacer en cualquier momento del día que te vaya bien.

Si decides lanzarte a una rutina de ejercicio ten cuidado de ¡no pasarte de la cuenta! Es mejor empezar poco a poco que verte obligada a dejarla durante un tiempo por una lesión. Y si tu plan es demasiado ambicioso te costará mantenerlo. Aunque a mí me encante hacer ejercicio al aire libre, también es importante poder hacerlo en el interior, porque el tiempo no siempre nos permitirá darnos este lujo. En estos casos ir al gimnasio o a una sesión de aeróbic, o seguir en Internet una videoclase de baile, de *steps* o de yoga, es una buena opción.

El primer objetivo es *mover* el cuerpo. Y el segundo encontrar una actividad física que combine ejercicio aeróbico, resistencia muscular y equilibrio y flexibilidad.

Ejercicio aeróbico

Los beneficios del ejercicio aeróbico, conocido también como cardio, son *numerosos*. La palabra «aeróbico» significa simplemente unos movimientos que aumentan el ritmo respiratorio y la frecuencia cardíaca, aunque sin superar lo que puedas aguantar durante varios minutos. Significa «con oxígeno» y mientras haces esta actividad tu cuerpo consume más oxígeno de lo habitual para oxigenar las células musculares. Cualquier ejercicio de alta intensidad (el que te hace jadear hasta el punto de no poder hablar) se vuelve *anaeróbico* (sin oxígeno) cuando el cuerpo es incapaz de abastecer la demanda de oxígeno. (Véanse los beneficios del ejercicio aeróbico a continuación.)

Beneficios del ejercicio aeróbico

- Resistencia cardiovascular
  - Reduce el riesgo de enfermedades cardíacas, derrames cerebrales, enfermedades vasculares y cáncer
  - Mejora el perfil lipídico
  - Aumenta el colesterol «bueno» (LAD)
  - Disminuye el colesterol «malo» (LBD)
- Reduce la depresión y la ansiedad
- Mejora la capacidad sexual y la libido
- Reduce el insomnio
- Reduce la respuesta de dolor en la mayoría de las enfermedades y lesiones (como la artritis)
- Mejora las enfermedades respiratorias (como el asma)
- Fomenta la pérdida de peso al quemar calorías y aumentar la tasa metabólica

Puedes hacer un ejercicio aeróbico suave o intenso, depende de tu forma física y de tus objetivos. Ya has aprendido a tomarte el pulso en el capítulo dos y este conocimiento te ayudará a saber cómo lo está llevando tu cuerpo. Si te propones hacer como mínimo 150 minutos de ejercicio moderado a la semana, puedes estimar lo que es moderado para ti dependiendo de tu ritmo cardíaco. Para empezar, calcula tu ritmo cardíaco máximo o consulta la tabla de la página siguiente.

Ritmo cardíaco máximo = 200-0,67 (edad)[3]

(Esta fórmula matemática actualizada es más exacta para las mujeres que la típica basada en la capacidad aeróbica masculina.)

A continuación calcula cuál es tu franja del ritmo cardíaco en una actividad moderada.

---

3. N. Sydó, *et al.*, «Relationship between Exercise Heart Rate and Age in Men vs. Women», *Mayo Clinic Proceedings*, 89 (12) (diciembre de 2014), pp. 1664-1672, doi: 10.1016/j.mayocp.2014.08.018, publicado en Internet el 29 de octubre de 2014.

Actividad moderada = 50%-69% del ritmo cardíaco máximo (multiplica 0,5 x ritmo cardíaco máximo para obtener tu nivel más bajo de actividad aeróbica moderada y por 0,69 para obtener el más alto)

Actividad vigorosa = 70%-90% del ritmo cardíaco máximo (multiplica 0,7 x ritmo cardíaco máximo para obtener tu nivel más bajo de actividad aeróbica vigorosa y por 0,9 para obtener el más alto)

Para mantenerte en buena forma, prevenir las enfermedades cardíacas y la diabetes y mejorar tu estado de ánimo, puedes hacer un ejercicio moderado que se corresponda con el ritmo cardíaco de la fórmula matemática que acabo de citar durante 150 minutos a la semana. Pero si quieres adelgazar, revertir la hipertensión o mejorar los valores del colesterol o de la diabetes, debes incrementar la actividad física. Puedes hacer un ejercicio moderado, pongamos de 45 a 60 minutos, cinco días a la semana (250 minutos semanales), como andar, ir de excursión, hacer aquagym o pedalear con suavidad. O bien realizar una actividad más vigorosa en la franja del ritmo cardíaco que aparece en la fórmula matemática durante 30 minutos cuatro veces a la semana, o incluir en dos de tus sesiones el entrenamiento interválico de alta intensidad descrito en las páginas 236-239.

EDAD	RITMO CARDÍACO MÁXIMO	ACTIVIDAD MODERADA (50%-69% RITMO CARDÍACO MAX)	ACTIVIDAD VIGOROSA (70%-90% RITMO CARDÍACO MAX)
20-29	181-187 (media 183)	92-127	128-165
30-39	174-180 (media 177)	89-122	123-159
40-49	167-173 (media 170)	85-118	119-153
50-59	160-166 (media 163)	82-113	114-147
60-69	154-159 (media 156)	78-108	109-140
70-79	147-153 (media 150)	75-104	105-135

EJEMPLOS DE EJERCICIO AERÓBICO

Clases de aeróbic
Baloncesto
Pedalear
Máquinas de cardio en el gimnasio
Esquí alpino
Bailar
Correr
Saltar a la comba
Deportes de raqueta
Remar
Patinar
Jugar a fútbol
Nadar
Cortar el césped y cuidar el jardín vigorosamente
Balonvolea
Andar o hacer senderismo

Fortalecimiento muscular

Fortalecemos los músculos cuando los usamos para realizar una actividad que los va tonificando con el tiempo. Como, por ejemplo, levantamiento de pesas, sentadillas, abdominales, flexiones o trepar por una cuerda. Si hacemos repeticiones de cualquiera de estos ejercicios también se convierten en una actividad aeróbica. El fortalecimiento muscular es muy importante a medida que envejecemos, ya que de lo contrario iremos perdiendo poco a poco masa muscular y fuerza. Estar fuerte es más importante que tener un cuerpo imponente, pero el fortalecimiento muscular, sobre todo el de la zona abdominal y lumbar, te ayudará también a esculpir tu figura. Esta actividad te blindará de las lesiones y te permitirá hacer actividades de las que no creías ser capaz. Yo soy un gran ejemplo de ello. De joven fui una atleta —corría y jugaba a balonvolea—, pero he pasado la mayor parte de mi vida adulta estudiando en la Facultad de Medicina, haciendo la residencia médica, ocupándome de mis hijos pequeños y reservándome un tiempo para mantenerme en forma. Si conseguía subirme a la bicicleta estática durante 20 minutos dos o tres veces a la semana, mientras sobornaba a mis hijos con películas, me sentía muy orgullosa de mí misma. No podía salir a correr porque me dolían los pies (fascitis plantar) y las caderas (bursitis trocantérea), y no podía hacer levantamiento de pesas ni posturas invertidas por mi dolor de cuello recurrente (radiculitis cervical). Pero cuando una instructora de Pilates empezó a trabajar en la clínica, me enganché rápidamente a esta actividad. Era la primera vez en décadas que fortalecía mi cuerpo, en especial la musculatura abdominal y lumbar, sin lesionarme. Y con la pequeña ayuda de un fisioterapeuta que me enseñó a correr adecuadamente, empecé a salir a correr de vez en cuando. Al cabo de un año comencé a jugar a balonvolea en la playa... muy... poco a poco, porque si me excedía en cualquier actividad acababa con una bursitis o con dolor de cuello. Y ahora jugar a balonvolea en la playa y correr son mis dos actividades físicas principales, simplemente porque me he dedicado a fortalecer mi cuerpo, con lentitud y cuidado, evitando gracias a ello las lesiones. Y como el balonvolea me *encanta* y me hace sentir como una adolescente, lo practico durante más tiempo y con más frecuencia, sin darme cuenta del intenso ejercicio que hago hasta que me siento para descansar.

Incluso pequeñas sesiones de fortalecimiento muscular —cavar la tierra en el jardín o llevar la compra del supermercado— son muy beneficiosas. Los estudios revelan que hacer simplemente de cinco a diez saltos de tijera al día aumenta considerablemente la densidad ósea.[4, 5] Una forma creativa de esculpir el cuerpo y hacer aeróbic al mismo tiempo es el entrenamiento en circuito. Normalmente, implica una serie de «estaciones» situadas en un circuito que tienes que ir visitando durante un determinado tiempo. En cada estación haces un ejercicio de fuerza, como flexiones, sentadillas, pesas con aparato o pesas libres. Cuando se realizan de forma consecutiva estos ejercicios aumentan el ritmo cardíaco, fortalecen la musculatura y al mismo tiempo son aeróbicos. Los deportes que conllevan saltos, saques, paladas o golpes, además de correr o nadar, también son aeróbicos y fortalecen la musculatura. Una forma sencilla de incluir un entrenamiento de fortalecimiento muscular en tu sesión de ejercicio es haciendo flexiones, sentadillas, zancadas, planchas o saltos de tijera (¡recuerda que saltar aumenta la densidad ósea!) El levantamiento de pesas también es sumamente eficaz, pero los movimientos

---

4. L. A. Tucker, J. E. Strong, J. D. LeCheminant, B. W. Bailey, «Effect of Two Jumping Programs on Hip Bone Mineral Density in Premenopausal Women: A Randomized Controlled Trial», *American Journal of Health Promotion*, 29 (3) (enero-febrero de 2015), pp. 158-164.

5. S. J. Allison, K. E. S. Poole, G. M. Treece, *et al.*, «The Influence of High-Impact Exercise on Cortical and Trabecular Bone Mineral Content and 3D Distribution Across the Proximal Femur in Older Men: A Randomized Controlled Unilateral Intervention», *Journal of Bone and Mineral Research*, publicado en Internet el 17 de agosto de 2015.

que conlleva se deben ejecutar correctamente para evitar las lesiones. Recurre en tu gimnasio a un entrenador personal para empezar a hacer una rutina de ejercicio o plantéate seguir videoclases de *fitness* en Internet para realizar los movimientos como es debido y crear un programa de actividad física.

Beneficios del fortalecimiento muscular

- Aumenta la tasa metabólica
- Favorece la autonomía cuando envejecemos
- Previene las lesiones
- Desarrolla la musculatura abdominal y lumbar
- Mejora la densidad ósea

- Vídeos sobre cómo fortalecer los músculos de la Clínica Mayo: mayoclinic.org/healthy-lifestyle/fitness/in-depth/strength-training/art-20046031
- Entrenamiento de levantamiento de pesas para principiantes con Nerd Fitness: nerdfitness.com/blog/2009/12/09/beginner-body-weight-workout-burn-fat-build-muscle/

Flexibilidad y equilibrio

El tercer tipo de actividad vital para mantenerte joven y seguirlo estando en el futuro es la que fomenta la flexibilidad y el equilibrio, ya que ambos disminuyen con la edad. La flexibilidad y el equilibrio son cruciales para evitar las lesiones y las caídas. Y, además, te ayudarán en cualquier otra actividad deportiva. Hay muchas actividades que los propician, como el yoga, el taichí, el qigong, el baile y el entrenamiento con la media pelota para el equilibrio. Muchos gimnasios también ofrecen a los socios mayores de sesenta y cinco años clases especiales de fortalecimiento muscular y equilibrio. Y en Estados Unidos algunas pólizas de seguro incluso cubren la cuota de un gimnasio.

El plan ideal de *fitness* incluye alguna actividad de estos tres componentes básicos de todo entrenamiento. Por ejemplo, combinar la bicicleta estática con levantamiento de pesas y clases de yoga. Y a veces una actividad física tiene estos tres tipos de componentes. Cuando juego a balonvolea, hago esprints repetidamente (ejercicio aeróbico), saltos, sentadillas, golpes (fortalecimiento muscular) y una actividad que favorece el equilibrio (saltar y girar en el aire o alcanzar la pelota). Si nunca has hecho ejercicio, empieza con una actividad y ve añadiéndole otras cuando te sientas preparada. Para encontrar la que más te atraiga déjate llevar por tu instinto visceral. Recuerda que si haces una actividad que te gusta, sobre todo con gente con la que te lo pases bien, tenderás más a seguirla practicando a la larga.

¿Estás lista para un ejercicio más vigoroso? Un estudio reciente demostró que cualquier actividad física favorece la longevidad, pero la actividad moderada o vigorosa (medida por el ritmo cardíaco) es incluso más cardiosaludable. A lo largo del estudio de quince años de duración, el riesgo de morir de enfermedades cardíacas se *sextuplicó* en los sujetos sedentarios comparado con los que hacían ejercicio a diario o de manera vigorosa.[6] ¡Unas estadísticas bastante impresionantes! Alargar las sesiones, aumentar el fortalecimiento muscular o incrementar la intensidad del entrenamiento mejora tu buena forma física. Aunque esto no significa que cuanto más ejercicio hagas, mejor, porque como sucede con cualquier otra cosa, hay límites en cuanto a lo que tu cuerpo quiere y necesita. Los atletas de élite que realizan un ejercicio intensivo —corredores de ultramaratones o triatletas del Ironman— acaban teniendo problemas de salud a causa del ejercicio. Al llevar el cuerpo al límite, tienen el cortisol alto y sufren daños tisulares debido a la inflamación. Nunca aconsejo hacer ejercicio intenso en el caso de estar uno enfermo, padecer fatiga crónica o tener una lesión. Pero, por lo general, al aumentar la intensidad del ejercicio aumenta tu capacidad física.

En la actualidad se ha puesto muy de moda el entrenamiento interválico de alta intensidad (HIIT). Se trata de alternar breves explosiones de ejercicio intenso —llevando al cuerpo a su máxima capacidad— con

---

6. K. Gebel, *et al.*, «Effect of Moderate to Vigorous Physical Activity on All-Cause Mortality in Middle-Aged and Older Australians», *Journal of the American Medical Association Internal Medicine,* 175 (6) (junio de 2015), pp. 970-977.

periodos de ejercicio moderado o de descanso. Esta clase de actividad aumenta por lo visto los niveles de la hormona del crecimiento (que retrasa el envejecimiento), quema grasas, incrementa la resistencia cardiovascular y mantiene y desarrolla la masa muscular mejor que un ejercicio menos intenso y más prolongado (por ejemplo, andar o correr). Un estudio reciente comparó los participantes que hicieron sesiones moderadas de cardio de 30 minutos tres veces a la semana con los del otro grupo que hicieron sesiones de 20 minutos de HIIT tres veces a la semana. Ambos grupos perdieron la misma cantidad de peso, pero los del grupo del HIIT perdieron un 2 por ciento de grasa corporal y ganaron 1 kilo de masa muscular. Los del grupo del cardio moderado solo perdieron un 0,3 por ciento de grasa corporal y ganaron medio kilo de masa muscular.[7] Es una posibilidad excitante para las mujeres que desean esculpir su cuerpo de manera asombrosa en muy poco tiempo.

En el mercado hay distintas versiones del HIIT y todas se pueden realizar con una variedad de tipos de ejercicio como, por ejemplo, usando una bicicleta estática, una elíptica o un aparato de remo; corriendo o nadando en esprints; o haciendo una serie de ejercicios en el suelo (como *burpees* —es decir, agacharse, apoyar la manos en el suelo y lanzar las piernas atrás para ponerse en la posición de flexiones— o sentadillas con salto), para nombrar unos pocos. Peak Fitness es el término acuñado por el autor Joseph Mercola que describe este entrenamiento HIIT: (1) calentamiento de 3 minutos, (2) hacer el ejercicio con la mayor intensidad y rapidez posible durante 30 segundos (te tienes que sentir como si no pudieras mantener este ritmo durante varios segundos más), (3) periodo de recuperación de 90 segundos y (4) repetir siete veces más el ejercicio de alta intensidad y el periodo de recuperación. Está pensado para llevarte al límite de tu capacidad física, seguido de un periodo de descanso. Un buen entrenamiento para un nivel de principiante sería correr varios minutos como calentamiento, correr lo más rápido posible durante 1 minuto, caminar 2 minutos, y volver a correr lo más rápido posible 1 minuto, repitiendo cinco veces los intervalos de 3 minutos, hasta realizar una sesión de 15 minutos. La versión Tabata —lleva el nombre del investigador japonés Izumi Tabata, que estudió el entrenamiento interválico— consiste en hacer primero el ejercicio con la mayor intensidad posible durante 20 segundos, después con suavidad durante 10 segun-

7. T. Sijie, Y. Hainai, Y. Fengying y W. Jianxiong, «High Intensity Interval Exercise Training in Overweight Young Women», *Journal of Sports Medicine and Physical Fitness*, 52 (3), 2012, pp. 255-262.

dos, y por último volver a darlo todo durante 20 segundos, repitiendo este ciclo durante 4 minutos en total.

El HIIT tiene solo un problema: es duro. La mayoría no estamos acostumbrados a llegar hasta el umbral anaeróbico (es decir, jadear y sentirnos como si el corazón se nos fuera a salir del pecho). No es una sensación agradable, no tiene nada que ver con hacer ejercicio escuchando un audiolibro para estar en forma. Por esta razón muchos participantes voluntarios de los estudios sobre el HIIT (que no son atletas competitivos) los acaban dejando. Los investigadores, preocupados por la gran cantidad de abandonos y deseosos de demostrar los grandes beneficios de este tipo de entrenamiento, crearon un método más agradable llamado entrenamiento de 30-20-10. Consiste en correr, pedalear o quizá remar en un aparato con suavidad durante 30 segundos, acelerar a un ritmo moderado durante 20 segundos y hacer un esprint con la mayor intensidad y rapidez posible durante 10 segundos. A continuación, hay un descanso de 2 minutos y se repite el entrenamiento cinco veces en total. En total son 15 minutos. Si estás dispuesta a ello, es un entrenamiento muy eficaz. Los corredores veteranos que siguieron este entrenamiento solo durante siete semanas mejoraron un 4 por ciento en la prueba de larga distancia de 5 kilómetros y sus valores de presión arterial y de colesterol malo se redujeron.[8]

Encuentra tu actividad física perfecta. Estas son las preguntas que les hago a mis pacientes para aconsejarles una rutina de ejercicio.

* ¿Qué te gusta hacer?
    * Tenderás mucho más a seguir haciéndolo si te gusta. ¿Te encanta estar con las amigas? Invítalas a salir a pasear o a correr. ¿Te apasiona la música y el baile? Ve a clases de zumba. ¿Fantaseas con convertirte en una Serena Williams? Apúntate a clases de tenis.

* ¿Cuáles son tus limitaciones?
    * No olvides que las lesiones son los mayores impedimentos para tu actividad. Si tienes un problema en el hombro, opta por andar o pedalear. Si te duelen las rodillas, es mejor elegir la natación o el aquagym.

---

8. L. Gliemann, *et al.*, «10-20-30 Training Increases Performance and Lowers Blood Pressure and VEGF in Runners», *Scandinavian Journal of Medicine and Science in Sports,* 25 (5) (octubre de 2015), e479-489. doi: 10.1111/sms.12356, publicado en Internet el 1 de diciembre de 2014.

- ¿Cómo puede la actividad formar parte de tu vida cotidiana?
  - ¿Puedes ir a pie o en bicicleta a trabajar? ¿Organizar una caminata con los compañeros de trabajo para ir a comer al lugar que hayáis elegido? Cuando acompañas a tus hijos a las actividades extraescolares, ¿podéis ir andando? ¿Puedes ir en bicicleta al supermercado o al mercado callejero de productos agrícolas?

- ¿Qué meta factible te has marcado?
  - Empieza con unas expectativas razonables. Te sentirás mejor si te dices: «Andaré una vez a la semana» y lo cumples que si te fijas al principio una meta demasiado alta. Recuerda que a base de práctica te resultará más fácil hacer ejercicio.

- ¿Cuáles son tus objetivos deportivos?
  - Si tienes algún problema de salud, adapta tu rutina de ejercicio a él. Para prevenir la diabetes, haz una actividad aeróbica moderada durante 40 minutos tres o cuatro veces a la semana. Para aumentar la densidad ósea, practica los saltos y el levantamiento de pesas. Para evitar las caídas, elige un entrenamiento que fomente el equilibrio…

Seas quien seas, puedes encontrar un entrenamiento aeróbico, de fortalecimiento muscular y de equilibrio y flexibilidad adecuado para tu cuerpo, tu bolsillo y tu agenda. El movimiento es celebrar la vida. Déjate llevar por tu cuerpo sabio y encuentra la actividad que está hecha para ti.

11
Amor: amistad, pasión y alimento para el corazón

En la cultura occidental asociamos el corazón a un amor como el del día de san valentín, pero el corazón físico afecta enormemente a nuestro bienestar y conexión con los demás. El corazón está rodeado de la compleja red nerviosa del sistema nervioso autónomo y por lo visto es inteligente a su propia manera. El corazón también emite un campo electromagnético que afecta energéticamente a las personas de nuestro entorno, tanto si somos o no conscientes de ello.

El Instituto HeartMath, una compañía que usa el biofeedback para crear serenidad y concentración, ha estado realizando extensas investigaciones sobre la capacidad del corazón usando un sistema de biofeedback único en su género que registra la variabilidad del ritmo cardíaco. Cuando estamos en compañía de un ser querido o de una mascota amada, la variabilidad de nuestro ritmo cardíaco se sincroniza con la suya. Y estar con un ser querido hace que nuestro ritmo cardíaco errático asociado al estrés se vuelva coherente, un patrón vinculado con estados de calma y satisfacción, o de profunda meditación.

El corazón no es solo «inteligente», además, nos puede proporcionar una información vital *antes* de que lo haga el cerebro. Uno de los ejemplos más asombrosos es un estudio llevado a cabo por el Instituto HeartMath para evaluar la capacidad intuitiva o premonitoria del corazón sobre un acontecimiento futuro.[1] A los participantes del estudio los

1. Rollin McCraty, Mike Atkinson y Raymond Trevor Bradley, «Electrophysiological Evidence of Intuition: The Surprising Role of the Heart», *Journal of Alternative and Complementary Medicine*, 10 (1), 2004, pp. 133-143.

colocaron ante la pantalla de un ordenador en la que aparecían al azar 45 imágenes, una tercera parte eran impactantes emocionalmente (violentas, sexuales, etc.) y el resto relajantes. Durante el experimento les monitorizaron el ritmo cardíaco, la actividad eléctrica del corazón (electrocardiograma) y las ondas cerebrales (electroencefalograma) y, de manera fascinante, el ritmo cardíaco de los participantes se ralentizó *antes* de ver una foto impactante elegida al azar. Pero cuando aparecía una foto relajante no se dio la misma respuesta. El corazón reaccionaba intuitivamente a la información que los ojos y la mente no habían captado aún. El cerebro también tiene su propia capacidad premonitoria, pero la respuesta del corazón es más rápida y le señala al cerebro que prepare al cuerpo. La sabiduría del cuerpo llega a estos extremos. Y por lo visto el corazón de las mujeres es más intuitivo que el de los hombres. Nuestro corazón intenta literalmente protegernos y guiarnos.

El corazón es vital para nuestra existencia, al igual que nuestras relaciones emocionales con los demás. Los humanos somos seres muy sociables. Si no fuera así, no habríamos sobrevivido a depredadores mucho más grandes y fuertes que nosotros. Nos necesitamos unos a los otros para estar seguros y disponer de provisiones, nuestro cuerpo está hecho para desear el amor y las relaciones. Las investigaciones sobre la importancia del amor, el afecto y la intimidad son asombrosas. Tener o no una comunidad activa de amigos afecta más a tu salud que si eres o no fumador.[2] Como Dean Ornish apunta en su libro que marcó un hito, *Love and Survival*, la soledad y el aislamiento aumentan las probabilidades de padecer enfermedades y de muerte prematura por cualquier causa de un 200 a un 500 por ciento, actuemos como actuemos.[3] Y en este caso cuenta cualquier clase de actividad social: de amistad, amor romántico, sexo, sentirte muy unido a tu mascota o hacer de voluntario en un comedor social, todas son sumamente beneficiosas para tu salud.

La palabra *amar* no representa adecuadamente todas las emociones vitales y relaciones que comporta. Puedo querer a mi gato, mi ordenador y a mi madre a la vez, y, sin embargo, cada una de estas relaciones tiene un grado totalmente distinto de complejidad y de importancia en mi vida. Si hablásemos en griego, tendríamos al menos cuatro palabras distintas para referirnos al amor. *Philia* es el amor cálido entre amigos.

---

2. J. S. House, K. R. Landis y D. Umberson, «Social Relationships and Health», *Science*, 241, 1988, pp. 540-545.

3. Dean Ornish, *Love and Survival: 8 Pathways to Intimacy and Health*, William Morrow, Nueva York, 1999, p. 13.

Storge es el amor empático y afectuoso, como el que sentimos por nuestra familia. *Eros* se refiere, como es natural, al amor que implica pasión sexual hacia un amante. Y *agape* describe un amor incondicional más elevado que requiere tanto un compromiso como un acto de voluntad. Podría ser el amor por Dios o el amor puro e incondicional por los hijos o la pareja. Hay muchas formas distintas de vivir el amor y cada una es única e importante para la salud.

¿A qué clase de amor me refiero al hablar de los saludables beneficios del amor y las relaciones? Pues a todas (salvo la de amar al ordenador, esta no está incluida). Quiero aclarar que *cualquiera* de estas clases de amor es beneficiosa para tu salud. ¿Tienes un grupo de amigas íntimas con las que quedas con regularidad? Fabuloso. ¿Estás perdidamente enamorada de tu pareja y tenéis relaciones sexuales? Esta clase de amor también es muy positiva. ¿Estás muy comprometida con tu iglesia, mezquita, templo, sinagoga o comunidad espiritual y participas con regularidad en un grupo de oración o de meditación? Fantástico. Todas estas situaciones son beneficiosas para la salud y este capítulo trata sobre establecer relaciones afectuosas con otras personas en tu vida, en cualquier contexto. La gente más sana es la que tiene una red social más diversa: amigos y compañeros de trabajo, camaradas en la bolera local, vecinos del patio trasero, hijos y nietos, amigas íntimas, y maridos y esposas. No se trata de una sola clase de amor sino que cualquier forma de amor que haya en tu vida es buena para ti.

No relacionarse con los demás aumenta el riesgo de una multitud de enfermedades que aparecen en el recuadro de la página siguiente.[4] La sociedad moderna tiene distintas carencias, pero para mí la más triste es la falta de relaciones o de afecto entre las personas que viven cerca unas de otras y que, sin embargo, siguen siendo unos desconocidos. Los investigadores creen que hemos evolucionado para vivir en comunidades de 200 a 1.000 personas con mucho terreno que las separe de las aldeas vecinas. Estamos hechos neurológica y hormonalmente para conocer a nuestros convecinos: a sus familias y su personalidad. Nuestro «drama cotidiano» en esta vida fue también el drama de la gente que conocimos: muertes y nacimientos, tragedias, triunfos y cosechas.

La situación de antaño en la que los humanos fuimos evolucionando no tiene nada que ver con vivir en una ciudad de millones de

---

4. Debra Umberson y Jennifer Karas Montez, «Social Relationships and Health: A Flashpoint for Health Policy», *Journal of Health and Social Behavior*, 51, 1 supl. (noviembre de 2010), pp. S54-S66.

habitantes sin conocer siquiera a los vecinos de la puerta de al lado. Ahora que los medios de comunicación están prácticamente en cualquier parte, nos bombardean a diario con las dificultades de miles de millones de personas mientras pasamos el día sin mantener una sola conversación significativa con ninguna. Está de más decir que nuestro sistema nervioso no está hecho para esto. Y la continua información que aparece en Internet nos está estimulando el cerebro y el corazón a todas horas. No se trata de las idas y venidas de un millar de personas sino de las frenéticas actualizaciones de siete mil millones. No es de extrañar que los jóvenes que veo en mi consulta tengan un grado de ansiedad y unos problemas de concentración inauditos. Ahora más que nunca necesitamos amar y relacionarnos con la gente para sosegarnos y apaciguar nuestro corazón y nuestro sistema inmunitario, así encontraremos la paz y progresaremos en la vida.

La falta de relaciones sociales incrementa los riesgos para la salud

- Enfermedades cardiovasculares
- Infartos recurrentes
- Aterosclerosis
- Trastornos del sistema nervioso autónomo
- Hipertensión
- Cáncer y una recuperación lenta
- Cicatrización lenta de las heridas
- Aumento de los biomarcadores inflamatorios
- Desórdenes en la función inmunológica
- Depresión

Una historia clásica sobre los efectos de las relaciones sociales fue el estudio de cincuenta años de duración realizado en Roseto, una ciudad italoamericana ubicada en el este de Pensilvania. Durante los primeros treinta años del estudio, hubo en Roseto una tasa bajísima de infartos comparada con la de las ciudades vecinas, aunque los índices de tabaquismo, diabetes y dietas deficientes fueran los mismos, así como los médicos que los atendían. Los rosetinos eran la tercera generación de descendientes de inmigrantes italianos, y para ellos los lazos familiares y religiosos eran muy importantes. Formaban una comunidad muy unida. Pero en 1970 la comunidad se había vuelto menos tradicional y unida, y por desgracia el índice de infartos de los rosetinos igualó al de las ciudades vecinas. Habían perdido la «relación cardioprotectora» tan estrecha e inusual que mantenían y el espíritu comunitario. El corazón no es solo una bomba muscular sino también un órgano inteligente con una red neural compleja que responde con viveza al amor y las relaciones humanas.

¿Por qué vivimos más años cuando somos más sociables? Una hipótesis es que las relaciones sociales reducen los efectos perjudiciales de una respuesta de estrés excesiva. En el capítulo tres, en la sección sobre la fatiga suprarrenal, ya he hablado del peligro de una respuesta prolongada de estrés. El estrés crónico crea una exposición prolongada a la adrenalina y el cortisol, hormonas que pueden llegar a ser perjudiciales para el corazón y el sistema inmunitario. Los estudios revelan que cuando un animal afronta solo una situación estresante, el cortisol plasmático aumenta un 50 por ciento en su organismo. En cambio, cuando se enfrenta a la misma situación rodeado de otros animales de la manada, no experimenta este incremento.[5] La presencia de seres de su misma especie inhibe el efecto negativo del estrés (nivel elevado de cortisol). Su relación física con ellos le protege de los efectos negativos del estrés del mismo modo que acurrucarnos junto a nuestro perro o agarrarle la mano a un ser querido mitiga nuestra respuesta de estrés cuando vivimos una experiencia dolorosa o negativa.

Otro estudio analizó cómo una sólida red de relaciones estrechas, tanto de amigos como de familiares, reducía los efectos del estrés. El riesgo de morir durante los siete años siguientes se *triplicaba* en los participantes del estudio con mayores niveles de estrés, pero en los que tenían una red de relaciones estrechas no se daba.[6] Gozar de unas relaciones estrechas con los amigos y la familia nos protege de los efectos perjudiciales del estrés. El contacto físico y emocional de las relaciones humanas reduce tanto la respuesta de estrés como los daños físicos causados por el estrés y las hormonas del estrés.

---

5. S. Levine, D. M. Lysons y A. F. Schatzberg, «Psychobiological Consequences of Social Relationships», *Annals of the New York Academy of Sciences,* 807, 1997, pp. 210-218.

6. A. Rosengren, *et al.*, «Stressful Life Events, Social Support, and Mortality in Men Born in 1933», *British Medical Journal,* 307 (6912), 19 de octubre de 1993, pp. 1102-1105.

En un ejemplo apabullante de cómo la amistad y el espíritu comunitario mitigan el riesgo de perder la salud, un estudio sobre las supervivientes de cáncer de mama realizado en la Universidad de Stanford reveló que las mujeres que participaron en un grupo de apoyo con otras supervivientes de cáncer de mama —durante el tratamiento y después de él— vivieron el *doble* que las otras. ¡El contacto humano tiene un efecto poderosísimo sobre la salud! Esas mujeres no mostraban necesariamente su afecto físicamente ni mantenían una relación estrecha. Simplemente vivían juntas la experiencia del cáncer durante varias horas a la semana, compartiendo su dolor y sus victorias. Y ese «apoyo» les redujo a la *mitad* el riesgo de morir. Gracias a la conexión emocional que mantenían con las otras mujeres del grupo y a la oportunidad de compartir su sufrimiento, el dolor emocional y físico se les hizo más llevadero. Motivada en parte por lo que conozco sobre el poder curativo de una comunidad de mujeres, decidí cofundar Woven, una organización que crea círculos de mujeres en comunidades de todo el mundo (véase el Apéndice B). Quiero que puedas relacionarte con otras mujeres a muchos niveles, desde estar en contacto y recibir vuestro afecto, hasta mantener una relación más estrecha para compartir tu sufrimiento con otras mujeres capaces de oírte y aceptarte tal como eres. Todas estas experiencias nos protegen físicamente de los efectos estresantes de la vida moderna.

Disponer de una sólida red social incluso previene las enfermedades infecciosas. En un estudio sobre este fenómeno, se usó el Índice de Redes Sociales para evaluar doce clases de relaciones sociales: cónyuge, padres, suegros, hijos, otros miembros cercanos de la familia, vecinos allegados, amigos, compañeros de trabajo, compañeros de clase, compañeros de voluntariados, miembros de cualquier grupo social y miembros de grupos religiosos.[7] Cada clase de relación aportaba un punto (12 era la puntuación máxima) si el entrevistado respondía que hablaba con una persona de esta categoría al menos una vez cada dos semanas. Durante el estudio basado en el Índice de Redes Sociales, casi trescientos voluntarios sanos se contagiaron con el rinovirus, el agente causante del resfriado común, y los que obtuvieron una puntuación de 1 a 3 —la más baja en el test de redes sociales— fueron *cuatro veces* más proclives a manifestar los síntomas de un resfriado que los de la más alta

---

7. S. Cohen, «Social Supports and Physical Health», en: A. L. Greene, M. Cummings, K. H. Karraker, eds., *Life-Span Developmental Psychology: Perspectives on Stress and Coping,* Hillsdale, Nueva Jersey, Erlbaum Associates, 1991.

(de 6 a 12).[8] Tener una red social amplia y activa nos protege del estrés, nos sube las defensas y reduce el riesgo de padecer enfermedades de cualquier tipo. Tal vez en la vida moderna ya no necesitemos a los demás para sobrevivir al invierno, pero les seguimos necesitando para vivir, y en especial para progresar en la vida.

Resérvate un minuto para hacer el test del Índice de Redes Sociales (aparece en el recuadro de la página siguiente). Y como estamos en el siglo XXI, además de conversar con alguien al menos una vez cada dos semanas, también he incluido mandarle un mensaje de texto o un correo electrónico significativo (que no consista solo en decirle «hola» o en un mensaje de grupo).

En este estudio, de 1 a 3 es una puntuación baja, de 4 a 5 una puntuación moderada y de 6 a 12 una puntuación alta. Antes de juzgarte a ti o a tu vida (como las mujeres tendemos por lo visto a hacerlo a la primera oportunidad), quiero señalar que la cualidad de una relación es muy importante, pero este test no la tiene en cuenta. Por ejemplo, se sabe que las mujeres que no son felices en su matrimonio enferman más y mueren antes que las solteras, tanto si hablan o no con su marido al menos una vez cada dos semanas. Sin embargo, ser feliz en el matrimonio es sumamente beneficioso para la salud. Y estar muy unida a varios miembros de la familia o a un grupo de amigas es, probablemente, incluso más beneficioso que mantener una relación estrecha con una persona de estas dos categorías. Es decir, tener seis amigas íntimas con las que sueles charlar es más beneficioso que tener una sola, pero este test no evalúa este matiz. No obstante, pese a las limitaciones del test, me resultó muy útil para hacerme una idea de mi red social al descubrir con qué clase de personas tenía muchas relaciones y con cuáles no tenía ninguna. ¿Qué es lo que has advertido sobre tus relaciones sociales? ¿Hay algún tipo de relación social que te plantees aumentar?

---

8. S. Cohen, *et al.*, «Social Ties and Susceptibility to the Common Cold», *Journal of the American Medical Association*, 277, 1997, pp. 1940-1944.

Índice de Redes Sociales

Hablo o me comunico con alguien a través de un mensaje de texto o de un correo electrónico significativo en esta clase de relación al menos una vez cada dos semanas.

_____ Cónyuge o pareja

_____ Padres

_____ Suegros

_____ Hijos

_____ Otros miembros de mi familia

_____ Vecinos cercanos

_____ Amigos

_____ Compañeros de trabajo

_____ Compañeros de clase

_____ Compañeros de voluntariado

_____ Miembros de cualquier grupo social

_____ Miembros de cualquier grupo religioso

_____ **TOTAL**

Ahora puedes ver por qué, como practicante de la medicina integrativa, a veces les receto a mis pacientes que adquieran un perro. O que se unan a un grupo de mujeres que hacen labores de punto. O que salgan un fin de semana con las amigas. O que vayan a comer a un restaurante con su pareja. O que le pidan a su media naranja que les dé un masaje (este método me funcionó). Es increíble la importancia que le da la gente a las recetas médicas. Y aquí está la gracia. Si mi paciente Marion, una avispada mujer de ochenta y tres años, pone en práctica mi receta de ir a la reserva natural local y formarse para trabajar como docente en ella, esto le ayudará más que el lisinopril que le estoy recetando para la hipertensión. Los amigos y los compañeros que puede hacer en ese lugar le curarán el corazón mucho más a fondo que el fármaco que le he recetado. Y, prácticamente, cualquier persona puede gozar de amor y de un grupo social.

Los efectos terapéuticos de las relaciones no solo vienen de las conversaciones y las interacciones, sino también del afecto físico. Cuando mantenemos contacto físico con un ser querido —un hijo, una amiga, incluso una mascota— liberamos oxitocina en el torrente sanguíneo, una hormona que aumenta la relajación y reduce la respuesta de estrés. La oxitocina también incrementa el deseo de más contacto físico y afecto, ¡otro bucle de retroalimentación positiva! Acurrucarte junto a tu perro hace que desees pegarte otra vez a él. Al igual que cuando hacéis piña con las amigas o te arrimas a tu pareja en la cama. La oxitocina activa la liberación de endorfinas, que alivian cualquier tipo de dolor, desde el de las jaquecas hasta el de la artritis o incluso las migrañas. También estimula la secreción de las otras hormonas sexuales (estrógeno, progesterona y testosterona), por lo que es un tónico para el equilibrio hormonal y el bienestar general. E incluso podemos experimentar un subidón de oxitocina acariciando simplemente a nuestro gato o caballo.

Quiero señalar que el contacto sexual produce altos niveles de oxitocina y de hormonas sexuales, y también de endorfinas, y que el sexo es una actividad sumamente renovadora con infinidad de ventajas y una excelente elección para el plan de bienestar de una mujer exigente de cuerpo sabio. No hay que olvidar que darse placer a uno mismo también es muy saludable. Curiosamente, la oxitocina reduce la función cognitiva y afecta la memoria, de ahí que al principio de una relación amorosa parezca que tengamos una venda en los ojos: «¡Él (o ella) es *perfecto*!» Pero para serte sincera, no creo que sea malo tener un poco menos de lucidez y de memoria, porque es relajante. Deja de preocuparte por el pasado o el futuro y disfruta más de contemplar las nubes tumbada sobre la arena de la playa al lado de tus amigos. Un poco menos de intelecto y un poco más de relajación es muy sano para la fatiga suprarrenal originada por la respuesta de estrés.

¿Cómo puede una mujer de cuerpo sabio gozar de más amor, afecto y contacto humano en su vida? Como los rosetinos, podemos tener una comunidad a la antigua usanza: una familia compuesta por miembros de distintas generaciones viviendo bajo el mismo techo en una comunidad con sólidos valores religiosos. Y esta opción funciona. Al igual que la de gozar a tu propia manera de afecto y de contacto humano. Considera tus resultados del test del Índice de Redes Sociales de la página 247. ¿Qué fuentes de vínculo comunitario, amistad y afecto podrías ampliar o alcanzar en tu vida?

Cassandra, una de mis pacientes, es una artista que se divorció de su marido hace dieciocho años. Vive sola y no tiene hijos, pero alquila otra vivienda que está dentro de su propiedad a una amiga que también es artista. Otras amigas suyas viven en el mismo barrio y van a pasear juntas al menos tres veces a la semana y a comer con frecuencia. Cassandra es miembro de un grupo excursionista. Cada fin de semana de diez a veinte adultos hacen excursiones a distintos lugares recorriendo de 8 a 12 kilómetros a pie, y luego comen juntos. La última vez que la vi se estaba preparando para ir a Italia con cuatro amigas. Habían planeado viajar por el país varias semanas. Después pensaban alquilar una villa con otras seis amigas suyas artistas procedentes de distintas partes del mundo y celebrar su setenta y seis cumpleaños. Cassandra no tiene pareja y vive sola, pero no carece de afecto ni de contacto humano.

Otra de mis pacientes también está divorciada y sus hijos y nietos viven a varias horas de distancia. Reside en su propia casa y lleva ocho años saliendo con un hombre que también vive en su propio hogar. Se reúnen para cenar y pasárselo bien tres noches a la semana. Y sus hijos y nietos van a verla los fines de semana. Se dedica al trabajo que le gusta y es feliz viviendo sola, pero goza de afecto y contacto humano.

Tengo amigos y colegas en California que viven en comunidades modernas conocidas como «ecoaldeas», donde cada cual vive en su propia casa en una propiedad común rodeada de espacios y huertos comunitarios. También disponen de una cocina y un comedor comunes y, además, comen juntos con frecuencia. Organizan talleres y eventos y han creado, por medio de esta estructura y del trabajo en equipo, una aldea en medio de una ciudad. Jubilados y adultos sin pareja viven en contacto con los niños que crecen en la comunidad, disfrutando de la experiencia más amplia de vivir en familia. Este estilo de vida quizá sea inusual en Estados Unidos, pero en otros países es bastante corriente vivir en comunidad en estrecho contacto con otras familias o en aldeas interdependientes.

Puedes crear una experiencia como la de las ecoaldeas en tu propio barrio o edificio de viviendas. Cuando estudiaba en la Facultad de Medicina, mi marido y yo vivíamos en un cuádruplex y nos hicimos amigos de las personas de los apartamentos adyacentes. Compartíamos con nuestros vecinos una comida una vez a la semana, íbamos con nuestros hijos a las fiestas infantiles que organizaban e incluso nos echábamos unos a otros una mano en la cocina o si era necesario nos apoyábamos en las peleas o las dificultades. Era una forma agradable de llevar la vida de locos de una pareja joven con hijos. Ahora vivo en un hogar nuclear, pero la comunidad de vecinos organiza celebraciones dos veces al año y cierra la calle para que podamos bailar y escuchar música todos juntos. No a todos los vecinos les apetece relacionarse y puede que tú no quieras hacerlo con algunos de los tuyos. Pero te sorprendería ver a cuánta gente le atrae esta idea.

Además de codearte con los vecinos, puedes disfrutar del saludable contacto humano participando en actividades comunitarias en el pueblo o ciudad donde vives. Cualquier actividad es válida, desde campeonatos de petanca y de fútbol, y grupos de labores de punto y de observación de aves, hasta participar en servicios religiosos y cantar en el coro de la comunidad. En la mayoría de las ciudades los distintos clubes, las entidades encargadas de los parques y las instalaciones recreativas, las instituciones educativas y las organizaciones religiosas crean una cantidad asombrosa de eventos y actividades. Algunas ideas sencillas, como ir a pasear por un parque con los compañeros del trabajo durante la pausa del mediodía, son muy saludables porque te permiten airearte (estar en contacto con la naturaleza), hacer ejercicio y alternar con la gente.

Déjate guiar por la sabiduría de tu cuerpo en las relaciones

El afecto, las relaciones cercanas y una sólida red social son muy saludables para el corazón. Pero como bien sabes, ¡no todas las relaciones son sanas! Algunas pueden provocarte un infarto. ¿Recuerdas la información sobre la depresión femenina? Las mujeres casadas son las que corren un mayor riesgo de depresión (sobre todo si no son felices en su matrimonio) y el riesgo aumenta más aún con cada hijo que traen al mundo. ¡Vaya, lo tienen difícil! No hay ninguna relación que no conlleve algunos problemas. Y nosotras, como mujeres, llevamos una mayor carga sobre los hombros por nuestra capacidad de cuidadoras. Es importante recordar que no siempre más es sinónimo de mejor y que debemos guiarnos por nuestro cuerpo sabio para establecer relaciones que sean edificantes en lugar de complicarnos demasiado la vida. Nos podemos relacionar con mucha gente (¡o con demasiada!) y necesitar, sin embargo, pasar un tiempo a solas, lo cual es muy gratificante. O tal vez necesitemos otra clase de relaciones, como estar en compañía de adultos y no de niños pequeños. O frecuentar a personas con las que nos divirtamos (para hacer deporte, salir a bailar o relajarnos sin más) en lugar de estar moviéndonos siempre con gente del mundo del trabajo y de la productividad. O tal vez nos haga falta recibir un amor incondicional como el de una mascota o una buena amiga con la que no hablamos tan a menudo como nos gustaría. O quizá pasamos demasiado tiempo ayudando a los demás y tener un perro sería lo *peor* que podríamos hacer dada la poca energía que nos queda.

Carmel, una nueva paciente, se presentó recientemente a mi consulta. Es una mujer de cuerpo sabio que intuía de dónde le venían sus síntomas. Me confesó haber padecido dolor abdominal varios meses atrás y que otro médico había solicitado una ecografía para examinarle el abdomen. Los resultados confirmaron que tenía cálculos biliares y este problema, junto con el dolor abdominal que sentía después de comer, llevó a los otros médicos a diagnosticarle una colecistitis, es decir, una inflamación de la vesícula biliar debido a la presencia de cálculos que obstruyen el conducto cístico (el diagnóstico era, probablemente, correcto). Esta patología se suele tratar con una cirugía para extirpar la vesícula biliar. Pero Carmel quiso antes probar otras alternativas y estuvo reflexionando un tiempo sobre cuándo le había empezado a doler el estómago. Descubrió que le pasaba a menudo después de hablar por teléfono con su madre. Había tenido una relación difícil y maltratadora con ella, pero su madre no lo quería aceptar. Carmel la llamaba solo por obligación. Para protegerse, decidió dejar de hacerlo durante un tiempo. Cuando volví a verla hacía varios meses que ya no le dolía el estómago, desde que había evitado hablar con su madre. Su cuerpo sabía que las interacciones que mantenía con ella le estaban haciendo daño, no podía «digerirlas» (la vesícula biliar secreta bilis para poder digerir la grasa). Y ponerle unos límites a su madre la había ayudado a curarse.

La última vez que la vi se estaba planteando cómo y cuándo volvería a conectar con ella. Saltaba a la vista que dejar de comunicarse con su anciana madre iba en contra de sus valores. Ahora está intentando averiguar cómo puede ponerle unos límites en cuanto a la frecuencia y al contenido de las conversaciones y hablar con ella sin que le duela el estómago al terminar. Como su madre la maltrató verbalmente de niña y no la protegió de los abusos sexuales que sufrió de su padrastro, es la persona que más malos recuerdos le trae. Es en especial vulnerable y sensible a las observaciones de su madre y está intentando ser más fuerte y equilibrada en su vida actual para que no le afecten tanto. Carmel ha sido siempre muy cariñosa y protectora con sus hijos, rompiendo el ciclo de negligencia y abusos sexuales de la familia de la que procede. Sin embargo, como cualquier persona, está intentando madurar: ¿hasta qué punto se puede liberar de la influencia de su madre? Y pese a su dedicada labor personal, ¿hasta qué extremo sigue siendo vulnerable a los comentarios de su madre y en qué sentidos ha de fijar unos límites por su propia salud y bienestar? Todos necesitamos hacernos estas preguntas en las relaciones complicadas que se dan en nuestra vida, ya sean familiares o de otra índole.

A veces al fijarnos en nuestro corazón descubrimos que estamos sufriendo por alguna relación que mantenemos o que echamos de menos. Cuando alguien nos critica, nos detesta o nos desea lo peor, es muy malo para el corazón. El amor, el compañerismo y la amistad son esenciales para nuestro bienestar. Pero no he conocido a una sola mujer que no haya tenido alguna vivencia negativa, a veces dolorosísima, en una comunidad o relación. Esas malas experiencias hacen que dudemos de relacionarnos con la gente o de formar parte de un grupo, y es comprensible. El amor y las relaciones son el ámbito perfecto en el que podemos dejarnos llevar por la sabiduría del cuerpo. Y si sospechas que estar cerca de alguien que te tiene ojeriza es malo para tu salud, no te falta razón. ¿Recuerdas aquellas energías emanando del corazón de los demás de las que he hablado? Son deliciosas si son positivas. Y desagradables cuando dejan mucho que desear. Cuanto más deprimidas estén tus amigas, más tenderás a deprimirte. Aunque las familias extendidas, como las de Roseto, parezcan maravillosas en teoría, ¿cuántas personas elegirían vivir con sus padres, hermanos e hijos adultos? Por algo será que algunas deciden volar del nido.

Si en tu vida actual hay una relación o una amistad que te hace sufrir e intuyes que es mala para tu salud, plantéate en serio cambiarla o cortarla por lo sano. O, como hizo Carmel, la paciente de la que he hablado, deja de comunicarte con esa persona una temporada. ¿Te acuerdas del eccema que le salió a Tessa (véase el capítulo dos) cuando intentó irse a vivir con su prometido? ¿Y de las numerosas infecciones pélvicas de Megan (véase el capítulo siete) cuando estaba con su novio tan destructivo? ¿Qué te dice tu cuerpo sobre las relaciones que eliges mantener?

Los beneficios del amor y de una comunidad son evidentes. Pero es vital tener las cosas muy claras en cada aspecto de tu vida. ¿Qué personas de las que forman parte de tu comunidad no son buenas para tu salud ni tu bienestar? Cuando te fijas en lo que siente tu corazón, ¿hay alguna de tu entorno a la que debas pararle los pies? Usa si lo deseas el ejercicio «Las sensaciones físicas» (véase la página 61) para captar lo que siente tu corazón. En muchas ocasiones hay que sacar un tema a relucir y hablar de él con la familia y los amigos para que una relación sea constructiva en lugar de destructiva. Encontrar el apoyo, la habilidad y el coraje para mantener este tipo de conversaciones es vital para tu bienestar. Con frecuencia, al menos en mi caso, necesito mantener con mi pareja esta clase de diálogos porque muchas veces exploto por alguna u otra razón. Llevamos años aprendiendo a ser sinceros y amables cuando tenemos un problema, y cada uno se responsabiliza de sus propios fallos. Todavía no somos ni mucho menos perfectos en ello, pero mantener esta clase de conversaciones difíciles nos permite gozar de una mayor intimidad.

En nuestro viaje de veintiocho años como pareja, Doug y yo nos hemos estado beneficiando enormemente de las estrategias de John y

Julie Schwartz Gottman, del Instituto Gottman. Te recomiendo vivamente sus métodos por lo eficaces que son a la hora de mantener este tipo de conversaciones difíciles. En el primer cajón de arriba del tocador, guardo para tenerlo a mano *Después de una pelea*, un libro suyo de gran utilidad desgastado por el uso (es decir, qué hacer cuando tu pareja y tú habéis perdido los estribos). Es una guía práctica excelente para entender los conflictos y sus resoluciones. Se puede conseguir en la web del Instituto Gottman (gottman.com).

Los Gottman son los investigadores de las relaciones de pareja más destacados del mundo, pero sus métodos también son aplicables a las amistades y a las relaciones familiares. Como apuntan en sus investigaciones, las relaciones buenas y malas no se miden por la cantidad de conflictos sino por la cantidad de amor, apoyo y conexión que se da en ellas. En una conversación respondemos al más pequeño cambio en las expresiones faciales o el tono de voz. O a la presencia de las críticas, la actitud defensiva, el desprecio y el cerrarse en banda, lo que ellos llaman los «Cuatro jinetes del Apocalipsis» en las interacciones cotidianas. Los Gottman han documentado que según lo desdeñosa o irrespetuosa que sea nuestra pareja con nosotros, predice cuántas enfermedades infecciosas tendremos en los cuatro años siguientes. Su desdén o falta de respeto debilita la capacidad de nuestro sistema inmune para combatir las infecciones.

Tal vez recuerdes del capítulo seis que las mujeres que no son felices en su matrimonio viven menos que las solteras o que las que están a gusto con su pareja. Nuestro corazón está conectado a las personas de nuestro entorno para bien o para mal. Déjate guiar por tu cuerpo sabio para ver qué relaciones en concreto con los seres queridos fomentan tu bienestar o lo destruyen. Haz lo mismo con tus hijos adultos, con los vecinos o con los compañeros de trabajo. No puedes elegir a tu familia ni controlar quién vive en la puerta de al lado ni con quién trabajas, pero en tu mano está la frecuencia con la que te relacionas con las personas problemáticas de tu vida y la forma en que lo haces. Haz lo posible para manejar bien el conflicto y fijar unos límites en tus relaciones. Si necesitas dejar de comunicarte con alguien durante un tiempo para reflexionar, como Carmel, hazlo. Si es necesario, busca una comunidad o una familia que te «guste» y saque lo mejor de ti.

Guíate por la sabiduría de tu corazón al plantearte lo que necesitas ahora en tu vida en cuanto al amor y las relaciones. Resérvate un hueco para hacer la respiración abdominal y el ejercicio «Las sensaciones físicas» del capítulo dos para tranquilizarte interiormente y escuchar tu corazón. Ponerte las yemas de los dedos encima de él, en medio del pecho, te ayudará a concentrarte. Respira profundamente desde el corazón y siente cómo se te ablanda y abre, como una rosa, pétalo a pétalo. ¿Qué sensaciones y sentimientos surgen de tu corazón cuando te preguntas: «¿Cómo y dónde necesito sentir más amor y conexión en mi vida?» Observa las sensaciones y los sentimientos sin juzgarlos. Al cabo de varios minutos, guiándote por tu criterio, traslada esos sentimientos a unas necesidades más concretas. ¿Necesitas gozar de la compañía de otras personas por las noches? ¿De más amigos con los que divertirte? ¿De más sexo? ¿Estás buscando a tu alma gemela? Buscar intencionadamente a un determinado tipo de persona y decírselo a los amigos y a los miembros de la familia que te apoyan (y recurrir, además, a las webs de citas en Internet, si estás disponible) son pasos importantes para encontrar pareja. La mitad de los matrimonios de Estados Unidos se conocieron a través de Internet. Moverte por otros círculos donde puedas acabar conociendo a alguien también es una buena idea. ¿Qué temas te interesan y en qué grupos, clubes o actividades de voluntariado te gustaría participar? He creado una breve lista de puntos a tener en cuenta para que encuentres la clase de amor y de afecto que andas buscando (véase el recuadro de la página siguiente). Añade los tuyos y escribe tu propia lista. Al contrario de lo que la gente cree, el amor, la amistad y la pertenencia a una comunidad no suelen surgir de manera espontánea. Requieren reflexión, receptividad y tiempo. Descubre qué clase de amor puedes manifestar en tu vida.

Tómate un tiempo para escuchar a tu corazón y fíjate en lo que te está de verdad pidiendo. Cuando tu cuerpo se vuelve sabio sabes distinguir la llamada de la soledad (necesito enviarle un mensaje de texto a mi amiga para pasárnoslo en grande cuanto antes haciéndonos la pedicura en nuestro salón de belleza preferido) de la llamada de los bizcochos rellenos de chocolate. Y, sí, las personas enamoradas tienden a adelgazar. Qué curioso que nos pase cuando alguien satisface nuestras necesidades emocionales en lugar de consolarnos con la comida. Después de una terrible ruptura, es mejor ir a recibir un masaje y adoptar una nueva mascota que montarte un trío con Ben & Jerry y atiborrarte de helados... aunque en esta clase de emergencias yo siempre me consuelo con un poco de chocolate negro. Déjate guiar por la sabiduría de tu corazón cuando debas reducir las relaciones negativas con los seres queridos y conseguir la clase de amor que deseas en tu vida.

AMISTAD	EXPERIENCIAS COMUNITARIAS Y GRUPALES	AFECTO FÍSICO	CITAS Y SEXO
Compañeros de trabajo: ve a tomar un café o a comer con ellos. O a dar un paseo.	Equipos deportivos o eventos atléticos: torneos de tenis, competiciones de balonvolea, de ciclismo o carreras locales para recaudar fondos para una buena causa.	Planifica un masaje, una limpieza facial o cualquier otra sesión de belleza.	Sé muy concreta sobre la clase de pareja que buscas.
Vecinos: plantéate invitarlos a tu casa, organizar un encuentro con otros vecinos para conoceros o mirar juntos una competición deportiva por la tele.	Clubes y asociaciones: grupos ecologistas, asociaciones políticas y comerciales locales.	Da abrazos a los amigos y a los miembros de tu familia o pídeles que te los den a ti.	Deja que tus amigos (y si es posible tu familia) sepan que estás lista para salir con alguien y la clase de persona que andas buscando.
Busca a personas con las que hacer actividades que te gusten.	Grupos religiosos y espirituales de cualquier tipo: eventos celebrados en iglesias, mezquitas o templos, grupos de meditación y de yoga.	Participa en bailes en los que se dé una intimidad física: samba, salsa, square dance, danza improvisada, contradanza, swing o vals.	Investiga en Internet las distintas webs de citas en tu zona y considera recibir algún consejo de una amiga o de un asesor personal para hacerlo de forma eficaz y segura.

AMISTAD	EXPERIENCIAS COMUNITARIAS Y GRUPALES	AFECTO FÍSICO	CITAS Y SEXO
Compañeros de clase: ¿con quiénes estás en contacto y con quiénes quieres comunicarte? Ahora las redes sociales te lo ponen mucho más fácil que antes.	Grupos que hacen una actividad que te interesa: baile, observación de aves, limpieza de playas, juegos, grupos de costura, acolchado o labores de punto, festivales de cine locales o charlas TED.	Ofrécete para hacer de canguro o pasar un tiempo con las sobrinas, los sobrinos o los hijos de las amigas. ¡Te lo agradecerán!	Analiza cómo te mueves, hablas y vistes. ¿Estás enviando los mensajes que quieres enviar a posibles parejas (o a tu pareja actual)? Pregúntales a tus amigos qué opinan al respecto.
¿Hay algún miembro de tu familia con el que te gustaría estar más en contacto?	Apúntate a clases: cocina, artes visuales, idiomas, música, cinefilia.	Adopta una mascota cariñosa y fiel.	Empieza a darte placer. Ser activa sexualmente es sexi.
Si estás dispuesta a hacerlo, plantéate salir con madres con hijos pequeños. Estarán muy ocupadas, pero por lo general agradecerán la compañía de un adulto mientras cuidan a sus retoños.	Asociaciones de propietarios de viviendas o de vecinos.	Practica un deporte donde el contacto físico, los choca esos cinco, los abrazos y las palmadas en el trasero sean lo normal.	Apúntate a clases que giren en torno a las relaciones de pareja, la sexualidad o las citas inteligentes, o recurre a un asesor personal experto en citas.

12
Propósito: dale sentido a la vida y sigue tu pasión

Encontrarle un sentido a la vida es la piedra angular de una vida saludable y con relaciones sanas. Todos los pilares de la salud son necesarios para progresar, pero encontrarle un sentido a la vida responde a la importante pregunta: «¿Qué he venido a hacer en este mundo?»

Hay algunas personas que saben con claridad cuál es su objetivo en la vida desde muy pequeños. Yo sabía que quería ser profesional de la salud desde niña. Pero incluso para los que ya sabíamos a una edad temprana a qué nos dedicaríamos, el sentido que le damos a la vida va evolucionando. Al principio quería ser veterinaria porque de niña los animales me gustaban más que las personas y había leído la maravillosa serie de libros *Todas las criaturas grandes y pequeñas*, de James Herriot. Me encantaba la idea de aliviarle el sufrimiento a mis queridos gatos *Ezra*, *Felix* y *Shandy*, a los perros de caza de mi padre y a los diversos hámsteres, tortugas y peces. Después, en el instituto, mi padre me sugirió, con la característica practicidad de un clérigo del Medio Oeste, que si iba a invertir todo ese tiempo y dinero en aprender a curar, me planteara usarlo para curar a las personas. Nunca he dejado de querer a los animales, pero me he enamorado de la gente y del milagroso viaje de ayudarles a curarse. Más tarde, en la Facultad de Medicina conocí a Gladys McGarey, la madre de la medicina holística, y comprendí que podía ayudar a mis pacientes a curar su corazón, mente y espíritu.

Para muchas personas aquello que les llena en la vida no tiene nada que ver con su profesión. Pero incluso para los que tenemos el privilegio de dedicarnos a lo que nos apasiona, hay muchas otras cosas que también le dan sentido a nuestra vida. Podemos sentirnos llenos y realizados de innumerables maneras: ocupándonos de nuestros hijos o nietos, ganándonos la vida para sacar adelante a nuestra familia, cultivando la tierra, participando en la política local o creando arte y belleza. Podemos sentir los saludables beneficios de encontrarle un sentido a la vida de muchas formas que, aunque no parezcan ser nada del otro mundo, son importantes para nosotros y, probablemente, también para los demás. Me encanta este poema de Marge Piercy que expresa lo que estoy intentando comunicar:

> *El trabajo en el mundo es tan común como el barro.*
> *El trabajo mal hecho embadurna las manos y se desintegra en polvo.*
> *Pero el bien hecho*
> *tiene una forma armoniosa, limpia y evidente.*
> *Las ánforas griegas para el vino o el aceite,*
> *las vasijas de los hopi para el maíz, se exponen en museos,*
> *pero fueron hechas para ser usadas.*
> *El jarrón está llorando para que lo llenen de agua*
> *y una persona para hacer un trabajo que le satisfaga.*[1]

Sentir que tienes una misión en la vida puede ser tan sencillo como: «Soy la que riega las plantas del exterior de mi apartamento y la que da de comer a los gatos» o tan importante como «Estoy intentando poner fin a la esclavitud de los tiempos modernos». También es bastante normal que a lo largo de la vida vayan cambiando las cosas que te llenan.

Un amplio metaanálisis de la Facultad de Medicina de la clínica Monte Sinaí presentado en el año 2015 en las Sesiones Científicas de la Asociación Americana de Cardiología demostró que la intensa sensación de tener un objetivo en la vida se asociaba al descenso de un 23 por ciento de las muertes por cualquier causa y al de un 19 por ciento del riesgo de infartos, derrames cerebrales o de la necesidad de una cirugía de baipás coronario o de implante de endoprótesis vascular. Son unas estadísticas impresionantes que reflejan los saludables efectos de una sólida red social. Ahora bien, como practicante de la medicina integrativa es evidente que deseo que hagas actividad física, duermas como es debido y te alimentes bien. Pero sinceramente, tener una buena red social y sentirte realizada en la vida son igual de importantes a la larga para tu salud.

Normalmente, esta sensación de satisfacción viene de nuestra capacidad de ayudar a los demás y de contribuir al bienestar de nuestra

---

1. Marge Piercy, *Circles on the Water*, Alfred A. Knopf, Nueva York, 1982.

familia, nuestra comunidad y del mundo. Los humanos somos animales muy sociables y lo que más nos alegra es contribuir con nuestro talento al servicio de los demás. Esta sensación de propósito nos hace sentir necesarios y útiles, y por lo visto esto es muy importante para la salud. Cuando ayudamos a los demás somos recompensados a nivel emocional y fisiológico. Un estudio sobre sujetos de cincuenta y cinco años y de más edad reveló que las muertes prematuras se reducían un 44 por ciento en los que hacían algún voluntariado, superando incluso los efectos saludables de hacer ejercicio cuatro días a la semana.[2] Y los adolescentes que colaboran como voluntarios tienen valores más bajos de colesterol e índices inferiores de obesidad.[3]

Tener un objetivo en la vida, al igual que gozar de una sólida red social, nos protege de los efectos negativos de las experiencias traumáticas y mejora nuestro estado mental. Los investigadores de la Universidad de Howard que estudian a las víctimas de traumas severos descubrieron que tener un propósito en la vida era un factor predictivo esencial de la capacidad de esas personas para estar sanas mentalmente o recuperarse de una enfermedad psiquiátrica.[4] Según una encuesta llevada a cabo por la Universidad de Harvard, los que contribuían con tiempo o dinero en alguna causa tendían un 42 por ciento más a ser felices que los que no colaboraban en nada.[5] Es decir, cuando creemos tener un propósito en la vida somos mucho menos propensos a padecer depresión o ansiedad o a que estos estados se cronifiquen. Un estudio sobre las personas cooperadoras —las que ayudan a los demás— reveló que la mitad afirmaban sentir un gran subidón, denominado el «subidón del cooperante». Demostró que el 43 por ciento de los que «ayudaban a los demás» se sentían más fuertes y vitales y el 22 por ciento más tranquilos y menos deprimidos, y, además, tenían una mayor sensación de valía personal».[6]

---

2. D. Oman, C. Thoresen y K. McMahon, «Volunteerism and Mortality Among the Community Dwelling Elderly», *Journal of Health Psychology,* 4 (3), mayo de 1999, pp. 301-316.

3. M. Moreno, F. Furtner y F. Rivara, «Adolescent Volunteering», *JAMA Pediatrics,* 167 (4), 2013, p. 400.

4. T. N. Alim, A. Feder, *et al.*, «Trauma, Resilience, and Recovery in a High-Risk African-American Population», *American Journal of Psychiatry,* 165 (12), diciembre de 2008, pp. 1566-1575.

5. Social Capital Community Benchmark Survey, The Saguaro Seminar, Harvard Kennedy School, 2006.

6. Allan Luks, «Doing Good: Helper's High», *Psychology Today,* 22, n.º 10, 1988, pp. 34-42.

¿Por qué es tan saludable tener un propósito en la vida y ayudar a los demás? Cuando somos altruistas los niveles de oxcitocina crecen, recibimos una oleada de endorfinas —las hormonas de la felicidad—, y también de dopamina —un neurotransmisor placentero y adictivo— que nos hace desear seguir ayudando a la gente (sentir de nuevo ese bucle positivo que se retroalimenta a sí mismo). La dopamina es el neurotransmisor que aumenta cuando hacemos algo a lo que somos adictos, desde consumir heroína o cigarrillos hasta azúcar. Es el neurotransmisor de la recompensa y en este caso nos premia con las hormonas de la felicidad por haber ayudado a los demás y hace que queramos repetirlo. En la Universidad de Emory, un estudio demostró que cuando ayudamos a los demás se activa la misma región del cerebro que la de recibir recompensas o sentir placer.[7]

Tener un propósito en la vida es por lo visto especialmente importante a medida que envejecemos. En un estudio con más de 900 participantes presentado en el *Archives of General Psychiatry*, los sujetos con un rumbo y un propósito en la vida eran dos veces y media menos propensos a desarrollar alzhéimer.[8] Y en un estudio de seguimiento, aquellas personas mayores con un fuerte propósito en la vida tenían la mitad de probabilidades de morir durante los tres siguientes años del estudio. En Japón y China, los estudios demuestran lo beneficioso que es para el estado de ánimo en la gente de mediana edad o mayor trabajar y sacar adelante a su familia, colaborar como voluntarios o cuidar de un familiar.[9, 10] No es de extrañar que en las sociedades que respetan a los mayores y en las que estos contribuyen activamente al bienestar de la comunidad la gente mayor viva más años y de forma más independiente. Como en el caso de Japón, Cerdeña, Italia y las Montañas del Cáucaso al este de Europa. Para vivir y progresar todos necesitamos tener una *razón*, un *propósito* en la vida.[11]

---

7. James Baraz y Shoshana Alexander, «The Helper's High», *Greater Good: The Science of a Meaningful Life*, 1 de febrero de 2010.

8. P. A. Boyle, *et al.*, «Effect of a Purpose in Life on Risk of Incident Alzheimer Disease and Mild Cognitive Impairment in Community-Dwelling Older Persons», *Archives of General Psychiatry*, 67 (3), marzo de 2010, pp. 304-310. doi: 10.1001/archgenpsychiatry.2009.208.

9. Y. Sugihara, H. Sugisawa, H. Shibata y K. Harada, «Productive Roles, Gender, and Depressive Symptoms: Evidence from a National Longitudinal Study of Late-Middle-Aged Japanese», *Journal of Gerontology*, 6303 (4), 2008, pp. 227-234.

10. Y. Li, L. Xu, I. Chi y P. Guo, «Participation in Productive Activities and Health Outcomes among Older Adults in Urban China», *The Gerontologist*, 54 (5), pp. 784-796.

11. John Robbins, *Healthy at 100: The Scientifically Proven Secrets of the World's Healthiest and Longest-Lived Peoples*, Ballantine Books, Nueva York, 2006.

¿Cómo le das sentido a la vida?

El sentido de la vida surge del mismo lugar que la otra sabiduría de tu cuerpo: de dentro, de tu intuición y de mirar en tu interior. Eckhart Tolle, maestro espiritual y autor de *Un nuevo mundo, ahora: encuentra el propósito de tu vida*, dice: «No te preguntes lo que quieres hacer sino lo que la vida quiere manifestar a través de ti». Y este es realmente el quid de cómo le encontramos sentido a la vida. De cómo descubrimos lo que nuestro corazón está deseando. Irreprimiblemente. Es como si el universo lo quisiera y actuara a través de nosotros. Mi amiga Peggy Callahan, que ha sido periodista, presentadora de noticias y productora de televisión, me describió su trayectoria vital de este modo: «Yo no era una de esas personas afortunadas que parecen haber nacido sabiendo lo que harán en la vida. Fue más bien un descubrimiento que me sacudió como un relámpago. Descubrí en un libro el tema de la esclavitud en los tiempos modernos y sentí de pronto… que estaba hecha para ponerle fin. De una vez por todas. Para siempre. Y resulta que esta misión es justamente lo mío, me apasiona tanto que para mí no es un trabajo sino una labor para la que tengo el talento y las habilidades necesarias (o podría desarrollarlas), y, además, es lo que el mundo estaba pidiendo a gritos. Justo en ese momento. En esa coyuntura es donde yo interpreto mi feliz danza. A fondo. Con alegría».

En este momento siento que mi misión es ofrecerte por medio de este libro una información útil que te ayude a llevar la vida plena y vital que te mereces. Me siento muy realizada cuando ayudo a mis pacientes a curarse a sí mismos para que puedan hacer su propia labor positiva y curativa en el mundo.

Conceptualizar tu propósito en la vida tal vez te parezca un tanto abstracto, de modo que lo dividiré en pasos para que lo entiendas mejor. La experiencia de encontrar un objetivo empieza escuchando la sabiduría de tu cuerpo. Hazte con un diario o una hoja de papel y resérvate un hueco para seguir estos tres pasos. Puedes seguirlos a la vez o por separado en distintos momentos del día, elige lo que prefieras.

Descubre tu propósito en la vida

Paso 1:
Reflexiona y devánate los sesos

¿Cuál puede ser tu propósito en la vida? Tal vez lo que estás haciendo ahora ya *es* lo que le da sentido. O quizá desees añadir otra actividad que expanda o materialice tu propósito o misión. O puede que ya sea hora de replantearte tu vida o tu profesión. Deja volar la imaginación para que se te ocurran una variedad de posibilidades de lo que crees que has venido a hacer en este mundo. Ábrete a una gran diversidad de ellas. Escribe, dibuja o pinta las que te vengan a la mente para poder consultarlas durante los siguientes ejercicios.

Paso 2:
Hazte varias preguntas esclarecedoras

Escribe las respuestas de al menos una pregunta de cada una de las tres categorías siguientes. Es mejor no darles demasiadas vueltas. Escribe deprisa la respuesta, si es posible, dejando que las distintas posibilidades fluyan de tu mente. No es necesario eliminar nada ni mostrárselo a nadie a no ser que lo desees. Divide la hoja de tu diario o la del papel en tres partes y haz las listas.

APTITUDES Y CUALIDADES
«¿Qué aptitudes o habilidades tengo?»
«¿Qué aptitudes quiero desarrollar?»
«¿Cuáles son mis mejores habilidades sociales?»
«¿Qué me motivan los demás a hacer?»
«¿Qué es lo que creo que se me da mejor?»

En este caso es válido cualquier cosa: cocinar, limpiar, conducir, cuidado del jardín, organizar a la gente, contabilidad, crear webs, ser el portavoz de tu comunidad, hacer reír a los demás, ayudar a la gente a sentirse a gusto... ¡serles útil a los demás no suele ser glamuroso! Y lo que la gente necesita no suele ser complicado.

DICHA Y PLENITUD
«¿Qué es lo que me gusta tanto que no me parece un trabajo?»
«¿Qué estoy deseando tanto hacer que me levantaría de la silla como movida por un resorte para llevarlo a cabo?»
«Cuando me esté muriendo, ¿de qué estaré encantada de haber hecho en la vida?»

Podría ser haber trabajado con un grupo en un proyecto, pasar tiempo con tus hijos, diseñar y hacer vestidos o utensilios para el hogar, vender objetos para recaudar fondos, cooperar de voluntaria en un colegio o en una residencia de ancianos, prepararles la cena del domingo a tus amigos, viajar, expresarte artísticamente, realizar una actividad física como bailar o surfear, criar animales o fundar una compañía de éxito. ¿Qué te produce dicha?

NECESIDADES DEL MUNDO

«¿Tengo alguna aptitud que sirva para lo que el mundo, mi comunidad, mi familia y mis amigos necesitan?»

Mundo y comunidad: considera temas como la raza, el género y la igualdad económica, la erradicación del hambre en el mundo, una mejor educación, la acción ecologista, luchar por el derecho a un hogar, por el derecho a la formación laboral, por el derecho a una mejor nutrición, por mejores métodos de cultivo, por disponer de agua limpia, por carriles de bicicleta más seguros o por la creación de albergues para indigentes, escribir libros edificantes, montar negocios que generen puestos de trabajo, ayudar a la gente a mantener mejores relaciones, crear programas para reducir la violencia, hacer que el mundo sea un lugar más seguro donde los niños puedan jugar, alternativas para las pandillas callejeras, celebraciones religiosas y rituales.

Familia: considera ganar un sueldo para disponer de comida, techo, ropa y ahorros, cuidar a los mayores, cuidar a los hijos, preparar las comidas, supervisar la educación de tus hijos adolescentes y ser un modelo a seguir.

Paso 3:
Averigua qué te mueve en la vida

Dedica ahora un momento a leer las listas y asimilar lo que has escrito. Después de haber reflexionado sobre ello, ¿se te ocurre algún campo de acción en el que tus aptitudes y cualidades —lo que te hace sentir feliz y realizada— coincida con las necesidades del mundo? Siempre es una buena idea pensar con originalidad. Ya descartarás más tarde las ideas que no te convenzan. Intenta ser lo más creativa posible. Tal vez se te ocurran ideas para ganar dinero, hacer de voluntaria, ser activa en tu familia, organizar la próxima gran fiesta o ayudar a tus amigos.

Por ejemplo, cuando hice este ejercicio tenía muchas combinaciones para elegir, pero me di cuenta enseguida de que quería hacer algo creativo y no una labor intelectual, si era posible, que comportara un grupo de gente que bailara y cantara. Mis aptitudes incluían motivar a la gente y ser una buena escuchadora. Lo que más me gustaba era mantener conversaciones profundas, ocuparme de mi familia, cocinar (y bailar y cantar). Y lo que mi familia y mi comunidad necesitaban eran rituales y celebraciones religiosas. Por eso ahora soy la que se encarga en mi hogar de las celebraciones religiosas y festivas: es lo que me hace sentir feliz y realizada.

Haz este ejercicio tantas veces como sea necesario y deja que se te ocurran tantas ideas como quieras. Como Mary Oliver, la poetisa galardonada, nos pregunta: «Dime, ¿qué planeas hacer con tu fantástica y preciosa vida?»,[12] las posibilidades son infinitas.

Es cierto que a menudo la gente no se dedica a lo que más le gusta. A mí no me pagan por organizar la celebración de la Pascua judía en mi casa. Pero bromas aparte, una encuesta mundial reciente reveló que al 87 por ciento de la gente no le gusta su trabajo, lo cual es trágico, dadas las muchas horas que le dedicamos. Ganarnos la vida para progresar y sacar adelante a nuestra familia es una contribución vital, sea cual sea el trabajo que hagamos. La profesión con la que te ganas la vida no tiene por qué ser aquello que te llena, aunque vale la pena que te preguntes ¡hasta qué punto puedes integrar lo que te apasiona en tu profesión!

Por ejemplo, una amiga mía es conductora de autobús y se toma muy en serio velar por la seguridad de los niños que lleva y ser lo más cordial posible con ellos. Conducir un autobús es un trabajo bastante agotador, pero la seguridad de los niños es importantísima y ella lo sabe. Se enorgullece de su profesión. Y cada año conoce a escolares nuevos y ve cómo van creciendo y cambiando. Mi amiga forma parte de la comunidad que vela por esos niños y por su seguridad, y esto le parece una labor muy importante.

Otra amiga mía es vicepresidenta del departamento de recursos humanos de una gran empresa. Los frecuentes viajes laborales que realiza no son fáciles porque le impiden pasar más tiempo del que le gustaría con sus hijos y no todos los aspectos de su cargo son agradables. Sus aptitudes, que ha ido perfeccionando en su profesión, incluyen una visión estratégica y unas inigualables habilidades negociadoras. Siempre le ha gustado y llenado mucho trabajar para que todo el mundo tenga los mismos derechos sea cual sea su género o su raza. Hace poco, fue decisiva en la iniciativa de la empresa de recaudar durante los cuatro años siguientes fondos para compensar las desigualdades salariales exis-

---

12. Mary Oliver, «The Summer Day» de *New and Selected Poems,* Beacon Press, Boston, 1992.

tentes en Estados Unidos debido al género o a la raza. Un objetivo ambicioso y encomiable que tiene mucho que ver con lo que a ella le llena. Este logro, entre muchos otros, hace que su trabajo valga la pena pese a sus aspectos desagradables y a lo absorbente que es.

Todos intentamos encontrar un equilibrio entre la loable labor de ganarnos la vida para prosperar y sacar adelante a nuestra familia y aquello que nos gusta y llena. Recuerdo que cuando viajé a Turquía, Israel y Egipto me chocó que nadie iniciara una conversación conmigo preguntándome: «¿A qué te dedicas?» como se suele hacer en Estados Unidos. Ante todo te preguntan por tu familia, deseosos de saber a quiénes amas. El trabajo es importante para pagar las facturas, pero para ellos lo principal es la familia, la comunidad y la mezquita o la sinagoga. Tu profesión es secundaria. Es decir, la labor de sacar adelante y de amar a tu familia, o de contribuir a hacer prosperar una comunidad, ya sea religiosa o de otro tipo, es lo que a la mayoría de la gente le llena. No esperan que te sientas realizado con el trabajo con el que te ganas la vida. Como ocurre con todo lo demás, no es que unos tengan razón y los otros estén equivocados, sino que depende de lo que para ti sea correcto en ese momento de tu vida. El secreto es encontrar algo aplicable en ella que te haga vibrar.

En cuanto se te hayan ocurrido varias ideas, intenta imaginártelas una por una con el ejercicio «Sintoniza con tus «síes» y «noes» de la página 32. Haz el ejercicio sintiendo tus «síes» y «noes» en tu cuerpo e imagínate luego una posible actividad que te llene. ¿Cómo se siente tu cuerpo al imaginársela? ¿Te está diciendo «sí» o «no» o te da una respuesta intermedia?

Cuando hago este ejercicio me suele ocurrir que mi cuerpo dice «sí» a una idea y al mismo tiempo noto claramente una cierta sensación de inquietud. No significa que me esté diciendo «no», solo que «me ande con cuidado». Como se suele decir, el miedo y la excitación van de la mano. Es lógico sentir cierta inquietud ante una idea nueva o un cambio. En estos casos tal vez sea una buena idea buscar a alguien con quien materializarla o planificarla mejor ¡para que no te imponga tanto!

Dicho esto, tal vez los cambios que quieres hacer en tu vida exijan valor. Y como mi amigo y mentor, el arzobispo Desmond Tutu, galardonado con el Premio Nobel de la Paz, dice: «El valor no es la falta de miedo sino actuar pese al miedo». Y hacer cambios puede ser intimidante. Pero sentir miedo no tiene por qué frenarte. Escucha tu cuerpo, tu corazón y a tus amigas de confianza y sigue adelante con tu proyecto si te parece adecuado.

En cuanto a darle un sentido a la vida, mi amiga Lissa Rankin, que habla de lo que le da sentido a la suya en su libro *Anatomy of a Calling*, es una fuente de inspiración. A la doctora Rankin le gusta preguntar cuando se embarca en un nuevo proyecto: «Si es esto lo que debería estar haciendo, ábreme los caminos. Si no es así, detenme». Un «sí» puede consistir en la aparición de, justo, la persona que necesita para encontrar el lugar para el evento que está planeando organizar, o que de pronto le llegue como caída del cielo la cantidad de dinero que necesita para empezar el proyecto. Las personas religiosas lo ven como la respuesta a sus oraciones. Otras lo interpretan como una buena señal. Sea como sea como lo llamemos, cuando tenemos un propósito en la vida nos da la sensación de que el universo se ha puesto de nuestro lado para ayudarnos a conseguirlo.

En cambio, tal vez pienses que tu misión en la vida es abrir un café para crear un lugar que fomente el contacto con la gente, pero en el último momento pierdes el local que ibas a conseguir y el banco te deniega el crédito. Y por si esto fuera poco, mientras estás intentando a toda costa llevar adelante tu idea pillas una gripe descomunal. Tal vez interpretes todos estos contratiempos como un «no» del universo y tengas que decidir a qué se refiere exactamente, si a la idea en sí, a tu plan o a si no es el momento adecuado para sacarlo adelante. Aunque esto no quiere decir que debas rendirte al primer obstáculo que aparezca en tu camino. Suele ocurrir que cuando algo vale la pena, hay que superar grandes escollos. En estos casos fíjate también en tu cuerpo. Eres el diapasón del universo. ¿Los obstáculos te revitalizan y hacen que te comprometas a lograrlo con más empeño? ¿O te sientes derrotada y agotada?

Si los caminos no hacen más que cerrársete en cuanto a tu idea, vale la pena prestar atención. A mi amiga, la activista social Nikki Sylvestri, le gusta decir que cuando se empecina en seguir una dirección en la vida que no «está hecha» para ella, recibe una «soberana bofetada» del universo. Sé que sabes a lo que me refiero. Es como lo que le pasó a Tessa, la mujer del capítulo dos, cuando se le cubrieron los brazos de eccema al intentar hacer las maletas para irse a vivir con su novio. Su cuerpo estaba gritándole: «¡No lo hagas! ¡Ese tipo no te conviene!» Cuando le escuchas, el cuerpo te habla. Y cuando escuchas de verdad, el universo también te habla. Cuando conocí a mi marido soñé que era un hombre en el que podía confiar y al cogerle la mano sentí una alegría inmensa. Y en la velada de nuestra primera cita, mis seis compañeras de habitación —en aquella época me alojaba en la residencia estudiantil de la Facultad de Medicina—, por alguna misteriosa razón no pasaron la noche en ella (nunca volvió a suceder) y tuvimos la suerte de disfrutar de privacidad y poder charlar hasta la madrugada. Y todavía seguimos siendo una pareja feliz.

Durante años he considerado que la razón de «¿Qué hemos venido a hacer en este mundo?» es triple: la primera es para aprender y madurar en él, la segunda para ser útiles y ayudar a los demás y la tercera para celebrar la vida y disfrutar de ella. Lo ideal es que lo que te apasiona en la vida te permita hacer estas tres cosas. Para mí la diversión y la alegría son vitales para desear ayudar a los demás y madurar y no cejar en nuestro empeño. Dejarnos guiar por la sabiduría del cuerpo a la hora de tomar decisiones nos permite seguir dando y ayudando a los demás de un modo que nos impide dar más de lo que tenemos y vaciar la cuenta de nuestro bienestar. Aquello que nos apasiona en la vida nos deja el espacio para relacionarnos, amar y reír, hacer ejercicio, dormir y alimentarnos bien mientras somos generosos y ayudamos a los demás. Como queremos que nuestra labor positiva en este mundo sea sostenible, debemos también ocuparnos de nosotras mismas. De lo contrario recibiremos una «soberana bofetada del universo». Y a diferencia del estereotipo de la vida de una heroína, ¡no tienes por qué hacer realidad tu propósito sola! Encuentra tu propia tribu y mantén cerca a tus seres queridos mientras llevas a cabo tu labor en el mundo. Escucha el lenguaje de tu cuerpo y observa atentamente el universo a tu alrededor. Deja que lo que has venido a hacer en este mundo se vaya desgranando de tu bien cuidado cuerpo, mente y espíritu.

El mundo de tu cuerpo sabio

Te agradezco enormemente que te hayas unido a este viaje sagrado para encontrar la sabiduría del cuerpo que reside en todos. Ha sido un gran placer escribir este libro, he aprendido muchas cosas mientras lo hacía y ha sido un viaje curativo para mí. Espero que te inspire y acompañe a medida que llevas la vida que te mereces y que vuelvas a consultarlo cuando lo necesites a modo de compañero curativo y de fuente de salud y bienestar. La salud puede cambiar de un día para otro. Es un proceso dinámico que se va desplegando a cada instante y las necesidades de tu cuerpo irán cambiando a lo largo de la vida.

He creado el siguiente Plan de 28 días (con la ayuda de mis pacientes) para ofrecerte unas pautas que te permitan aplicar en tu vida los cambios de los que he hablado en *El cuerpo es sabio*. Son unas pautas —no un plan fijo— porque mientras lo sigues te guiarás a cada momento por la inteligencia de tu cuerpo a la hora de elegir lo que debe hacer para curarse y ser un todo.

Espero que a estas alturas ya te estés guiando por tu cuerpo sabio en la vida cotidiana. En este libro he intentado ayudarte a:

- Escuchar ante todo la sabiduría de tu cuerpo y respetarla, y también tus sensaciones, sentimientos y el criterio de tu mente y espíritu. Es un proceso que se va dando a cada instante y que te permite seguir tu propio camino con agradecimiento, amor y alegría.
- Ver que tus síntomas te están ofreciendo una información crucial que te permite transformar el agotamiento físico crónico en vitalidad, renovación y plenitud.
- Seguir tu propio criterio para elegir a las personas, los profesionales de la salud y los tratamientos que te ayuden a sentirte saludable y completa.
- Comer alimentos frescos y nutritivos que le den a tu cuerpo lo que necesita para progresar.

- Gozar de un sueño profundo y reparador.
- Dejar que el cuerpo se mueva, juegue y disfrute para que sea flexible, fuerte y resistente.
- Tener amigos íntimos y comunidades que te ayuden a sacar lo mejor de ti.
- Vivir expresando tu pasión en la vida y tus dones particulares, porque el mundo te necesita.

Estos mensajes son fundamentales para curarte, pero también suponen un legado mayor. Son fundamentales para curar a nuestra familia, a nuestras comunidades y al mundo. Yo siento que mi misión es ayudarte a ti y a todas las mujeres a curaros de cualquier dolencia y a encontrar la alegría, el amor y aquello con lo que podéis contribuir a mejorar el mundo. A lo largo de los años que llevo atendiendo a mujeres en momentos cruciales de su vida, he advertido que cuando escuchan atentamente lo que su cuerpo necesita, suceden cosas increíbles. De forma creativa y personal, las mujeres usamos plenamente nuestra inteligencia corporal y nuestra capacidad para entretejer una labor asombrosa en las comunidades y en el mundo. Cuando nos recuperamos del agotamiento físico crónico y nos empoderamos con los cinco principios de la salud, llevamos a cabo magníficas hazañas curativas y regeneradoras en nuestro entorno.

Nos encontramos en un momento decisivo de la historia del planeta y de las comunidades humanas. Se están produciendo señales de optimismo —cooperación, creatividad, comunicación y potencial humano— nuevas e inspiradoras. Internet, la red de teléfonos móviles y una generación de jóvenes conectados han creado la mayor oportunidad nunca vista para la participación y la cooperación mundial. Y me sigue maravillando e inspirando la generación visionaria e increíblemente creativa que está llegando a la mayoría de edad actualmente. Son jóvenes más tolerantes, más diversos y más vinculados a la comunidad y a la amistad que cualquier otra generación. Las mujeres pueden en la actualidad acceder al gobierno, al liderazgo y a la educación a unos niveles inauditos. Y el potencial innovador de la participación social para resolver los problemas del mundo en nuestro planeta interconectado es excitante e inspirador.

Al mismo tiempo, hay serios problemas mundiales que están amenazando nuestra existencia. La esperanza de vida ha empezado a reducirse en la mayoría de los países desarrollados por los excesos de nuestra cultura. La destrucción de los bosques de los aborígenes, de los mismos indígenas, de sus aldeas y de su sabiduría ancestral es una auténtica amenaza para nuestra supervivencia en el planeta. El cambio climático supone un peligro para todos, sobre todo para los más vulnerables, y también para el reino animal y vegetal. El agua dulce está a punto de ser un recurso escaso. La desigualdad entre ricos y pobres sigue creciendo, el hambre y la falta de techo es cada vez más común y nuestras democracias se están desestabilizando por estas injustas disparidades. Pese a la prohibición de la esclavitud a escala mundial, la precariedad económica de muchos ha hecho que en la actualidad se esté dando el mayor índice de esclavitud en la historia del planeta. Y llevados por la codicia y la desesperación, seguimos destruyendo el planeta y las especies animales sin acabar de ver que la biodiversidad es vital para nuestra supervivencia. Las guerras y el terrorismo han originado comunidades enormes de refugiados y una generación de niños criados en un ambiente de inestabilidad y miedo. Y en muchos lugares del mundo las mujeres siguen siendo ciudadanas de segunda categoría, sin gozar de educación, del derecho a la propiedad, de libertad religiosa y sin poder siquiera ser dueñas de su propio cuerpo.

Estoy segura de que las mujeres, con nuestra mayor capacidad compasiva y nuestra conexión con el cuerpo y la Tierra, seremos las que lideraremos la siguiente etapa de un cambio mundial. Nos necesitan. Es necesario que cada una de nosotras, en nuestra propia vida y esfera de influencia, transformemos el mundo. Y esta transformación no se dará por la influencia de mujeres solas y aisladas sino porque todas, como una comunidad mundial de mujeres, sacaremos nuestra fuerza e inteligencia y lucharemos por lo que de verdad importa. Por nuestra humanidad compartida. Para que todo el mundo, cada niño que nazca en este planeta, tenga el derecho a comer, dormir, moverse, amar y encontrar su propósito en la vida. Para que cada uno seamos una parte necesaria de esta familia humana de siete mil millones de seres que no cesa de crecer. Para que todos tengamos la oportunidad de estar sanos y ser un todo.

Te mereces gozar de salud, amor, pasión y de un propósito en la vida. Tener un cuerpo sabio y unificado. Y cuando te curas a ti misma, estás curando una pieza vital de nuestro fragmentado mundo. Cuando eres consciente del ser único y asombroso que eres, estás dejando que las personas de tu entorno también hagan lo mismo. Y al conectar con la profunda sabiduría de tu cuerpo, te conectas con la misma esencia de la Tierra. Cuando eliges comer alimentos saludables, productos locales y ecológicos, estás curando a la tierra donde vives, a las abejas que polinizan los alimentos, a los animales insectívoros y a un sinfín de otros seres. Siempre que tomas una decisión relacionada con tu salud guiada por tu sabio cuerpo, estás tomando una sabia decisión para la Tierra.

Los ancianos de las comunidades étnicas de este planeta saben, en el fondo de su ser, que los humanos estamos íntimamente conectados a la Tierra. Que formamos parte de ella. Y que cuando nos curamos a nosotros mismos y a nuestras comunidades, estamos curando al planeta. No podemos separar el «microbioma», o una flora bacteriana intestinal saludable, del «microbioma» de la Tierra, porque están entretejidos. No podemos separar un sistema respiratorio sano de la pureza del aire que respiramos. Como tampoco un sueño reparador de la contaminación lumínica que se ve desde la ventana del dormitorio. O las sustancias químicas tóxicas de nuestro jardín o del campo vecino de un mayor riesgo de desarrollar cáncer.

Tanto nosotros como el planeta somos frágiles y resistentes al mismo tiempo. Cuando ocupas el lugar que te corresponde en el mundo, llevas una vida que a tu cuerpo le encanta y expresas aquello para lo que estás hecha, estableces un vínculo que crea la posibilidad de que todos recuperemos la salud.

Gracias por unirte a este viaje de un cuerpo sabio.

Te deseo lo mejor en tu viaje curativo único y magnífico.

Te deseo lo mejor en nuestro viaje juntas.

Plan de 28 días de un Cuerpo Sabio

El Plan de 28 días de un Cuerpo Sabio está concebido para ayudarte a poner en práctica los principios de escuchar tu inteligencia corporal. Se basa en la ciencia más avanzada de la salud y en la creencia de que puedes desarrollar un sentido de lo que tu cuerpo necesita a diario. Cada semana te centrarás en uno de los principios de la salud —come, duerme, muévete, ama y ten un propósito en la vida—, conectando a fondo con la sabiduría de tu cuerpo y adaptando con suavidad tu modo de actuar a lo largo del plan.

También usarás la puntuación de los test que has ido haciendo a partir del capítulo tres hasta el siete, de modo que puedes anotarla aquí:

Capítulo 3 Test de fatiga: _____
Capítulo 4 Test del dolor crónico: _____
Capítulo 5 Test de la libido: _____
Capítulo 6 Test de depresión: _____
        Test de ansiedad: _____
Capítulo 7 Test de alergias y enfermedades autoinmunes: _____

Prepárate

Como eliminarás de tu dieta algunos alimentos que tal vez sueles consumir —y posiblemente también la cafeína y el alcohol—, es importante elegir una época favorable para seguir el Plan de 28 días. Al eliminar los alimentos tóxicos, inflamatorios o incluso alergénicos de tu dieta te sentirás mucho mejor. Considera la comida como una medicina, ya que cada ingrediente de lo que comes le envía su propia señal a la fisiología del cuerpo. Una sola comida rápida ya le está diciendo a tu cuerpo que aumente la inflamación, el dolor, los niveles de colesterol, la tensión arterial y posiblemente la depresión. Debes ofrecerle la dieta básica que necesita que le señale salud, vitalidad y felicidad. ¡Prepara tu cocina para el Plan de 28 días! Echa un vistazo a las recomendaciones de la primera semana y deshazte de los alimentos que no quieres tener a la vista. Compra también los que consumirás si no los tienes, junto con cualquier suplemento nutricional que quieras incluir. Si necesitas orientación o inspiración, consulta la «Lista de la compra de un Cuerpo Sabio» que empieza en la página 281. Elige los alimentos que más te apetezcan. Consulta, además, la sección sobre la cafeína y el alcohol para planear tu consumo de estas sustancias y reducir la cafeína que estás tomando, si es necesario.

Práctica diaria

Cada mañana de tu Plan de 28 días resérvate varios minutos para observar tu cuerpo sabio. Siéntate en una silla cómoda o simplemente quédate tumbada en la cama cuando te despiertes por la mañana y escanea tu cuerpo. Los ejercicios del capítulo dos son referentes magníficos para esta práctica.

Ejercicio 3: sé consciente de tu cuerpo (página 56)
Ejercicio 4: la cualidad de la sensación (página 58)
Ejercicio 5: las sensaciones físicas (página 61)

¿En qué partes del cuerpo necesitas fijarte hoy? ¿Te has despertado llena de energía o agotadísima? ¿Te sientes ansiosa y estresada? ¿Cómo puedes empezar cada día con la intención de cuidarte en medio de tu frenética vida?

En la primera semana, explorarás un plan nutricional saludable que coincida con las necesidades de tu cuerpo y te lleve a la salud y a la vitalidad a pasos agigantados. En la segunda, seguirás tu plan nutricional y también te centrarás en disfrutar del suficiente sueño reparador. En la tercera, personalizarás tu actividad física o plan de ejercicio. En la cuarta, seguirás con tu dieta saludable, tu sueño reparador y la actividad física, y, además, te centrarás en gozar de la clase de amor, comunidad y propósito en la vida que te mereces.

El mayor obstáculo para aquellas de mis pacientes que hacen el Plan de 28 días es sus expectativas de que deben ejecutarlo *a la perfección*. Que deben seguirlo al pie de la letra sin saltarse nunca las pautas, sea lo que sea lo que esté ocurriendo en su vida. La parte más esencial e importante de este plan es escuchar la inteligencia de *tu* cuerpo mientras lo sigues. Es decir, si te sugiero que comas frutos secos y aguacates y te sientes fatal cuando lo haces, ¡no los comas! Y si has planeado seguir un riguroso programa de ejercicio y de pronto pillas un resfriado, descansa en su lugar. La principal guía en tu Plan de 28 días es *tu* cuerpo.

El segundo mayor obstáculo para mis pacientes es creer que tienen que seguirlo a rajatabla y que si no es mejor que se olviden de él. Según mi experiencia, todos los aspectos del Plan de 28 días son importantes, pero cada uno por separado produce unos efectos muy positivos y puedes elegir hacer solo una o dos de las secciones semanales. O alargar el plan y seguirlo a un ritmo más lento si lo deseas. También puedes decidir que ahora no es el momento de hacer una de las secciones y centrarte simplemente en las otras. Es decir, no hay una sola forma *correcta* de seguir el Plan de 28 días sino que lo mejor es hacerlo como a ti mejor te funcione.

Y en último lugar, pese a nuestras mejores intenciones, no siempre estaremos a la altura de nuestras expectativas. Tal vez querías de verdad prescindir del azúcar durante los 28 días del Plan pero te olvidaste mientras estabas distraída en el trabajo y echaste mano del bol de los caramelos. En este plan es esencial sentirte cómoda y perdonarte si tienes algún fallo. «¡Ay!, no quería hacerlo. Intentaré no consumir azúcar el resto del día.» Cada una de nosotras está aprendiendo a aguzar los oídos para escuchar la inteligencia del cuerpo y aún no somos perfectas en ello. Y ser paciente y amable contigo misma mientras desarrollas tu inteligencia corporal es primordial.

Plan nutricional básico de un Cuerpo Sabio

- Consume lo máximo posible alimentos cultivados o criados sin pesticidas, hormonas ni antibióticos.
  - Evita los productos lácteos y la carne que no son ecológicos (contienen pesticidas, hormonas y antibióticos).
  - Consume productos ecológicos siempre que te sea posible y evita los no ecológicos con el nivel más elevado de pesticidas (véase la tabla de la página 195).
- Come de 5 a 10 raciones de fruta y de verdura al día, sobre todo de hortalizas de color verde, rojo y naranja. ¡La verdura es muy sana, por más que comas! Consume verduras de hojas en abundancia. Una ración de verduras equivale a media taza de verduras cocinadas o a una taza de verduras crudas o de fruta troceada. Una ración de fruta equivale a media manzana, pera o naranja o a 15 uvas.
- Toma proteínas en cada comida.
  - Consume proteínas vegetales en una o dos comidas diarias: alubias, legumbres, frutos secos o semillas. Come pan integral untado con mantequilla de almendra, *hummus* con verduras o *crackers*, sopa de lentejas, o proteínas de soja en forma de tofu, *tempeh* o soja tierna. (Asegúrate de que la soja sea orgánica y no una versión GMO, es decir, genéticamente modificada.)
  - Consume pescado de agua fría (que sea sostenible y bajo en mercurio) y una cierta cantidad de carne magra ecológica, sobre todo de pollo y pavo. Come carne de vaca o de bisonte procedente de animales alimentados con pasto o de cerdo de granja ecológica una o dos veces a la semana (véase la tabla de pescado saludable en la página 203)
  - Puedes consumir huevos ecológicos a diario si tu colesterol es normal o limitarte a dos yemas semanales si lo tienes elevado.
  - Si a tu cuerpo le gustan los lácteos, opta por los orgánicos. Tomar yogur y kéfir es bueno para la flora intestinal. Algunos quesos secos, como el parmesano, el pecorino romano o el de cabra (son más elevados en proteínas y más bajos en lactosa) constituyen una gran opción para una alimentación saludable. No te excedas con el queso, la crema de leche ni la mantequilla, por su alto contenido en colesterol y porque, además, pueden convertirse en alimentos inflamatorios.

- Consume grasas saludables como las de las aceitunas y el aceite de oliva, los frutos secos y las semillas, y el aguacate. Las del coco también son una buena opción, puedes usar con moderación aceite de coco o leche de coco para cocinar. Aunque todas estas grasas sean saludables, son también muy proteicas. Si estás intentando adelgazar, ¡controla la cantidad que tomas!
- Consume cereales integrales ecológicos, si a tu cuerpo le gustan. Así como pan o crackers de harina integral o de centeno (lee los ingredientes de la etiqueta para asegurarte de que contengan harina integral, porque con frecuencia ¡están hechos de «harina refinada»!). El pan de masa fermentada es una opción incluso más sana por su contenido más bajo en azúcares. También puedes comer bulgur, copos de avena y harina de avena, cebada, mijo, pan de maíz ecológico, tortillas de maíz orgánico y arroz integral. Puedes, además, probar si lo deseas la quinua, el amaranto y el trigo sarraceno, productos que no son cereales. Te aconsejo que solo tomes una o dos raciones diarias de cereales. Y si quieres limitar el consumo de gluten, consulta los cereales sin gluten en la lista de la compra.
- Limita el consumo de alimentos ricos en azúcares o de endulzantes naturales. Consume solo pequeñas cantidades de miel, sirope de arce, sirope de agave o dátiles. Evita el azúcar de caña refinado.
- Bebe sobre todo agua. Puedes también tomar cualquier zumo de verduras que te guste, pero limita el consumo de zumos de frutas por su alto contenido en azúcares. Las infusiones también son una gran opción. Y si no eres prediabética o diabética, una bebida probiótica ligeramente azucarada, como el kéfir, el kombucha o el té jun[1] son alternativas deliciosas y sanas. Advertencia: no a todo el mundo le gustan, ¡tienen un sabor particular! Si estás evitando consumir cafeína, ten en cuenta que el kombucha puede contener esta sustancia.

---

1. Té fermentado similar al kombucha hecho de té verde con miel. Los orígenes de esta bebida no son claros, pero se cree que procede del Himalaya. *(N. de la T.)*

Primera semana

Está semana te centrarás en la comida. Como siempre, quiero que te guíes por la sabiduría de tu cuerpo en las elecciones que hagas en tu plan de bienestar personalizado. Te haré unas recomendaciones generales, pero si *sabes* que tienes una intolerancia a un alimento que yo aconseje, ¡no lo consumas! Tu cuerpo es el que toma las decisiones aquí. He incluido el «Plan nutricional básico de un Cuerpo Sabio» a modo de guía para que tengas una idea de lo que puedes comer durante el programa de 28 días. Te aconsejo vivamente que antes de empezar el programa saques de los armarios de la cocina y de la nevera los productos que aparecen en «Evita y limita estos alimentos» (véase la página 280) para no consumirlos. Si un miembro de tu familia o una compañera de habitación se opone a ello, guarda este tipo de comida en un lugar cerrado —como una bolsa, una caja o un armario—, para no tenerlos a la vista. Cuando intentas comer sano ¡no es fácil resistirte a la tentadora presencia de comida poco saludable!

Hacer una visita al supermercado teniendo en cuenta estas directrices para empezar el programa con una variedad de alimentos deliciosos también es una gran idea. Escribe una lista si lo deseas, sobre todo si vas a cambiar de hábitos alimenticios. Usa la muestra de la lista completa de la compra como pauta. No olvides que te estás centrando en productos frescos y de temporada. Compra a lo sumo verduras o frutas congeladas, pero evita los precocinados congelados y acostúmbrate a leer la lista de ingredientes y la tabla de composición nutricional que figuran en la etiqueta de cualquier paquete o lata.

Es cierto que comprar alimentos biológicos más saludables suele salir más caro. Yo sostendría que, si puedes permitírtelo, a la larga vale la pena para tu salud. Y también soy una experta en limitar el presupuesto con el que se ha alimentado una hambrienta familia de cinco miembros durante décadas con este tipo de productos. Las alubias y las sopas cocinadas en casa son más económicas y nutritivas. Sustituir la carne ecológica de elevado coste por las proteínas vegetales (alubias y frutos secos) también ayuda a no gastar tanto. Además, puedes llegar con frecuencia a un trato con los agricultores locales en los mercados callejeros para que te dejen la fruta y la verdura ecológica imperfecta o «magullada» a mejor precio. Tengo muchas amigas que compran un cuarto de vaca alimentada con pasto y lo meten en el congelador para tener reservas para el invierno. Puedes conseguir en algunas lonjas de pescadores pescado fresco del día y también pedir cestas de pescado de proximidad y de temporada a algunas cooperativas ecológicas que te lo entregan en casa almacenado con hielo en cajas de cartón impermeable de bajo impacto ambiental. También hay empresas de productos ecológicos que te entregan las hortalizas en tu domicilio cada semana haciéndote un descuento. Y si tienes la suerte de disponer de un pequeño terreno, puedes cultivar una amplia variedad de verduras, plantas medicinales y fruta, dependiendo del clima del lugar donde vivas. Tener un huerto era la única forma con la que podía permitirme alimentar a mis dos gemelas con tomates ecológicos cuando eran pequeñas, pero valió la pena. Las mandaba al huerto vallado para que se entretuvieran mordisqueando los tomates cherry que todavía siguen comiendo como si fueran caramelos.

Echa un vistazo al «Plan nutricional básico de un Cuerpo Sabio» de las páginas 276 y 277. Lee después los posibles productos que puedes «añadirle», que dependerán de la intuición de tu cuerpo sabio y del resultado que hayas obtenido en los test para evaluar tu estado de salud. Lo ideal es consumir alguna clase de proteínas en cada comida y snacks para mantener tu nivel de energía e incluso de glucosa. Las alubias, los frutos secos, el queso o la carne saludable son una buena opción. La mayoría de las personas necesitan tomar tres comidas diarias y la más importante para la energía (y para adelgazar) es el desayuno. No es necesario que sea muy elaborado (un yogur pequeño, un *smoothie*, una tostada untada con mantequilla de cacahuete), pero procura comer algo cada mañana. Esta dieta no está pensada para perder peso, pero si estás intentando adelgazar, consumir la mayor parte de las calorías en el desayuno y el almuerzo y evitar tomar una cena copiosa te ayudará a lograrlo. Y a muchas de nosotras nos va mejor comer cada dos o tres horas, así que si sabes que te gusta picotear entre horas, además de las tres comidas diarias toma un snack sano a media mañana y otro a media tarde. Por ejemplo, un puñado de frutos secos y una manzana, o zanahorias y *hummus*, o crackers y queso.

Conseguirás comer saludablemente si escuchas la inteligencia de tu cuerpo para saber cuándo, qué y cuánto debes comer. Es la mejor forma de aprender a cuidarte. Y también es cierto que el metabolismo de algunas mujeres es más lento que el de otras, por lo que tienen que andarse con cuidado con las raciones. Si eres una mujer que engordas medio kilo solo por mirar un donut, ten cuidado con la cantidad de cereales, endulzantes y grasas saludables que consumes.

Evita y limita estos alimentos

EVITA

- La comida rápida de restaurantes
- Los fritos
- Las bebidas azucaradas y los bombones (salvo unas onzas de chocolate negro)
- Aceites hidrogenados o parcialmente hidrogenados (suelen encontrarse en la margarina, las crackers, las patatas fritas, la bollería industrial y las bolsas o cajas de snacks)
- Sirope de maíz de alto contenido en fructosa (en muchas bebidas y postres industriales)
- Edulcorantes artificiales (sacarina, aspartina y sucralosa)
- Alimentos procesados, como los platos preparados y envasados con aromas artificiales, colorantes, conservantes, sal y azúcar. Evita también los platos y los snacks congelados, la mayoría de las comidas «fáciles de preparar» y las que tengan ingredientes que no reconoces.

LIMITA

- El consumo de azúcar de caña (aparece también como sacarosa, glucosa, maltosa, dextrosa, lactosa, fructosa) y endulzantes concentrados (sirope de arroz integral, miel, sirope de arce, melaza). No tomes más de 1 o 2 cucharaditas diarias y evita consumirlo si quieres perder peso o si tienes prediabetes o diabetes.
- No consumas más de una vez a la semana patatas, arroz blanco y harina refinada. Si quieres adelgazar o tienes prediabetes o diabetes evita tomar estos productos. También puedes usar si lo deseas los endulzantes naturales sin azúcar que he mencionado en el capítulo ocho.

Lista de la compra de un Cuerpo Sabio

Verduras frescas

Verduras verdes (en su mayor parte)

- Brócoli
- Col rizada
- Okra
- Alcachofa
- Pepino
- Guisante
- Hojas de amaranto
- Judía verde
- Espinaca
- Espárrago
- Verduras de hoja (acelgas, kale, hojas de mostaza)
- Espárrago
- Col de Bruselas
- Lechuga
- Guisantes dulces
- Col
- Tirabeques
- Coliflor
- Calabacín y calabacín amarillo

Verduras naranjas y rojas

- Remolacha
- Ruibardo
- Calabaza, calabaza bellota, calabaza almizclera
- Zanahoria
- Boniato y batata
- Kombucha
- Col lombarda

Verduras marrones y blanca y rojas

- Jimaca
- Setas
- Rábano y otros tubérculos
- Kohirabi
- Chirivia
- Nabo

Verduras oscuras (no son aconsejables si se sufre artritis)

- Berenjena
- Tomate (¡es un fruto!)
- Baya de Goji (tambien son fruto)
- Pimentón
- Tomatillo
- Patatas (limita el consumo por su alto índice glucémico)
- Pimentones (tantos dulces como picantes)

Condimentos vegetales

- Ajo
- Hierbas aromáticas (perejil, albahaca, romero, cilantro, tomillo, menta, orégano)
- Puerro
- Jengibre
- Cebolla
- Hinojo

Féculas vegetales (consúmelas con moderación)

- De maíz
- De plátano macho
- De malanga
- De patata

Lácteos o sustancias lácteas

- Queso cottage
- Leche ecológica

- Leche semidesnatada ecológica (si tu colesterol es normal)
- Kéfir
- Queso ecológico (consúmelo con moderación)
- Yogur

Productos sin lácteos

- Quesos vegetales (soja, arroz, almendra)
- Bebidas vegetales (almendra, coco, soja, avena, cáñamo, arroz, avellana, anacardo)
- Yogures vegetales (almendra, coco, soja)

Fruta fresca

- Manzana
- Cítricos (pampelmusa, limón, naranja, pomelo, mandarina)
- Melones (canario, cantalupo, galia, honeydew, sandía)
- Albaricoque
- Higo
- Nectarina
- Pera japonesa
- Uva
- Melocotón
- Bayas (açai, mora, arándanos, Goji, grosellas, frambuesas, fresa)
- Kiwi
- Pera
- Cerezas
- Caqui
- Ciruela
- Granada

Frutas tropicales

- Plátano
- Papaya
- Piña
- Guava
- Fruta de la pasión
- Carambola
- Mango

Frutos y grasas saludables

- Aguacate
- Coco
- Aceitunas

Aceites

- Aceite de oliva
- Aceite de canola prensado en frío
- Aceite de sésamo (como aliño)
- Aceite de coco

Aceites de frutos secos (para ensaladas y cocinar)

- Aceite de almendra
- Aceite de avellana

Aceites con omega-3 (para aliñar)

- Aceite de linaza
- Aceite de cáñamo

Especias para cocinar
(hay una gran cantidad, pero no te olvides de...)

- Hoja de laurel
- Comino
- Romero
- Pimienta negra
- Hinojo
- Azafrán
- Cardamomo
- Ajo
- Salvia
- Pimentón picante
- Jengibre
- Pimentón ahumado
- Canela
- Nuez moscada
- Tomillo

- Clavo
- Orégano
- Cúrcuma
- Cilantro
- Pimentón

Mezclas de especias clásicas

- Chile en polvo
- Garam masala
- Ras el hanout
- Cinco especias chinas
- Hierbas provenzales
- Zaatar
- Curri en polvo
- Mezcla para pastel de calabaza

Vinagres

- De manzana
- De cava
- De arroz
- Balsámico (de vino tinto y blanco)
- De malta
- De cereales

Alimentos enlatados y envasados

- Chips «horneadas» (consúmelas con moderación)
- Sopas saludables
- Encurtidos sin azúcar
- Alubias enlatadas
- «Chips» de kale o de otras verduras (horneadas)
- Salsa
- Leche de coco
- Mantequillas vegetales (almendras, cacahuetes, anacardos, etc.)
- Snacks de algas
- Mermeladas de frutas endulzadas
- Caldos
- Salsa de tomate

Cereales

- Cebada
- Crackers integrales servidos calientes y frios (sin azúcar)
- Pan integral de trigo, centeno o avena
- Bulgur
- Pasta integral
- Crackers integrales de trigo, centeno o avena
- Farro

Cereales sin gluten

- Arroz integral
- Polenta u otras harinas de maíz
- Quinua, mijo, trigo sarraceno, teff, tapioca y amaranto
- Harina de coco o de patata
- Palomitas (que no se hayan hecho en el microondas)
- Pan y crackers sin gluten
- Tortillas de maíz o pasta
- Avena

Proteínas vegetales y salsas

- Mantequilla vegetal
- Muhammara
- Soja (que no sea OMG), soja tierna, miso, hamburguesas (biológicas), tempeh, tofu
- Salsas hechas de soja tierna
- Seitán (gluten de trigo)
- *Hummus*

Alimentos congelados

- Frutas
- Verduras

Alimentos envasados saludables que se ajustan a los criterios de un Cuerpo Sano (lee la etiqueta)

Caprichos

- Helados a base de coco sin lácteos endulzado con sirope de agave
- Chocolate sin azúcar endulzados con estevia, eritritol o ambos
- Productos de pastelería sin gluten con endulzantes naturales (en pequeñas cantidades)
- Chocolate negro ecológico
- Productos de pastelería integrales con endulzantes naturales (en pequeñas cantidades)
- Pudínes» de aguacate o tofu sedoso con cacao puro y con endulzantes (véase el Apéndice A)

Condimentos

- Bragg, aminoácidos liquidos
- Kétchup (endulzado con sirope de agave, si es posible)
- Levadura nutricional
- Salsa de pescado
- Mostazas
- Vino de arroz
- Salsa picante
- Salsa de soja

Otros productos a granel

- Harina de almendra
- Frutos secos (almendras, nueces de brasil, anacardos, avellanas, nueces de macadamia, cacahuetes, nueces, pecanas, piñones, pistachos, nueces)
- Cacao puro en polvo (chocolate)
- Alubias, frijoles, garbanzos, judías blancas, judias redondas, judías pintas, judías de soja, judías blancas
- Harinas Integrales
- Mezcla de harinas integrales (panqueques, magdalenas, etc.)
- Cereales

Carne, pescado y huevos

- Sardinas enlatadas o salmón (el atún no)
- Cerdo de granja, ecológicas, carne de vaca o de bisonte alimentados con pasto o carne de monte (en cantidades limitadas)
- Salchichas
- Pollo y pavo de granja ecológica
- Pescado sostenible de la lista de bajo contenido en mercurio (bacalao, salmón salvaje, etc.)
- Huevos biológicos

Bebidas

- Kéfir de coco
- Tés (con niveles más bajos de cafeína) negro, verde (incluido el matcha), oolong blanco
- Mate (infusión sudamericana con cafeína hecha con hojas de esta planta)
- Café (si es descafeinado asegúrate de que se haya descafeneizado con agua)
- Tisanas
- Kombucha
- Agua natural con gas

Café, té y alcohol

- El café, el té o el mate son bebidas saludables en tu dieta mientras no tomes más de dos tazas de café cafeinado o cuatro de té negro o de mate al día. Si tienes problemas con la ansiedad o el insomnio, es mejor no tomar café ni té negro. Si te encanta el café pero necesitas consumir menos cafeína, puedes sustituirlo por café descafeinado mediante un proceso de descafeinización a base de agua. Mientras sigues el programa de 28 días, te aconsejo no tomar más de una taza de café cafeinado al día, o dos de té negro o cuatro de té verde. Toma cualquier bebida con cafeína antes de las dos de la tarde, dependiendo de lo sensible que seas a esta sustancia.

- Prácticamente cualquier persona puede tomar té verde o té blanco a no ser que sea muy sensible a la cafeína o padezca una fatiga suprarrenal importante (véase el capítulo tres). Estas clases de tés son antiinflamatorios y anticancerígenos. El té verde también activa el metabolismo y fomenta la pérdida de peso. Como cualquier otra bebida con cafeína, se debe consumir antes de las dos de la tarde.

- Durante los 28 días del programa lo ideal es no tomar alcohol. El alcohol tiene un alto contenido en azúcar, requiere la depuración del hígado y altera los patrones del sueño. Sin embargo, si este requisito te impide hacer el programa y el cuerpo te dice que el alcohol no es adictivo para ti, puedes seguir bebiendo una lata de cerveza de 350 mililitros, una copa de vino de 180 mililitros o una copita de licor de 45 mililitros tres veces a la semana.

Consideraciones dietéticas especiales

Las pautas anteriores son la base de referencia de la dieta de un cuerpo sabio, pero si lo deseas puedes personalizar tu propio camino a la salud. Depende de cuáles sean tus necesidades dietéticas y metas. Las siguientes pistas te ayudarán a crear el mejor programa personalizado para ti.

¿Necesitas una dieta antiinflamatoria?

El plan básico de un Cuerpo Sabio es antiinflamatorio, pero tal vez desees seguir tu propia dieta antiinflamatoria si eres proclive a desarrollar artritis, cáncer o enfermedades cardiovasculares, o si has sufrido alguna de estas dolencias. Quizá desees también plantearte aumentar la parte antiinflamatoria de tu dieta si has obtenido en los test:

Un total de 11 puntos o una cifra superior en el test del dolor crónico
Un total de 9 puntos o una cifra superior en el test de las alergias y las enfermedades autoinmunes
Un total de 9 puntos o una cifra superior en el test de depresión o ansiedad

Consulta la tabla de la página 291 y evita los alimentos inflamatorios. Incluye en tu dieta los alimentos antiinflamatorios y los suplementos nutricionales sugeridos.

¿Necesitas una dieta baja en alérgenos?

Plantéate seguir una dieta baja en alérgenos, conocida también como dieta de eliminación, si sabes o sospechas que tienes intolerancias o alergias alimentarias, problemas digestivos, dolor abdominal, o si has obtenido en los test:

> Un total de 9 puntos o una cifra superior en el test de las alergias y las enfermedades autoinmunes
> Un total de 16 puntos o una cifra superior en el test del dolor crónico

Evita los alérgenos en tu plan nutricional

Además de los alimentos que eliminarás en el plan nutricional antialérgenos, si *sabes* por los resultados de un test o por la sabiduría de tu cuerpo que tienes una intolerancia o alergia alimentaria a un alimento o grupo de alimentos, no consumas este alimento o grupo de alimentos durante el Plan de 28 días. Existen una gran variedad de intolerancias a alimentos, pero las intolerancias y las alergias alimentarias más comunes las producen los lácteos, el trigo y el gluten, los huevos, la soja y los cacahuetes. Otras intolerancias y alergias alimentarias que presencio en mi consulta proceden de los cítricos, las fresas, el marisco, los frutos secos (salvo los cacahuetes, que son legumbres) y el maíz. También puedes evitar los cinco alimentos alérgenos más comunes. Si crees que, además, reaccionas a los cítricos, las fresas, el marisco o a los frutos secos, puedes dejar de consumir uno de esta clase de alimentos o todos. Como a mí me cuesta eliminar los cinco y me gustaría que pudieras hacer hasta el final la dieta de eliminación, ¡evita solo los alimentos que puedas manejar! Si en tu dieta ya prescindes, por ejemplo, del gluten o de los lácteos y, no obstante, tus síntomas no han mejorado, puedes volver a incluirlos en tu dieta y evitar solo los que no hayas dejado de consumir para averiguar si alguno te produce intolerancia o alergia.

PLAN NUTRICIONAL ANTIINFLAMATORIO	
ELIMINA	**INCLUYE**
Alimentos inflamatorios (evítalos): fritos, aceites hidrogenados, carne de vaca y de cerdo, productos lácteos, alimentos que aumentan el nivel de azúcar en la sangre (azúcar, sirope de maíz, harina refinada, arroz blanco, maíz procesado), alimentos procesados	**Alimentos antiinflamatorios:** procura tomar nueve o más raciones diarias. Una ración equivale a 1 taza de verduras crudas o fruta, ½ taza de verduras cocinadas, o 2 tazas de verduras crudas de hojas
Si tienes artritis: plantéate eliminar de tu dieta las hortalizas de color oscuro, como berenjenas, tomates, tomatillos, todo tipo de pimientos y patatas blancas	**Verduras amarillas, naranjas y rojas:** pimientos, zanahorias, calabazas, boniatos y batatas
	Fruta de color rojo oscuro: frutos del bosque, cítricos, cerezas y las deliciosas manzanas rojas Granny Smith
	Verduras de hojas verde oscuro: espinacas, kale y acelgas
	Especias: jengibre, romero, cúrcuma (o curcumina), orégano, pimentón, clavo y nuez moscada. Considera tomar un suplemento con cúrcuma (curcumina), jengibre, té verde, boswellia, y/o quercetina
	Verduras: cebollas y ajos
	Alubias: judías de riñón, pintas y fríjoles negros
	Ácidos grasos omega-3: pescado azul (salmón salvaje, sardinas, arenques), frutos secos (sobre todo nueces), semillas de lino, cáñamo y chía, y verduras de hojas. Considera tomar un suplemento de aceite de pescado de primera calidad con ácidos grasos omega-3 (AEP y ADH), en una cantidad combinada de al menos 1.500 miligramos
	Té: negro, oolong, pu-erh y verde

En la tabla de la página 292 aparecen tanto los alimentos alérgenos más comunes como los aditivos alimentarios a los que la gente suele reaccionar. Tal vez descubras que al prescindir de los productos procesados y comer solo en buenos restaurantes o, preferiblemente, en tu hogar, también puedes evitar la mayoría de esta clase de aditivos. Comprueba si los alimentos que consumirás durante el Plan de 28 días contienen alguno de estos aditivos.

Alimentos que producen intolerancias o alergias alimentarias

ALERGIAS ALIMENTARIAS*

Cítricos	Gluten (cebada, avena,	Marisco
Productos lácteos	centeno, trigo)	Frutos secos
Huevos	Cacahuetes	(almendras, nueces
Pescado	Soja	pecanas, nueces)

INTOLERANCIAS ALIMENTARIAS

Todos los alimentos que aparecen en la lista de los que producen alergias y, además:

Productos a base de carne de vacuno	Maíz

ADITIVOS ALIMENTARIOS

Alimentos con altas cantidades de níquel y salicilatos	Aspartano (NutraSweet)	Disacáridos (lactosa)
	Azúcares refinados	Espesantes/estabilizantes
	Colorantes alimentarios	(goma tragacanto,
Aminas biogénicas	(tartrazina y otra	agar-agar)
(histaminas, tiramina,	variedad de colorantes	Nitratos y nitritos (se
octopamina,	utilizados en alimentos,	encuentran en carnes
feniletilamina)	fármacos y cosméticos	con conservantes)
Antioxidantes	derivados del alquitrán)	Potenciadores del sabor
(butilhidroxianisol,	Conservantes (sulfitos,	(monosodio de
butilhidroxitolueno)	benzoatos y sorbatos)	glutamato)

* Los alimentos de la lista son los causantes de cerca del 80 por ciento de las reacciones por hipersensibilidad alimentaria.

Extracto procedente de *Integrative Medicine* (libro de texto), ed. David Rakel, *copyright* 2007, 2003 de Saunders, p. 947. En el caso de necesitarlas, en el libro también se incluyen las fuentes que se han usado para esta tabla.

EVITA ESTOS ALIMENTOS ALERGÉNICOS
Leche de vaca
Huevos
Cacahuetes
Soja
Harina y gluten

Pautas completas de la dieta de eliminación

INCLUYE ESTOS ALIMENTOS

Aceites: aceite de oliva prensado en frío, de linaza, cártamo, sésamo, almendra, girasol, nuez, canola y de semillas de calabaza.

Bebidas: agua filtrada o destilada, infusiones descafeinadas y agua con gas o mineral.

Cereales y féculas sin gluten: arroz integral, avena, mijo, quinua, amaranto, *teff*, tapioca, trigo sarraceno y harina de coco y de patata.

Condimentos: vinagre y todas las especias.

Endulzantes: sirope de arroz integral, de agave, estevia, fructosa y melazas

Fruta: piezas de fruta fresca, fruta sin endulzar congelada o envasada en agua, y zumos de fruta diluidos.

Frutos secos y semillas: nueces, semillas de sésamo, semillas de calabaza, semillas de girasol, avellanas, nueces pecanas, almendras, anacardos, *tahini* y mantequillas vegetales como la de almendra.

Bebidas vegetales: *bebida de arroz, avena*, almendra, avellana y coco.

Proteínas animales: pescado fresco o envasado en agua, carne de monte, de cordero y de pato, y pollo y pavo de granja ecológica.

Proteínas vegetales: guisantes, lentejas y legumbres

Verduras: crudas, al vapor, salteadas, en zumo y asadas

ELIMINA ESTOS ALIMENTOS

Cacahuetes y mantequilla de cacahuete

Carne: carne con conservantes, embutidos, carne enlatada y salchichas con nitratos, azúcar o colorantes artificiales

Cereales: trigo, maíz, cebada, espelta, kamut, centeno y *triticale*

Condimentos: kétchup, condimentos «relish», *chutney*, salsa de soja, salsa barbacoa, salsa *teriyaki* y otros productos que contengan azúcares, soja y colorantes o conservantes artificiales.

Grasas y aceites: mantequilla, margarina, manteca, aceites procesados, aliños, mayonesa y queso para untar

Huevos

Lácteos: leche, queso, queso *cottage*, crema, yogur, mantequilla, helado, yogur helado y crema vegetal

Marisco

Productos a base de soja: salsa de soja, aceite de soja en alimentos procesados, tempeh, tofu, bebida de soja, yogur de soja y proteína vegetal texturizada

Extracto procedente del Instituto de Medicina Funcional, materiales del curso introductorio, 2008.

Hay que tener en cuenta que en muchos productos procesados y en los ingredientes que contienen hay distintos tipos de alimentos alergénicos. La siguiente lista te ayudará a identificarlos.

SI ESTÁS EVITANDO	EVITA TAMBIÉN
Lácteos	Caramelos, caramelos de algarroba, caseína y caseinatos, natillas, cuajada, lactalbúmina, leche de cabra, chocolate con leche, turrón, proteína hidrolizada, chocolate semidulce, yogur, pudín, proteína de suero de leche. Ten también en cuenta los aromatizantes: azúcar moreno, mantequilla, caramelo, crema de coco, «aromatizante natural» y Simplesse.
Huevos	Albúmina, apovitelina, avidina, salsa bearnesa, yema de huevo, clara de huevo, flavoproteínas, globulinas, salsa holandesa, sucedáneos de huevo, livetina, lisozima, mayonesa, merengues, ovalbumina, ovoglicoproteína, ovomucina, ovomucoides, Simplesse.
Cacahuetes	Rollitos de primavera, proteína vegetal hidrolizada «rica en proteínas», proteína vegetal hidrolizada, mazapán, turrón, caramelos, tarta de queso, chile, bombones, salsas.
Soja	Salsa de soja *ketjap manis, metiauza, miso, natto*, harina de soja, concentrados de proteína de soja, batidos de proteína de soja, salsa de soja, hidrolizados de soja, *taotjo, tempeh*, proteína de soja texturizada, proteína vegetal texturizada, tofu, bebida a base de soja con proteína de suero de leche. Ten también en cuenta la proteína vegetal hidrolizada, proteína de soja hidrolizada, proteína vegetal hidrolizada, aromatizantes naturales, caldo de verduras, gelatina de origen vegetal y féculas vegetales.
Trigo	*Atta, bal ahar*, harina para elaborar pan, *bulgur*, harina para elaborar pasteles, extracto de cereales, cuscús, trigo partido, harina de durum, farina, gluten, harina de Graham, harina de alto contenido en gluten, harina de alto contenido en proteínas, harina de *kamut*, cereales malteados, productos a base de cereales integrales, harina purificada, harina roja en copos, hojuelas de trigo, sémola, trigo triturado, harina de trigo blando, espelta, superamina, triticale, gluten vital de trigo, macarrones Vitalia, proteína de trigo en polvo, harina de trigo, *tempeh* de trigo, harina refinada y granos de trigo enteros. Ten también en cuenta la harina gelatinizada, proteína vegetal hidrolizada, féculas modificadas, fécula, gelatina de origen vegetal y harina vegetal.

Tabla modificada procedente de *Dietary Management of Food Allergy and Intolerance*, de J. V. Joneja, 2.ª edición, Hall Publishing Group, 1998; y de *Food Nutrition and Diet Therapy*, de L. K. Mahan y S. Escot-Stump, 11.ª edición, WB Saunders, Filadelfia, 2004.

¿Necesitas depurar tu organismo con un Plan Detox?

Si lo deseas puedes, además, depurar tu cuerpo durante el programa de 28 días si has padecido o padeces cáncer, fatiga crónica, fibromialgia, sensibilidad química múltiple, o si has obtenido en los tests:

> Un total de 16 puntos o una cifra superior en el test de fatiga
> Un total de 16 puntos o una cifra superior en el test del dolor crónico
> Una cifra inferior a 11 puntos en el test de la libido

En la medida de lo posible, procura evitar las sustancias tóxicas ambientales enumeradas en el capítulo tres, en la página 98. Y como parte de tu Plan Detox, prescinde también del alcohol y del café.

Refuerza tu Plan Detox con la ayuda de suplementos

Plantéate tomar suplementos que te ayuden a limpiar el hígado más a fondo. Sudar, ya sea haciendo ejercicio, en una sauna, o si el clima lo permite, también te ayuda a purificar el cuerpo. Asegúrate de beber suficiente agua para no deshidratarte y eliminar las toxinas del organismo. Considera tomar una o dos veces al día las siguientes dosis:

> NAC (n-acetilcisteína): de 100 a 300 miligramos
> Glicina: de 100 a 300 miligramos
> Glutamina: de 100 a 300 miligramos
> Ácido alfa lipoico: de 100 a 200 miligramos
> Cardo mariano: 200 miligramos
> Extracto de té verde: 25 miligramos

¿Necesitas añadir suplementos nutricionales a tu dieta?

Si lo deseas puedes tomar, además, suplementos nutricionales si sigues una dieta restringida debido a intolerancias alimentarias o a preferencias personales (por ejemplo, veganismo, Paleo, crudivorismo, dieta sumamente limitada), o si has obtenido en los test:

Un total de 11 puntos o una cifra superior en el test de fatiga

Un total de 16 puntos o una cifra superior en el test del dolor crónico

Un total de 11 puntos o una cifra superior en el test de depresión o ansiedad

Suplementos adicionales para tu plan nutricional

Multivitamínico de gran calidad con vitaminas del grupo B: elige una marca de vitaminas de alta calidad de un fabricante que se someta a controles de un laboratorio independiente para verificar el contenido y la pureza de sus productos (consumerlab.com). Si tienes intolerancias o alergias alimentarias, tal vez desees evitar los multivitamínicos de numerosas marcas farmacéuticas que contienen gluten o lactosa. Elige uno con niveles de vitaminas del grupo B de un 300 a un 1.000 por ciento superior al de la CDR (cantidad diaria recomendada), ya que algunas personas necesitan tomar dosis más altas debido a la genética y los factores estresantes del entorno. Si tu problema es la depresión, puedes tomar ácido fólico en forma metilada y vitamina B_{12} (en el capítulo seis trato este tema). En el envase de la vitamina B_{12}, tiene que figurar «metilcobalamina» en lugar de «cianocobalamina». En vez de ácido fólico debe contener metiltetrahidrofolato (MTHF). Y para el tratamiento de la depresión, es aconsejable tomar al menos 2 miligramos de MTHF y 1 miligramo de B_{12} en forma metilada. También es recomendable tomar además de un multivitamínico, las vitaminas del grupo B en forma metilada. Se pueden conseguir por separado o en conjunto formando parte del complejo B. Los multivitamínicos de origen natural se absorben mejor que los sintéticos, aunque tienen un contenido vitamínico más bajo. Para la ansiedad, el insomnio, las palpitaciones o el dolor muscular es indicado tomar, además, una forma absorbible de magnesio, como el glicinato de magnesio, el aspartato o el aminoácido quelado en una dosis de 200 a 500 miligramos. Unas dosis más elevadas de magnesio podrían causar diarrea, así que redúcelas si es este tu caso. Si el problema es el estreñimiento, el citrato o el óxido de magnesio también son adecuados para ablandar las heces.

Vitamina D_3: te recomiendo vivamente que te hagas una prueba para determinar tus niveles de vitamina D, así sabrás si necesitas realmente tomar vitamina D, pero lo más seguro es ingerir 2.000 UI diarias. Algunas de mis pacientes tienen una deficiencia tan grande de esta vitamina y la absorben tan mal que necesitan dosis mucho más altas. Pero no es seguro tomar dosis tan elevadas a no ser que uno se haga una prueba para establecer sus niveles, porque la vitamina D es liposoluble y puede ser tóxica para el organismo si se ingiere en exceso.

Aceite de pescado: se ha demostrado que los ácidos grasos omega-3 procedentes del aceite de pescado reducen los triglicéridos, mitigan la inflamación (como la de la artritis, las alergias y las enfermedades autoinmunes) y alivian la ansiedad y la depresión. Si padeces algunas de estas dolencias te irá de maravilla tomar un suplemento de aceite de pescado de gran calidad. Para descartar la presencia de sustancias contaminantes, opta por una marca de las que solicitan pruebas a laboratorios independientes que se rigen por la normativa europea en cuanto al contenido de los suplementos, porque en Europa es más estricta que en Estados Unidos. Elige el aceite de pescado de marcas con fecha de caducidad que se hayan analizado para saber cuál es su periodo de validez. Para las enfermedades que he citado, recomiendo tener en cuenta el contenido en omega-3 del aceite de pescado y las proporciones de AEP y ADH. En estos casos es aconsejable tomar de 1.000 a 1.500 miligramos de AEP y ADH en aceite o cápsulas.

Plantas/suplementos antidepresivos: si el problema es una depresión persistente, una buena opción es tomar las plantas medicinales o los suplementos que describo en el capítulo seis. Consulta ese capítulo para conocer los riesgos y beneficios que conllevan, así como sus posibles interacciones con otros medicamentos.

Comprueba los resultados de tu plan nutricional de un Cuerpo Sano durante las tres primeras semanas

Después de la primera semana

¿Cómo te ha ido la primera semana? ¿Te sientes distinta al haber cambiado de dieta? Sigue con el plan, además de cualquier programa adicional que te propongas realizar en la segunda semana. Si estás haciendo una dieta de eliminación, ¡mantenla! En la tercera semana podrás volver a incluir los alimentos que has eliminado de ella.

Después de la segunda semana

Si decides hacer el plan bajo en alérgenos junto con la dieta de eliminación, ahora es el momento para empezar a experimentar con tu dieta. En primer lugar, ¿cómo te sientes en comparación con cómo te sentías cuando empezaste? ¿Notas algún cambio en tu nivel de energía? ¿Menos dolor? ¿Menos flatulencia o dolor abdominal? ¿Te sientes más animada? Empieza esta semana a incorporar uno a uno los alimentos alergénicos que has ido eliminando de tu dieta. Hazlo en el orden que desees, pero te aconsejo que empieces por los que más te preocupan. Por ejemplo, si sospechas que tienes intolerancia al gluten, vuélvelo a incluir en tu dieta durante los tres próximos días. ¿Notas algún cambio en cómo te sientes? Controla los cambios con la tabla de abajo. Después de comer gluten durante tres días, vuélvelo a eliminar de tu dieta. Añade luego el siguiente alimento, por ejemplo, productos lácteos hechos con leche de vaca, y consúmelos durante tres días. Sigue así, añadiendo un nuevo alimento durante tres días, advirtiendo las reacciones que te produce, y eliminándolo de nuevo de la dieta. Si eliminas los cinco alimentos más alergénicos, el día 29 terminarás el proceso de ir incorporando distintos alimentos. Y si eliminas otros alimentos, te llevará más tiempo. De ti depende lo que decidas hacer con la información que has ido reuniendo de tu dieta de eliminación. Algunos de mis pacientes tienen reacciones muy fuertes a ciertos tipos de comida y se alegran de eliminarlos de la dieta porque así se sienten mejor. Otros experimentan reacciones más suaves y deciden consumir ese alimento en particular con menor frecuencia o en contadas ocasiones.

DIETA DE ELIMINACIÓN	DÍA 1	DÍA 2	DÍA 3	DÍA 4	DÍA 5	DÍA 6
Desayuno						
¿Reacciones?						
Almuerzo						
¿Reacciones?						
Cena						
¿Reacciones?						

Después de la tercera semana

¿Te sientes mejor comparado con cómo te sentías al empezar el plan? Sigue así otra semana más. Y si estás haciendo el plan nutricional antialérgenos, sigue durante esta semana incluyendo de nuevo alimentos que hayas eliminado de tu dieta para advertir cómo te sientes cuando los consumes.

Después de la cuarta semana

Sigue con cualquier hábito alimenticio que te esté ayudando, ya que puedes aplicar sin ningún problema durante largo tiempo cualquier recomendación nutricional de las que te he ofrecido. Si en tu dieta baja en alérgenos, conocida también como dieta de eliminación, has acabado de añadir un grupo de alimentos, sigue añadiendo los de otros grupos hasta haberlos probado todos para averiguar si afectan tu salud y bienestar. Vuelve a incluir cualquier alimento que hayas eliminado de tu dieta si ves que te sienta bien. Si algún grupo de alimentos te ha producido una reacción negativa, puedes eliminarlo para siempre o volver a consumirlo en una cantidad limitada. También vale la pena señalar que algunos de mis pacientes pueden comer gluten en forma de centeno o de cebada, pero no de trigo. Sigue investigando lo que es más adecuado para tu cuerpo.

Segunda semana: sueño, descanso y renovación

Esta semana es tu oportunidad para sentirte descansada y renovada. ¿Recuerdas en qué consistía? Sean cuales sean tus hábitos de sueño actuales, procura irlos cambiando poco a poco para que fomenten tu vitalidad y bienestar.

Tu meta es despertarte por la mañana sintiéndote descansada y lista para levantarte de la cama. A unas pocas personas les basta con dormir de seis horas y media a siete. Pero la gran mayoría necesita dormir ocho para sentirse bien. Durante esta semana procura dormir al menos ocho horas por la noche.

Si tienes un dispositivo que monitoriza los ciclos del sueño, úsalo esta semana si lo deseas para analizar la calidad de tu sueño. Usa el móvil, el ordenador o las tablas de las páginas 302 y 303 para averiguar si descansas bien por la noche.

Paso 1: comprométete a dormir al menos ocho horas por la noche durante las tres semanas siguientes

Saca el calendario y planifica los días para terminar con tus tareas y prepararte para ir a la cama y conciliar el sueño de modo que puedas dormir ocho horas. Si te despiertas muy temprano de manera natural, o para ir a trabajar u ocuparte de otras obligaciones, necesitarás acostarte también antes. ¿Cuándo necesitas comer, salir del trabajo y prepararlo todo para irte a acostar temprano? Si duermes con otra persona, háblalo antes con ella. Lo ideal sería que te apoyara. Si es necesario, pega una nota al espejo que diga: «Vete a acostar».

HORA	DOMINGO	LUNES	MARTES
Me he acostado a las	23.15	22.45	23.00
Me he dormido a las	24.00	23.00	23.15
¿Me he despertado por la noche? ¿Durante cuánto tiempo?	Una vez 15 minutos para ir a orinar	Una vez durante 25 minutos a las 02.00	Desde las 02.30 hasta las 04.00 (estresada por un proyecto)
Me he despertado a las	06.30	06.30	6.30
Horas de sueño	6 horas 15 minutos	7 horas 5 minutos	5 horas 45 minutos
Calidad del sueño	Buena	Regular	Mala
¿Has hecho algo para dormir mejor (conducta, tisanas, etc.)?	Baño e infusión antes de acostarme	Raíz de valeriana, 200 miligramos	Estaba demasiado nerviosa, he consultado el ordenador antes de acostarme y en mitad de la noche
¿Tomaste alcohol o café el día anterior?	Café a las 10 y a las 14.30	Café a las 10 y a las 14.30	Café a las 07.00 y los 10.00 y a las 13.00
¿Cómo te has sentido por la mañana?	Cansada cuando sonó el despertador	Cansada	Fatal, con dolor de cabeza y náuseas

Paso 2: elimina lo que interfiere en tu sueño

Si tienes problemas para conciliar el sueño:

* Elimina la cafeína por completo o toma solo una taza de café o dos tazas de té negro al día. Y asegúrate de tomártelas antes del mediodía.
* Evita si es posible cualquier medicamento que te impida dormir (véase la lista de la página 212). Pero no lo hagas sin haberlo consultado antes con el médico.

MIÉRCOLES	JUEVES	VIERNES	SÁBADO
22.00	22.15	23.30	24.00
Enseguida	22.30	Enseguida	Enseguida
A las 03.00 para ir a orinar, tardado 20 minutos en dormirme de nuevo	Una sirena me ha despertado a las 2.00. He tomado L-teanina y he hecho la respiración abdominal. Me he vuelto a dormir a las 02.30	No	A las 03.00 para ir a orinar y no me he dormido hasta las 03.45
06.30	06.30	08.30	09.00
8 horas 10 minutos	7 horas 30 minutos	9 horas	8 horas 15 minutos
Buena	Buena	Excelente	Regular
Raíz de valeriana, 400 miligramos, no he usado una pantalla a partir de las 21.00 horas	Raíz de valeriana, 400 miligramos, no he usado una pantalla a partir de las 20.30 horas	Raíz de valeriana, 400 miligramos	Raíz de valeriana, 400 miligramos
Té negro en el desayuno y en el almuerzo	Café semidescafeinado en el desayuno, té negro en el almuerzo	Té negro en el desayuno y en el almuerzo	2 copas de vino antes de acostarme
Mejor, un poco cansada	Simplemente cansada	¡Bien!	Con la cabeza un poco espesa y jaqueca

- No uses pantallas LED al menos dos horas antes de acostarte. Y considera añadir una *app* a tu móvil u ordenador que reduzca la exposición a la luz azulada del móvil, la tableta o el ordenador (www.fluxhome.com), sobre todo si te resulta imposible evitar las pantallas dos horas antes de acostarte. Si necesitas mirar la televisión, hazlo con un televisor en lugar de usar un ordenador y asegúrate de que la pantalla esté al menos a unos 1,20 metros de distancia de tus ojos. Así limitarás la cantidad de luz del televisor que estimula al cerebro.

HORA	DOMINGO	LUNES	MARTES
Me he acostado a las			
Me he dormido a las			
¿Me he despertado por la noche? ¿Durante cuánto tiempo?			
Me he despertado a las			
Horas de sueño			
Calidad del sueño			
¿Has hecho algo para dormir mejor (conducta, tisanas, etc.)?			
¿Tomaste alcohol o café el día anterior?			
¿Cómo te has sentido por la mañana?			

Paso 3: propicia el sueño

Como una ayuda antes de acostarte:

- Toma un pequeño snack antes de acostarte que combine proteínas con carbohidratos complejos (una loncha pequeña de pavo y/o de queso, sobre una cracker de harina integral o una rodaja de manzana).
- Considera darte una ducha o un baño con agua caliente antes de acostarte.
- Procura que el dormitorio esté a oscuras, fresco, silencioso y sin aparatos electrónicos (móvil incluido).

MIÉRCOLES	JUEVES	VIERNES	SÁBADO

Si te despiertas en medio de la noche:

- Si tu hijo o tu mascota te impiden descansar bien por la noche, haz que duerman en otro lugar.
- Usa tapones para los oídos, si es necesario, en el caso de dormir con tu pareja o con una compañera de habitación que roncan o hacen ruido.
- Plantéate tomar raíz de valeriana, pasiflora, magnesio, 5-HTP o melatonina para que te ayude a conciliar el sueño.
- Evita tomar alcohol después de las seis de la tarde porque podría hacer que te despertaras en mitad de la noche.
- Si te encuentras en la perimenopausia o la menopausia y los sofocos te impiden dormir profundamente, considera ir a ver a un profesional de la salud para recibir un tratamiento.
- Usa las prácticas meditativas para volver a dormirte. El ejercicio de la respiración abdominal (página 46) y el de «Sé consciente de tu cuerpo» (página 56) van de maravilla para ello. Cuando hagas este último imagínate que cada parte de tu cuerpo se relaja y se va volviendo pesada y cálida mientras respiras desde ella.
- Plantéate tomar de 100 a 200 miligramos de L-teanina o Lavela (aceite de lavanda micronizado) para sosegarte mentalmente y coger el sueño de nuevo.

Considera cuál de estas recomendaciones es más relevante para tu ciclo del sueño y crea tu «plan de sueño» semanal. Comprométete a acostarte a una determinada hora y planifica la tarde y la noche lo mejor posible para poder dormir las horas requeridas.

Controla tu plan de sueño de un Cuerpo Sabio durante las tres semanas siguientes

¿Cómo te sentiste al final de la segunda semana después de haber intentado dormir más horas y descansar mejor? Normalmente, te llevará un tiempo ver cuál es tu mejor rutina del sueño. Sigue intentando dormir al menos ocho horas cada noche durante el resto del programa de 28 días. Hará que los otros cambios sean más eficaces. En realidad, dormir lo bastante te ayuda considerablemente a perder peso si eso es lo que deseas. Sigue rellenando la tabla de las páginas 302, 303 para controlar tu sueño.

Si la fatiga es un problema importante para ti y al cabo de varias semanas sigues sin descansar bien por la noche, asegúrate de aplicar todos los métodos del capítulo sobre el sueño. Si aún no has probado ninguna de las plantas medicinales o los suplementos para dormir, ahora es el momento de hacerlo. Si sigues teniendo problemas de sueño, tal vez sea importante ir a ver al médico o someterte a un estudio del sueño para encontrar una solución. Dormir bien es crucial para tu salud y tu vitalidad.

Tercera semana: muévete

Esta semana te centrarás en mover el cuerpo de un modo que te ayude a estar más sana, fuerte y flexible. Es primordial que te dejes guiar por tu inteligencia corporal cuando elijas una actividad física y un nivel de ejercicio que le vayan bien a tu cuerpo. Cierra los ojos, respira hondo e intenta percibir qué movimiento está deseando hacer. ¿Caminar en plena naturaleza? ¿Montar en bicicleta? ¿Ir a bailar con las amigas? ¿Hacer taichí en el parque? ¿O quizá tu cuerpo está deseando meterse en la cama para echar una siesta? Cualquier movimiento es terapéutico. Vuelve tal vez a pie a casa al salir del trabajo. Encontrar una actividad que anheles y te apasione es vital para hacer el ejercicio que te está pidiendo el cuerpo.

Ciertas clases de ejercicio, como el yoga suave, Pilates, taichí o *qigong*, son terapéuticos y también se adaptan a distintos niveles de capacidad física. El yoga es ideal para estirar la columna y aumentar la flexibilidad en las mujeres a las que les duele el cuello o la espalda. El Pilates desarrolla la musculatura abdomino-lumbar que previene las lesiones en el cuello, espalda, hombros y caderas. El taichí y el qigong, al soltar las articulaciones y alinear el cuerpo, fomentan la ausencia de dolor y los movimientos fluidos. La natación y el aeróbic acuático son ideales para las personas a las que les resulta doloroso soportar el peso de su cuerpo, como cuando se sufre de artritis en pies, rodillas, caderas y columna. ¿Qué movimiento hace que tu cuerpo se sienta como nuevo?

Analiza los tres aspectos de estar en forma

¿Cuál es tu capacidad aeróbica? El ejercicio aeróbico es una actividad que te hace jadear en el sentido literal. Subir escaleras, ir de excursión y montar en bicicleta son ejemplos de esta clase de ejercicio. Una mujer sana, tenga la edad que tenga, si no está lesionada, debe poder subir al menos un tramo de escaleras sin perder el aliento. Y todas necesitamos hacer alguna clase de ejercicio aeróbico. Beverly, una de mis pacientes, tiene setenta y dos años y sigue cuidando el jardín de su casa. Esta actividad implica levantar objetos pesados, cavar la tierra, arrancar las malas hierbas… sobre todo tareas que fortalecen la musculatura. Coincidimos en que tenía que complementar esta actividad que le gusta con otra un poco más aeróbica. Decidió salir a pasear por el vecindario durante 30 minutos cuatro días a la semana además de ocuparse del jardín. Si crees que necesitas hacer una actividad aeróbica, te servirá cualquiera que requiera un movimiento constante y que aumente el ritmo respiratorio, como bailar, andar, correr, pedalear, nadar, usar varias «máquinas» aeróbicas en el gimnasio o practicar un deporte que consista en correr, nadar o saltar (por ejemplo, baloncesto, fútbol, balonvolea, tenis).

¿Estás fuerte? ¿Necesitas fortalecer el cuerpo? Estar fuerte te permite llevar las bolsas del supermercado, agacharte con facilidad o levantar un mueble. El fortalecimiento muscular es sobre todo importante a medida que nos hacemos mayores porque nos ayuda a mantener la masa muscular y la densidad ósea y a evitar las lesiones. Pero es esencial recibir algunas instrucciones para realizarlo correctamente, tanto si haces sentadillas como si levantas pesas o usas máquinas. En la mayoría de los gimnasios disponen de personal cualificado o de entrenadores que te ayudarán a empezar a ganar fuerza. O bien puedes mirarte al espejo mientras realizas un ejercicio intentando imitar los movimientos de un profesional ejecutándolo en Internet o de las ilustraciones de un libro. Si quieres hacer ejercicio en casa, en la Red encontrarás un gran número de vídeos que te enseñan a combinar ejercicios sencillos —como sentadillas, saltos en tijera, flexiones y distintas clases de abdominales— para mejorar el tono muscular que te irán de maravilla. En el capítulo diez ofrezco varios ejemplos.

¿Cómo andas de flexibilidad? Curiosamente, puedes estar en forma y fuerte y carecer, sin embargo, de equilibrio y flexibilidad, por lo que serás más vulnerable a las lesiones. Hacer estiramientos antes o después de una actividad física es bueno para calentar el cuerpo. El yoga, las artes marciales y el baile son ideales para aumentar el equilibrio y la flexibilidad. Y es sorprendente ver hasta qué punto la flexibilidad del cuerpo ¡hace que la mente se vuelva también más flexible!

¿Qué clases de movimientos necesitas añadir a tu vida para sentirte mejor? Como mínimo, la mayoría de las personas tienen que hacer algún tipo de ejercicio moderado 150 minutos a la semana (¡andar también cuenta!). Recuerda que el ejercicio moderado es aquel en el que el percentil de la frecuencia cardíaca es de 50 a 75, como he indicado en el capítulo diez. Puedes consultar la tabla de la página 232 para calcular el ritmo cardíaco que deseas alcanzar. Si aún no haces 150 minutos de ejercicio semanales, conviértelo en tu meta para esta semana. No olvides que también cuenta salir a caminar en la pausa del mediodía o repartir tus paseos en distintos momentos del día. Una de mis pacientes ha contado los pasos que hay entre el escritorio de su despacho y la alejada sala de conferencias del lugar donde trabaja e intenta recorrer este trayecto al menos tres veces al día. ¿Qué meta realista te puedes fijar? Si ya dispones de un cuentapasos (en tu móvil, reloj o pulsera de actividad) procura dar 10.000 pasos al menos tres días a la semana. Si ya los das en tu rutina de ejercicio, ¿qué más puedes hacer para equilibrar los tres aspectos de estar en forma? ¿Tal vez añadir una clase o un vídeo de ejercicio de 30 minutos a tu programa una vez a la semana? ¿O una rutina de fortalecimiento muscular? ¿O quizá deseas probar el entrenamiento interválico de alta intensidad (HIIT) que describo en el capítulo diez para aumentar la masa muscular y la longevidad? Escucha tu cuerpo mientras eliges y experimentas tu rutina de actividad física. Ve mejorando y alternando tu actividad física con el tiempo para adaptarte a las necesidades de tu cuerpo. Si has pasado una mala noche y estás agotada, quizá sea el día idóneo para hacer un entrenamiento HIIT. O tal vez seguir una clase de yoga por Internet sea una mejor idea. La meta no es dar una determinada cantidad de pasos o quemar calorías, sino escuchar a tu cuerpo y encontrar la forma de moverlo cada día con una actividad estimulante con la que disfrutes que active tu fuerza física.

Crea esta semana tu programa de *fitness* según tus necesidades y deseos usando la tabla de la página siguiente.

Cuando decidas en qué te concentrarás primero, guíate por la información que has obtenido en los test para saber qué clase de ejercicio es el más indicado para ti.

Si has obtenido 16 puntos o una cifra superior en el test de fatiga: es importante que hagas una cierta actividad física, sea cual sea tu grado de fatiga. Escucha atentamente las necesidades de tu cuerpo cuando decidas la duración de tus sesiones. Ten cuidado de no excederte, de lo contrario te sentirías más agotada aún o podrías lesionarte. La cualidad terapéutica del yoga suave me encanta (*hatha, anusara* o yoga renovador). Cuando la fatiga supone un problema importante, no aconsejo practicar ningún tipo de «yoga con calor». Aunque el *bikram* yoga sea un buen sistema para hacer ejercicio y purificar el organismo, también es extenuante por los minerales que se pierden al sudar y el calor que agrava la fatiga. El taichí y el *qigong* en cambio son mano de santo porque renuevan el *chi* o la energía vital, lo cual es importantísimo para alguien con una fatiga profunda. Otra buena opción es dar paseos o hacer aeróbic acuático suave.

Si has obtenido 11 puntos o una cifra superior en el test del dolor crónico: ten en cuenta tus puntos débiles o tus lesiones cuando crees el programa de *fitness*. Recurrir a un fisioterapeuta te irá de maravilla para aumentar la fuerza muscular, reducir el dolor y diseñar un programa de ejercicio para tu futuro bienestar. No olvides que algunos fisioterapeutas tienen una mayor destreza y experiencia que otros, como cualquier profesional de la salud. Vale la pena encontrar uno al que respetes y admires que entienda tu cuerpo. También puedes recurrir a un terapeuta manual —quiropráctico, osteópata o masajista— para que te ayude a alinear el cuerpo y a moverte sin experimentar dolor.

	DÍA 1	DÍA 2	DÍA 3
Tipo de ejercicio			
Tiempo o cantidad de pasos			
¿Cómo te has sentido antes y después?			

Si has obtenido menos de 11 puntos en el test de la libido: la buena noticia es que el ejercicio aeróbico regular ¡aumenta la libido! Hacer 30 minutos de ejercicio aeróbico al menos tres días a la semana avivará tu vida sexual, en parte porque la actividad física te ayuda a sentirte más *en* tu cuerpo y aumenta la circulación. El ejercicio es idóneo para el apetito sexual al hacerte mover la pelvis. Una actividad como la zumba, la salsa, la danza africana, bailar el aro (hula hoop), la danza del vientre, la samba o el tango te hará sentir un delicioso calorcillo al agolparse la sangre en las mejillas y en la zona pélvica. Las mujeres de las culturas norteñas suelen hacer actividades lineales (caminar, correr, nadar, pedalear, etc.), y aprender a mover en círculos las caderas con precisión es un hermoso arte ancestral femenino que te producirá un hormigueo de puro placer.

Si has obtenido 11 puntos o una cifra superior en el test de depresión o de ansiedad: es crucial que hagas ejercicio con regularidad. Como he señalado en el capítulo seis, la actividad física regular es *más* eficaz para tratar una depresión pertinaz que cualquier medicamento. Y el ejercicio también es un gran tratamiento para la ansiedad, aunque la mayoría de los estudios se han centrado en los efectos del ejercicio aeróbico. Yo recomiendo a mis pacientes con depresión y ansiedad que hagan alguna clase de actividad aeróbica al menos durante 30 minutos cinco días a la semana. Practicarla al aire libre es especialmente eficaz por los efectos terapéuticos del sol, la absorción de vitamina D y el contacto con la naturaleza. Si la ansiedad es el síntoma principal, realizar una actividad relajante y meditativa como el yoga, el taichí o el *qigong* es una buena opción.

DÍA 4	DÍA 5	DÍA 6	DÍA 7

Cuarta semana: cultiva el amor, el contacto humano y un propósito en la vida

Cierra los ojos y respira hondo. Ponte las yemas de los dedos sobre el corazón y sigue respirando profundamente como si lo hicieras desde él. Siente mientras respiras como se te ablanda y empieza a abrir como una rosa, pétalo a pétalo. Formúlale a tu corazón las siguientes preguntas:

¿Qué clase de amor necesito en mi vida?
¿Qué clase de personas deseo tener cerca?
¿Cómo lo puedo conseguir?

Medita tus respuestas y escríbelas en este libro o en un diario si lo deseas. ¿Qué puedes hacer esta semana para aumentar el amor y el contacto humano en tu vida? ¿Recibir más abrazos de tus amigas? ¿Un masaje? ¿Inscribirte al fin en una página web de citas como habías estado planeando hacer? ¿Programar una cena romántica con tu pareja? Si en el Índice de Redes Sociales (véase la página 247) has obtenido tres puntos o una cifra inferior, tal vez desees centrarte en ampliar tu círculo social. Si has obtenido 11 puntos o una cifra superior en el test de depresión o de ansiedad, esta parte es especialmente importante para ti porque las relaciones y el contacto humano sanan el corazón que sufre.

Elige dos cosas que harás esta semana para mejorar tu vivencia del amor.

1. _____

_____

2. _____

_____

En el capítulo doce te has centrado en descubrir tu propósito en la vida, en llevar a cabo algo para los demás que te haga sentir realizada. Tu propósito no tiene por qué ser nada del otro mundo ni tampoco una misión de gran envergadura, simplemente te hace sentir útil y te recuerda por qué estás en este mundo. Lo cual es vital para tu salud.

Si aún no lo has descubierto, hacer el ejercicio de tres pasos de la página 261 te ayudará a descubrir un aspecto de tu propósito en este mundo, la tarea en particular para la que estás hecha. Elige una de las ideas que coincida con aquello que te motive. La que más te atraiga en ese momento. Una idea que al contemplarla haga que tu cuerpo exclame entusiasmado «¡sí!» (vuelve a consultar si lo deseas el ejercicio «Sintoniza con tus "síes" y "noes"» de la página 32. Piensa en algo que puedas hacer esta semana que te llene. Por ejemplo, ofrecerte de voluntaria para dirigir una labor benéfica en tu lugar de trabajo. O apuntarte a una clase para aprender una habilidad que te apasione. O plantearte la posibilidad de estudiar una carrera o de formarte en un oficio que te permita dedicarte a lo que te encanta. O encontrar un momento en tu trabajo actual para echarle una mano a un cliente o a un compañero. El primer paso consiste simplemente en esta clase de acciones. Así que esta semana haz simplemente la primera llamada telefónica, mantén una conversación o analiza tus opciones económicas... da el primer paso para sentirte realizada en esta vida. Sea lo que sea lo que elijas, asegúrate de dar este paso esta semana.

El primer paso que daré para sentirme realizada será _____

_____

¡Tu plan de 28 días ha finalizado!

¡Enhorabuena! Cuatro semanas es mucho tiempo y has conseguido seguir tu Plan de un cuerpo sabio ¡hasta el final! Si eres como yo o como cualquier otra persona, probablemente hayas tenido varios deslices mientras lo realizabas. Quiero aclarar que lo principal no es si lo has seguido a la perfección. Respira profundamente varias veces y aprecia cualquier pequeño cambio que hayas *hecho* este mes. Y olvídate del resto.

La parte más importante de este programa es captar mejor la sabiduría de tu cuerpo a la hora de actuar. ¿Qué cambios y elecciones has hecho este mes que le han gustado a tu cuerpo? ¿Cómo te sentiste al llevarlos a cabo? ¿Cómo puedes seguir manteniéndolos? El Plan de un Cuerpo Sabio son unas directrices que te ayudan a mantener estos cambios una vez lo has finalizado. Es a la larga una forma saludable de comer, moverte y vivir, y, además, cuando lo combinas con tus intuiciones sobre lo que tu cuerpo necesita te hace ganar años de salud y vitalidad. Sigue intentando descubrir nuevas formas de dar y recibir amor en el mundo. Tu mejor médico es tu propio corazón.

Agradecimientos

Doy las gracias a mi agente literario, marido, compañero de juegos, arquitecto de ideas y un bombón, Doug Abrams. Sin ti este libro no existiría a muchos niveles, desde su concepción (tú eres el agente literario consumado) y su magnífica representación en la propuesta editorial, hasta el vehemente apoyo a mis sueños que como marido y media naranja me has ofrecido, levantándome y sacudiéndome el polvo cuando me he caído de bruces al suelo. «Yo» no habría escrito este libro de no haber recibido tu amor incondicional en todo momento a pesar de mis horas bajas.

También quiero dar las gracias a Leah Miller, mi brillante editora, una mujer con una tremenda capacidad de trabajo. Te agradezco que creyeras constantemente en este libro, sin tus minuciosas indicaciones no habría llegado a ser lo que es. Agradezco a Gail Gonzales, Jennifer Levesque, Kathleen Schmidt, Anna Cooperberg, Emily Weber Eagan, Angie Giammarino, Suzee Skwiot y a todas las otras personas de Rodale que me ayudaron a hacer realidad este libro. En especial a Maria Rodale, la magnífica directora de Rodale Inc., una mujer inspiradora, madre, escritora y amiga.

A mis asombrosas amigas médicas y escritoras que me han inspirado y hecho reír a carcajadas en este camino tan maravilloso y desconcertante: Lissa Rankin, Molly Roberts y Sara Gottfried. Gracias por vuestro apoyo y vuestras observaciones en todas las etapas de la creación del libro. Y a mi querida mentora, Gladys McGarey, que me inspira a mí y a tantos otros médicos a dar lo mejor de nosotros a nuestros pacientes y a practicar el amor mientras ejercemos la medicina, puesto que el amor es el que de verdad lo cura todo. Gracias por animarme a no dejar la medicina, a persistir y a encontrar una práctica de medicina holística que adoro con todo mi corazón. Y a los inspiradores médicos que practican la medicina integrativa, amigos y mentores que han allanado el camino para que la medicina se ejerza con más sabiduría y amor: Molly Roberts, Bruce Roberts, Patrick Hannaway, Wendy Warner, Scott y Suze Shannon, Jennifer Blair, Karen Lawson, Mimi Guarneri, John Weeks, Bill Manahan, Alan Gaby, Daniel Friedland, Bill Meeker, David Riley, Dean Ornish, Mark Hyman, Tabatha Parker y Lee Lipsenthal, siempre os llevaré en el corazón.

Quiero dar las gracias a mis extraordinarias amigas y hermanas de la Red por las tutoriales que le habéis impartido a esta internauta neandertal. Vuestra auténtica amistad significa mucho para mí: Sage Lavine, Saida Desiléts y Sol Sebastian. Y también a Monika Szamko, mi compañera en Woven (wovenweb.com), por tu maravilloso ejemplo de cómo podemos ser madres, agentes de cambio, soñadoras en el mundo y viajeras internacionales intrépidas. Gracias por ser como sois y por lo que hacéis por las mujeres de todo el mundo. Y a mis inspiradoras amigas del alma, Nina Simons, Rachel Bagby, Peggy Callahan, Debora Bubb, Heather Kuiper, Mpho Tutu, Alanis Morissette y Pam Omidyar, vuestra labor fundamental está creando un mundo en el que todos podemos vivir en paz. Y al arzobispo Desmond Tutu, mi fuente de inspiración y mentor espiritual.

Quiero dar un sinfín de gracias a mi hermana (es la verdadera) Lisa Carlton, el ángel bendito de mi vida. No me puedo creer que hayamos tenido la suerte de ser hermanas, amigas, compañeras en Wowen y creadoras de talleres, y que, además, compartamos la misma familia y las cenas del día de Acción de Gracias. Te quiero y siempre te querré, y pienso estar en una mecedora a tu lado dentro de cuarenta años. Gracias por salvar a la joven que llevo dentro.

Quiero dar las gracias a mi grupo de mujeres que hace que mi espíritu siga de una pieza cuando se empieza a quebrantar. Sin vosotras no lo habría conseguido: Victoria, Marie, Carey, Cat y Valerie Joy, os quiero, nenas. Y a Patty Hinz, una excepcional lectora, médica, fotógrafa y amiga. Gracias por hacer que mi vida sea más maravillosa en todos los sentidos.

A las doctoras divinas y extraordinarias con las que tengo el privilegio de trabajar, seguís haciendo que la línea entre trabajo, diversión, compañerismo y amistad desaparezca, lo cual me encanta. ¡Os quiero! Los pacientes que compartimos son muy afortunados de vivir en el mar de amor que les ofrecéis: Marie Royer, Adrianna Gonzalez, Aimée Gould Shunney, Lena Axelsson, Nina Kolbe y Glynis Taormina. Sois una fuente de inspiración diaria para mí.

A la comunidad de pacientes que he tenido el privilegio de acompañar en sus propios viajes. No hay un solo día que dejéis de sorprenderme y de inspirarme con vuestro coraje, perseverancia, dulce vulnerabilidad y expansivo corazón. Sois mis mejores maestros.

A mi equipo playero de balonvolea de Santa Cruz —sabéis quiénes sois— por hacer que me mantenga cuerda y por ser a veces lo bastante buenas para dejarme que me sienta como una tía dura de pelar. Gracias. Sois mi Prozac.

A mi familia: mamá y papá, Irene y Don Carlton, gracias por creer siempre en mí, por decirme que puedo conseguir lo que me proponga y por hacer todo cuanto está en vuestra mano para que triunfe. A mi hermano Jeff, mis hermanas Lisa y Rita, mis sobrinos Grant, Andrew, Elijah y Jordan. Y a mi otra familia, Dick y Patricia Abrams, Karen, Matt, y Halleli y Joe, y Jen y Jonas. Sabéis que podéis contar conmigo y yo también sé que puedo contar con vosotros, y esto significa mucho para mí.

Quiero dar mil gracias a cada uno de mis magníficos hijos: Jesse, Kayla y Eliana. Jesse, tú me enseñas a ser paciente, a apreciar la magia de la música y la importancia de la alegría espontánea, y también a amar sin reservas. Kayla, tú me enseñas a ser perseverante, el gran poder de darlo todo y la importancia de marcar una diferencia en este mundo. Eliana, tú me enseñas a ser yo misma, sin preocuparme por lo que pensará la gente, para combinar la ciencia y el estilo con arrojo y a encontrar la belleza y el placer en la naturaleza y en un elaborado *brunch*. Los tres tenéis un corazón enorme, precioso y encantador y me siento muy afortunada de mantener este vínculo con vosotros en esta vida.

Y por último le estaré siempre agradecida al Gran Espíritu-Madre Tierra-Dios-y-Diosa Adonai Eloheinu, la unidad que nos une a todos, con amor y gratitud.

APÉNDICE A

Información útil

Medición de cintura y caderas

Contorno de la cintura: usa los dedos para encontrar la costilla inferior (la décima) y el hueso delantero de la cadera. La cintura es el espacio que hay entre las dos partes y allí es donde la medirás. Rodéatela desde atrás con la cinta métrica y anota los centímetros.

Contorno de las caderas: usa los dedos para encontrar la cabeza del fémur (trocánter mayor) sobresaliendo en el lado del muslo, en la zona de la cadera. Coloca la cinta métrica sobre los trocánteres mayores para medirte las caderas.

Cómo calcular el índice cintura-cadera

Utiliza una cinta métrica y:

- Mídete la cintura en la parte más estrecha (normalmente, en el ombligo o justo por encima).
- Mídete las caderas en la parte más ancha, alrededor de las nalgas.

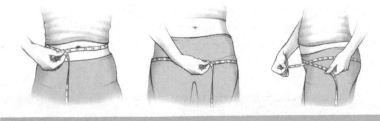

El índice cintura-cadera predice el riesgo cardiovascular. Lo ideal es que en las mujeres el perímetro de las caderas dividido por el de la cintura equivalga a 2 centímetros o a una cifra inferior. En los hombres lo ideal es que equivalga a 2,5 centímetros o a una cifra inferior. Cuanto mayor sea el índice, mayor será el riesgo cardiovascular.

Cómo elegir los suplementos más seguros y eficaces

En Estados Unidos los suplementos nutricionales, a diferencia de los medicamentos, no están regulados por la agencia gubernamental de Administración de Alimentos y Medicamentos y por tanto varían enormemente unos de otros en cuanto a la calidad y la cantidad del contenido. Puedes preguntarle a un dependiente experto si tiene en su tienda marcas que soliciten pruebas a laboratorios independientes para verificar el contenido de sus productos. En las páginas 319 y 320 encontrarás la lista de los centros tecnológicos y de sus «sellos» de calidad para que los busques en los productos que te interesen. Esta información resumida procede de la web supplementquality.com

---

Evita los alérgenos ambientales
Ácaros del polvo

Los alérgenos de los ácaros del polvo suelen producir alergias y síntomas asmáticos. Se trata de seres microscópicos estrechamente ligados a la familia de las garrapatas y las arañas. Se alimentan de las células cutáneas que se desprenden de la piel humana y proliferan en lugares cálidos y húmedos como la ropa de cama, los muebles tapizados y las alfombras.

Evitar la exposición a los ácaros del polvo es la mejor estrategia para controlar la alergia que producen. Dado el tiempo que pasamos en el dormitorio, es importante intentar disminuir al máximo los niveles de ácaros del polvo. ¿Qué podemos hacer para reducir la exposición a estos seres diminutos? Aunque es imposible eliminarlos del todo, las siguientes recomendaciones te ayudarán a reducirla.

- **Usa fundas antialergénicas:** protege las almohadas y el colchón con fundas antiácaros y antialergénicas. Están hechas de un tejido muy tupido que no permite el paso de los ácaros. También se pueden proteger los muelles, pero lo más importante son las superficies con las que entras en contacto mientras duermes.

- **Lava la ropa de cama cada semana:** lava las sábanas, las mantas, las fundas de las almohadas y las colchas con agua caliente para exterminar los ácaros del polvo y eliminar los alérgenos; si la lavas con agua templada o fría no los destruirás. Si no puedes lavar la ropa de cama con agua caliente, déjala en la secadora al menos 15 minutos a una temperatura superior a 55 grados. También se puede congelar lo que no se puede lavar, como los animales de peluche, durante 24 horas, para exterminar los ácaros del polvo.

Cuatro páginas webs en las que se listan la calidad de los productos

20 DE DICIEMBRE DE 2002, ENLACES ACTUALIZADOS EN ENERO DE 2007 POR WYN SNOW, EDITORA EN SUPPLEMENTQUALITY.COM

En la actualidad hay cuatro centros tecnológicos que realizan pruebas de calidad y analizan los suplementos nutritivos y/o las instalaciones de los fabricantes. A continuación encontrarás los sellos de calidad que debes buscar en los productos y las direcciones correspondientes de las webs donde aparecen las listas y/o la base de datos.

consumerlab.com	Natural Products Association (npainfo.org)	NSF International (nsf.org)	Us Pharmacopoeial Convention (usp.org)

¿QUÉ SIGNIFICAN ESTOS SELLOS DE CALIDAD?

1. Consumerlab.com

Centro tecnológico independiente que analiza productos: ConsumerLab estudia la literatura científica para comprender los componentes químicos de los productos que han demostrado ser útiles en los ensayos clínicos (es decir, para los humanos), y establece estándares de calidad para estos productos. Después selecciona marcas populares para analizarlas según estos estándares, que consisten en comprobar la identidad, la potencia, la pureza, la biodisponibilidad y la coherencia del producto. ConsumerLab también tiene programas que analizan materias primas e investigan suplementos para identificar las sustancias prohibidas por las organizaciones deportivas (en especial, en las Olimpiadas). En consumerlab.com encontrarás si lo deseas más información. (Solo los abonados pueden acceder a las listas completas de productos que han superado las pruebas.)

2. Natural Products Association (NPA, antiguamente NNFA)

Inspecciona las instalaciones de los fabricantes: el Programa de Certificación GMP de la NNFA inspecciona las instalaciones de las compañías abonadas para determinar si están cumpliendo con las buenas prácticas de fabricación (de la certificación GMP) establecidas por la NNFA en colaboración con otras varias organizaciones del sector comercial. La certificación GMP incluye los estándares para el control/garantía de calidad, la higiene y la comprobación de la identidad y la potencia de los ingredientes. Además, verifica la potencia, la pureza y la biodisponibilidad de los productos finales. (Los estándares GMP de la NNFA son los mismos que los de la NSF International.)[1] (Consulta la lista de la NNFA de compañías certificadas.)

3. NSF International

Inspecciona las instalaciones de los fabricantes: los estándares internacionales de la NSF International para los suplementos dietéticos siguen la misma serie de criterios de las buenas prácticas de fabricación de la NNFA. La NSF International formó un comité de accionistas —individuos procedentes del sector industrial, el gobierno y de grupos de consumidores— que votan sobre los criterios de los estándares. Los votos negativos se deben resolver antes de aprobar un estándar. Como se indica en el apartado de la NNFA, estos estándares GMP cubren el control/garantía de calidad y de higiene, la comprobación de la identidad y la potencia de los ingredientes, y la verificación de la potencia, la pureza y la biodisponibilidad de los productos finales. Solo los miembros de la NNFA pueden acceder al Programa de Certificación GMP de dicha Asociación. Sin embargo, cualquier compañía puede solicitar la

---

1. Organización independiente no gubernamental sin fines de lucro fundada en 1944 dedicada en parte a proteger la salud pública y a proporcionar asistencia a organismos de reglamentación y a profesionales de la salud pública en Estados Unidos. *(N. de la T.)*

certificación de la NSF International. (Consulta la base de datos de la NSF International de las compañías y los productos certificados. Para consultar toda la lista deja en blanco las casillas de la búsqueda del producto y del fabricante.)

4. United States Pharmacopoeia (USP)
Centro tecnológico independiente que analiza los productos e inspecciona las instalaciones de los fabricantes: el Programa de Validación de Suplementos Dietéticos de la Farmacopea de Estados Unidos (DSVP) verifica los productos finales e inspecciona las plantas donde se elaboran. La USP realiza una prueba inicial de los productos que les entregan las compañías y lleva a cabo inspecciones de las instalaciones, las prácticas, los registros y las medidas de control de calidad para asegurarse de que cumplan con los requisitos de la USP. Después realiza aleatoriamente pruebas en el mercado de los productos marcados con la certificación USP en las etiquetas para asegurarse de que sigan cumpliendo a lo largo del tiempo las normas USP. Los criterios los establece un comité de accionistas procedentes del sector de la industria, del gobierno y de grupos de consumidores. Los criterios para las pruebas de los productos incluyen la identidad, la potencia, la pureza, la biodisponibilidad y la certificación GMP. (Consulta la información de la USP sobre los productos y las compañías validados.)

¿QUÉ SIGNIFICAN ESTOS CRITERIOS?

1. Identidad y potencia: ¿contiene el producto los ingredientes y el grado de concentración indicado en la etiqueta?
2. Pureza: ¿está el producto libre de determinadas impurezas que no debería contener?
3. Biodisponibilidad: ¿se disuelve bien el producto para que el organismo pueda absorberlo?
4. Coherencia: ¿tiene cada tableta u otra clase de unidad del producto la misma identidad, potencia y pureza?
5. Buenas prácticas de manufactura (del GMP): ¿cumplen las instalaciones del fabricante con los altos estándares de calidad?
    *   NPA/NSF International: los procedimientos para el control/garantía de calidad y de higiene, la comprobación de la identidad y la potencia de los ingredientes, y la verificación de la potencia, la pureza y la biodisponibilidad de los productos finales
    *   USP: los procedimientos de seguridad, higiene y buen control.

- **Mantén el grado de humedad bajo:** mantén el grado de humedad de tu hogar por debajo del 50 por ciento. Un deshumidificador o el aire acondicionado te ayudarán a mantenerlo bajo. También puedes adquirir un aparato (en la ferretería de tu barrio o en Internet) que mida los niveles de humedad.

- **Haz orden y limpia el polvo:** haz orden sobre todo alrededor de la cama para evitar que se acumule el polvo. Limpia el polvo con una fregona o un trapo húmedo o untado con aceite en vez de usar materiales secos para que el polvo no se quede suspendido en el aire y vuelva a depositarse en el lugar.

- **Pasa la aspiradora con regularidad:** usa una aspiradora con una bolsa filtro de doble capa o con un filtro HEPA (de alta captación). Si tus alergias empeoran cuando usas la aspiradora, deja que lo haga otra persona y mantente alejada mientras tanto de la habitación. No vuelvas a entrar en ella hasta al cabo de 2 horas.

- **Saca las alfombras y los muebles tapizados donde viven los ácaros del polvo:** las alfombras les ofrecen a los ácaros del polvo un ambiente confortable y húmedo donde prosperar. Si es posible, sustituye el suelo enmoquetado del dormitorio por baldosas, madera o un suelo laminado. Plantéate reemplazar también otras piezas del dormitorio donde se acumula el polvo, como muebles tapizados, cortinas no lavables y persianas de lamas horizontales.

- **Instala un sistema de filtración de alta eficiencia en la caldera y el aparato de aire acondicionado:** busca un filtro con un valor mínimo de eficiencia (MERV) de 11 o 12 y deja el ventilador encendido para filtrar el aire en toda la casa. Asegúrate de cambiar el filtro cada tres meses.

Moho, polen y caspa de animales

Muchos de estos pasos son también importantes para evitar los ácaros del polvo de los que he hablado.

- **Si eres alérgica al moho, mantén el grado de humedad bajo:** mantén el grado de humedad de tu hogar por debajo del 50 por ciento. Un deshumidificador o un aparato de aire acondicionado te ayudarán a conseguirlo. También puedes adquirir un aparato para medir los niveles de humedad en la ferretería de tu barrio o en Internet.

- **Haz una prueba en tu hogar para detectar esporas de moho:** puedes usar un kit para realizarlo tú misma o contratar a un profesional para que se ocupe de ello, pero es esencial identificar la clase de moho y el lugar de la casa donde está presente. Puede ser tan sencillo de resolver como instalar una mejor ventilación en el baño o eliminar el moho de las paredes con agua con lejía, o tan complicado como tener que inspeccionar detrás de las paredes o debajo de los suelos para ver si hay un escape de agua y moho reproduciéndose. A veces mudarse a un lugar más seco y soleado es una opción más fácil.

- **Haz orden en tu hogar y limpia el polvo:** el polen, la caspa de animales y las esporas de moho se acumulan en el polvo. Despeja sobre todo el espacio alrededor de la cama para evitar que se acumule el polvo. Limpia el polvo con una fregona o un trapo húmedo o untado con aceite en vez de usar materiales secos para que no se quede suspendido en el aire y vuelva a depositarse en el lugar.

- **Pasa la aspiradora con regularidad:** usa una aspiradora con una bolsa filtro de doble capa o con un filtro HEPA (de alta captación). Si tus alergias empeoran cuando usas la aspiradora, deja que lo haga otra persona y mantente alejada mientras tanto de la habitación. No vuelvas a entrar en ella hasta al cabo de 2 horas.

- **Saca la moqueta:** es donde se acumulan los alérgenos.

- **Instala un sistema de filtración de alta eficiencia en la caldera y el aparato de aire acondicionado:** busca un filtro con un valor mínimo de eficiencia (MERV) de 11 o 12 y deja el ventilador encendido para filtrar el aire en toda la casa. Asegúrate de cambiar el filtro cada tres meses.

- **Mantén las mascotas fuera del lugar:** si eres alérgica a una mascota, no la dejes entrar *al menos* en el dormitorio. Lo ideal es que esté fuera de la casa.

- **Evita hacer ejercicio al aire libre:** si eres alérgica al polen quédate en casa entre las cinco y las diez de la mañana. Los niveles del polen ambiental suelen ser más altos en esta franja horaria, sobre todo los días secos y ventosos.

- **Plantéate comprar un filtro purificador de aire HEPA:** es una buena idea instalarlo en el dormitorio o en cualquier habitación del hogar donde pases mucho tiempo. Hay muchos modelos para elegir, pero lo ideal es adquirir uno que renueve el aire de la habitación *al menos* de dos a tres veces cada hora o, más aún, cuanto más mejor (>2 ACH, o renovaciones del aire por hora). Son útiles para las esporas del moho, la caspa de animales y el polen.

- **Utiliza un rinocornio:** utiliza este utensilio, o un frasco con una solución salina, para hacer irrigaciones nasales con regularidad. Cuando limpias los alérgenos de los conductos nasales dos o tres veces al día, se reducen los síntomas alérgicos visiblemente y, además, la sal tiene propiedades descongestivas suaves. Utiliza el rinocornio con agua tibia empleando la siguiente solución: 2 tazas de agua tibia, 1 cucharadita de sal y una pizca de bicarbonato de soda. O bien puedes comprar un frasco o un rinocornio que incluya los ingredientes de la solución en la proporción justa (como el Sinus Rinse).

La elección de un probiótico

Si estás interesada en comprar un probiótico para mantenerte saludable, puedes optar por un producto refrigerado que combine las especies lactobacilos y bifidobacterias. Fíjate en cuántas unidades formadoras de colonias (UFC) contiene y asegúrate de que esta cantidad esté garantizada en la fecha de la compra en lugar de solo en la de la elaboración. Para mantenerte sana bastará con uno que contenga 20.000 millones de UFC. Si tienes problemas digestivos, alergias importantes, alguna enfermedad autoinmune o una enfermedad intestinal inflamatoria, necesitas tomar dosis mucho más altas para que sean eficaces. Yo uso de 100.000 a 400.000 millones de UFC en mis pacientes para tratar estas patologías. Si tienen problemas para regenerar la flora intestinal saludable, a veces les receto junto con los suplementos probióticos el *Saccharomyces boulardii*, una levadura protectora beneficiosa. Otra buena opción es usar prebióticos, suplementos de fibra soluble que estimulan el crecimiento de las bacterias intestinales saludables. Y no hay que olvidar que los alimentos fermentados son muy ricos en una mayor diversidad de bacterias que ayudan a crear una flora intestinal resistente.

Trufas de cacao puro

1 taza de almendras
3 cucharadas de cacao en polvo, aparte del de cobertura para el acabado
1 cucharadita de extracto de vainilla
2 cucharadas de aceite de coco
2-3 cucharadas de sirope de agave (para consumir menos azúcar, en lugar de agave usa una combinación de eritritol y estevia, o uno de estos endulzantes combinado con sirope de agave para limitar las calorías del azúcar)
3 cucharadas de leche de coco entera
1 pizca de sal

Mezcla los ingredientes en una batidora o en un robot de cocina. La masa tiene que quedar espesa, como la de los brownies. Si no es así, déjala en la nevera hasta que se solidifique. Coge una o dos cucharadas de masa cada vez y dale la forma de bolita. Deslízalas sobre el cacao en polvo que has reservado para la cobertura. Deposita las trufas sobre papel de hornear y consérvalas en la nevera. Disfruta comiéndotelas cuando se hayan endurecido.

También les puedes añadir:

Coco rallado	Mantequilla	Canela
Pimentón picante	de almendras	Bayas de Goji

Pudín de aguacate con sabor a chocolate

(procedente de http://allrecipes.com/recipe/234324/chocolate-avocado-pudding/)

2 aguacates grandes, pelados, deshuesados y cortados en dados
½ taza de cacao en polvo sin azúcar
½ taza de azúcar de coco, o una menor cantidad (puedes usar estevia
     combinada con eritritol y sirope de agave para limitar las calorías del azúcar)
Un tercio de taza de leche de coco
2 cucharaditas de extracto de vainilla
1 pizca de canela molida

Mezcla los aguacates, el cacao en polvo, el azúcar de coco o los endulzantes con los que lo hayas reemplazado, la leche de coco, el extracto de vainilla y la canela en una batidora hasta conseguir una masa homogénea. Deja el pudín en la nevera hasta que se enfríe, alrededor de 30 minutos.

Consideraciones sobre la terapia hormonal sustitutiva

El tratamiento más eficaz que existe para los sofocos es la terapia de reemplazo hormonal con estrógeno. Pero es un método controvertido por diversas razones. Los estrógenos estimulan los senos y el útero, y una exposición estrogénica excesiva aumenta el riesgo de padecer tanto cáncer de mama como uterino. Los estrógenos también favorecen la formación de coágulos sanguíneos y predisponen a las mujeres a sufrir infartos, derrames cerebrales y trombos. Se conoce este hecho porque las mujeres que han estado menstruando muchos más años de los habituales —por la aparición temprana de la primera regla, por no haber estado nunca embarazadas o por una menopausia tardía (o por darse todos estos factores) corren un mayor riesgo de padecer cáncer debido al estrógeno. No es de extrañar que el estudio más importante realizado hasta la fecha sobre el uso del Premarin y el Provera (estrógenos y progestógenos artificiales) haya revelado un mayor riesgo de cáncer de mama en mujeres que recibieron una terapia hormonal sustitutiva pasados los sesenta. La mayoría de los médicos se muestran precavidos en cuanto al tratamiento hormonal y muchos deciden optar por las hormonas bioidénticas. *Bioidénticas* significa simplemente que las hormonas (a diferencia de las sintéticas del Premarin o el Provera) son idénticas a las que el cuerpo produce. Las hormonas bioidénticas se pueden conseguir generalmente en la actualidad bajo receta médica —tanto en farmacias corrientes como en las que elaboran preparados—, en parches, geles, cremas y comprimidos orales. Las versiones orales de estrógenos son metabolizadas por el hígado y tienden más a causar trombos, infartos, derrames cerebrales y trombosis venosa profunda o coágulos sanguíneos. Por esta razón siempre recomiendo a mis pacientes que usen el estrógeno que se absorbe a través de la piel, como el administrado en parches, cremas, geles, cápsulas vaginales o comprimidos sublinguales (se absorben a través de la piel de las encías y la boca).

Las mujeres que conservan el útero, además de estrógeno también deben recibir progesterona para protegerlo de los efectos estimulantes de la terapia estrogénica. Es decir, si no reciben progesterona, la terapia hormonal sustitutiva les aumenta el riesgo de desarrollar cáncer uterino. Pero las mujeres a las que les han extirpado el útero pueden seguir sin ningún problema la terapia hormonal sin necesidad de recibir progesterona. Por lo visto, seguir la terapia hormonal durante cinco años como máximo en la etapa de la menopausia apenas comporta riesgo. Y las mujeres a las que les han extirpado el útero pueden seguir la terapia hormonal solo a base de estrógenos durante siete años como máximo con un menor riesgo aún. La Sociedad Americana para el Estudio de la Menopausia (NAMS), en las recomendaciones emitidas en el 2016, afirmaba: «En el tratamiento de los síntomas menopáusicos se debe usar la dosis más baja de terapia hormonal durante el menor tiempo posible». Y la mayoría de los facultativos estarían de acuerdo con esta recomendación.[2]

Vale la pena señalar que algunas mujeres, por desgracia, tienen sofocos toda la vida. Y que a otras el estado de ánimo y la función cognitiva les mejora hasta tal punto con la terapia hormonal sustitutiva que desean seguirla por más tiempo. En estas situaciones es necesario escuchar el cuerpo y usar su inteligencia para sopesar en una determinada situación los posibles riesgos y beneficios.

---

2. Jan L. Shifren y Margery L. S. Gass, «The North American Menopause Society Recommendations for Clinical Care of Midlife Women», 2016, NAMS blog, menopause.org/publications/clinical-care-recommendations.

Fármacos que inhiben el orgasmo

Acebutolol (Sectral)

Alprazolam (Xanax)

Amitriptilina (Elavil, Vanatrip)

Atenolol (Tenormin)

Betaxolol (Kerlone)

Bisoprolol (Zebeta)

Carbamazepina (Tegretol, Carbatrol, Atretol, Epitol)

Carteolol (Cartrol)

Carvedilol (Coreg)

Citalopram (Celexa)

Clomipramina (Anafranil)

Clonazepam (Klonopin, Rivotril)

Clorazepato (Tranxene)

Clordiazepóxido (Librium)

Clorpromazina (Torazina)

Clorprotixeno (Taractan)

Codeína (Tylenol con codeína)

Desipramina (Norpramina)

Dexmetilfenidato (Focalina)

Dextroanfetamina (Adderall, Dexedrina, Dextrostat)

Diazepam (Valium)

Disulfiram (Antabuse)

Doxepina (Sinequan, Zonalon)

Escitalopram (Lexapro)

Esmolol (Brevibloc)

Estazolam (Prosom)

Etosuximida (Zarontin)

Fenfluramina (Pondimin)

Fentanilo (parches duragésicos, Actiq)

Fentermina (Adipex-P, Ionamin, Phentride, Phentercot, Teramine, Pro-Fast, Oby-Trim)

Flufenazina (Prolixin)

Fluoxetina (Prozac)

Flurazepam (Dalmane)

Fluvoxamina (Luvox)

Hidrocodona (Vicodin, Lorcet, Lortab, Maxidone, Norco, Zydone, Anexia)

Hidromorfona (Dilaudid)

Imipramina (Tofranil)

Ketoconazol (Nizoral)

Labetolol (Trandate, Normodyne)

Lorazepam (Ativan)

Loxapina (Loxitane)

Maprotilina (Ludiomil)

Meperidina (Demerol)

Mesoridazina (Serentil)

Metadona

Metildopa (Aldomet)

Metilfenidato (Ritalin, Methylin, Metadate, Concerta)

Metoprolol (Lopressor)

Modafinilo (Provigil, Alertec)

Morfina (MS Contin, Kadian, Avinza, Roxanol, Oramorph, Statex, M-Eslon)

Nadolol (Corgard)

Nortriptilina (Aventyl, Pamelor)

Oxazepam (Serax)

Oxicodona (Roxicodone, Oxycontin, Percolone, OxyIR, OxyFAST, Endocodone, Supeudol, Tylox, Roxicet, Percocet, Percodan)

Oximorfona (Numorphan)

Paroxetina (Paxil)

Penbutolol (Levatol)

Perfenazina (Trilafon)

Pimozida (Orap)

Pindolol (Visken)

Proclorperazina (Compazina)

Propoxifeno (Darvon, Darvocet, Wygesic)

Propranolol (Inderal)

Protriptilina (Vivactil, Triptyl)

Risperidona (Risperidal)

Sertralina (Zoloft)

Sibutramina (Meridia)

Temazepam (Restoril)

Timolol (Blocadren)

Tioridazina (Mellaril)

Tiotixeno (Navane)

Triazolam (Halcion)

Trifluoperazina (Stelazine)

Trimipramina (Surmontil)

Venlafaxina (Effexor)

Fármacos comunes que reducen la libido

Acebutolol (Sectral)

Acetato de medroxiprogesterona (Provera, Cycrin, Amen, Curretab, Depo-Provera)

Acetazolamida (Diamox)

Alprazolam (Xanax)

Amiodarona (Cordarone, Pacerone)

Amitriptilina (Elavil, Vanatrip)

Atenolol (Tenormin)

Barbitúricos (Fiorinal, Butalbital)

Betaxolol (Kerlone)

Bisoprolol (Zebeta)

Carbamazepina (Tegretol, Carbatrol, Atretol, Epitol)

Carteolol (Cartrol)

Carvedilol (Coreg)

Cimetidina (Tagamet)

Clomipramina (Anafranil)

Clonazepam (Klonopin, Rivotril)

Clorazepato (Tranxene)

Clordiazepóxido (Librium)

Clorpromazina (Thorazine)

Desipramina (Norpramin)

Diazepam (Valium)

Digoxina (Lanoxin)

Doxepina (Sinequan, Zonalon)

Esmolol (Brevibloc)

Espironolactona (Aldactone)

Estazolam (Prosom)

Etosuximida (Zarontin)

Famotidina (Pepcid)

Fenelzina (Nardil)

Fenfluramina (Pondimin)

Fenitoina (Dilantin)

Flurazepam (Dalmane)

Imipramina (Tofranil)

Interferon

Isocarboxazida (Marplan)

Ketoconazol (Nizoral)

Labetolol (Trandate, Normodyne)

Litio

Lorazepam (Ativan)

Maprotilina (Ludiomil)

Megestrol (Megace)

Metadona

Metildopa (Aldomet)

Metoclopramida (Reglan)

Metoprolol (Lopressor)

Nadolol (Corgard)

Nizatidina (Axid)

Noretindrona (Aygestin, Norlutate)

Nortriptilina (Aventyl, Pamelor)

Oxazepam (Serax)

Penbutolol (Levatol)

Píldoras anticonceptivas

Pindolol (Visken)

Proclorperazina (Compazine)

Progesterona (Prometrium)

Propranolol (Inderal)

Protripilina (Vivactil, Triptyl)

Ranitidina (Zantac)

Reserpina

Risperidona (Risperdal)

Temazepam (Restoril)

Timolol (Blocadren)

Tranilcipromina (Parnate)

Triazolam (Halcion)

Trimipramina (Surmontil)

Fuente: *The Multi-Orgasmic Woman*, Chia y Abrams, Harper Collins, 2005.

Drogas recreativas que inhiben el orgasmo

Alcohol (más de una lata de cerveza de 350 mililitros, una copa de vino de 180 mililitros y una copita de licor de 45 mililitros al día)

Tabaco (cigarrillos, cigarrillos electrónicos, tabaco de mascar)

Speed, cocaína, crack (estimulantes)
Heroína y narcóticos para el dolor (sedantes)
Éxtasis

APÉNDICE B

Recursos de profesionales de la salud

Encuentra un médico integrativo

Asociación Española de Médicos Integrativos (aesmi), teléfono: 91 431 35 16. En su página web aesmi.org encontrarás una lista de médicos asociados
- Asociación Española de Médicos Naturistas (AEMN), teléfono: 91 306 38 19. Web: www.medicosnaturistas.es
- Confederación Española de Profesionales Naturópatas Colegiados (CONACO), teléfono: 646 093 937. Web: www.naturopatascolegiados.com

Encuentra un acupuntor y un experto en medicina china tradicional
- Asociación Colegial de Médicos Acupuntores, www.acupunturacna.org. Teléfono: 91 442 01 01.
- Sociedad de Acupuntura Médica de España, same-acupuntura.org.
- Sociedad Española de Acupuntores Profesionales, www.seaporg.eu. Teléfono: 91 856 72 41.

Encuentra un quiropráctico
- Asociación Española de Quiropráctica (AEQ), quiropractica-aeq.com. Teléfono: 91 429 38 86.
- Asociación Española de Usuarios de Quiropráctica (AEUQ), www.aeuq.net. Teléfono: 91 429 38 86

Encuentra un terapeuta

Terapeutas especializados en la resolución de traumas y en el método de la sensopercepción y la inteligencia corporal
* Somatic Experiencing Trauma Institute (terapeutas formados con el enfoque psicobiológico del doctor Peter A. Levine: traumahealing.org).
* Somatic Experiencing Barcelona. Centro de formación oficial en Barcelona del método del doctor Peter A. Levine: www.somaticbarcelona.com

Terapeutas matrimoniales
* Federación Española de Asociaciones de Terapia Familiar, www.featf.org. En esta página web aparece un directorio de terapeutas matrimoniales.

Para una crisis

* Línea para prevención del suicidio de la Asociación del Teléfono de la Esperanza: 902500002
* Teléfono de atención a víctimas de violencia doméstica: 016
* Teléfono de urgencia para denuncia de malos tratos: 062,112,016

Reducción del estrés basada en mindfulness (MBSR)

* Meditaciones mindfulness guiadas por John Kabat-Zinn, creador del programa MBSR: mindfulnesscds.com
* Center for Mindfulness in Medicine, Health Care and Society: umassmed.edu/cfm/stress-reduction/history-of-mbsr/
* Curso en Internet sobre meditaciones mindfulness para reducir el estrés:
* Soundstrue.com/store/the-mbsr-online-course-3226.html

Meditación guiada

* The Healing Mind (Dr. Martin Rossman): thehealingmind.org

Encuentra un grupo de apoyo de mujeres

* Woven: wovenweb.com y facebook.com/wovenweb/?fref=ts

Otros libros de Rachel Carlton Abrams

The Man's Guide to Women: Scientifically Proven Secrets from the «Love Lab» about What Women Really Want, de John Gottman y Julie Schwartz Gottman, con Douglas Abrams y Rachel Carlton Abrams, Rodale Books, 2016.

The Multi-Orgasmic Couple: Sexual Secrets Every Couple Should Know, de Mantak Chia, Maneewan Chia, Douglas Abrams y Rachel Carlton Abrams, HarperOne, 2002.

The Multi-Orgasmic Woman: Sexual Secrets Every Woman Should Know, de Mantak Chia y Rachel Carlton Abrams, HarperOne, 2010.

Libros de otros autores

And Baby Makes Three: The Six-Step Plan for Preserving Marital Intimacy and Rekindling Romance after Baby Arrives, de John M. Gottman y Julie Schwartz Gottman, Three Rivers Press, 2007.

Cuerpo de mujer, sabiduría de mujer, de Christiane Northrup, Urano, Barcelona, 2010.

Diez claves para transformar tu matrimonio: cómo reforzar las relaciones de pareja, de John M. Gottman, Julie Schwartz Gottman y Joan DeClaire, Paidós, Barcelona, 2008.

Emergence of the Sensual Woman: Awakening Our Erotic Innocence, de Saida Désilets, Jade Goddess Publishing, 2006.

Encuentre su propia estrella polar: reclame la vida gozosa y feliz que está destinado a vivir, de Martha Beck, Obelisco, Barcelona, 2013.

Full Body Presence: Explorations, Connections, and More to Experience Present Moment Awareness, de Suzanne Scurlock-Durana, Healing from the Core Media, 2008.

Guided Imagery for Self-Healing: An Essential Resource to Anyone Seeking Wellness, de Martin L. Rossman, H. J. Kramer/New World Library, 2000.

Healthy at 100: The Scientifically Proven Secrets of the World's Healthiest and Longest-Lived Peoples, de John Robbins, Ballantine Books, 2007.

In an Unspoken Voice: How the Body Releases Trauma and Restores. Goodness, de Peter A. Levine, North Atlantic Books, 2010.

In Defense of Food: An Eater's Manifesto, de Michael Pollan, Penguin Books, 2008.

La mente como medicina: la ciencia de la autosanación, de Lissa Rankin, Urano, Barcelona, 2014.

La sabiduría de la menopausia, de Christiane Northrup, Urano, Barcelona, 2012.

Las diosas nunca envejecen: la fórmula secreta para sentirte radiante, vital y disfrutar de bienestar a cualquier edad, de Christiane Northrup, Urano, Barcelona, 2015.

Los placeres secretos de la menopausia, de Christiane Northrup, Urano, Barcelona, 2009.

Love and Survival: 8 Pathways to Intimacy and Health, de Dean Ornish, William Morrow, 1999.

Sanar el trauma: un programa pionero para restaurar la sabiduría de tu cuerpo, de Peter A. Levine, Neo Person, Madrid, 2013.

Taking Charge of Your Fertility: The Definitive Guide to Natural Birth Control, Pregnancy Achievement, and Reproductive Health (edición 20 aniversario), de Toni Weschler, William Morrow, Nueva York, 2015.

The Anatomy of a Calling: A Doctor's Journey from the Head to the Heart and a Prescription for Finding Your Life's Purpose, de Lissa Rankin, Rodale Books, 2015.

The Blood Sugar Solution: The UltraHealthy Program for Losing Weight, Preventing Disease, and Feeling Great Now!, de Mark Hyman, Little, Brown and Company, 2012.

The Definitive Guide to Cancer: An Integrative Approach to Prevention, Treatment, and Healing, de Lise Alschuler y Karolyn A. Gazella, 3ª edición, Celestial Arts, 2010.

The Heart Speaks: A Cardiologist Reveals the Secret Language of Healing, de Mimi Guarneri, FACC, Touchstone, 2007.

The Hormone Cure: Reclaim Balance, Sleep and Sex Drive; Lose Weight; Feel Focused, Vital, and Energized Naturally with the Gottfried Protocol, de Sara Gottfried, Scribner, 2014.

The New Good Life: Living Better Than Ever in an Age of Less, de John Robbins, Ballantine Books, 2010.

The Seven Principles for Making Marriage Work: A Practical Guide from the Country's Foremost Relationship Expert, de John M. Gottman y Nan Silver, Harmony, 2015.

The Spectrum: A Scientifically Proven Program to Feel Better, Live Longer, Lose Weight, and Gain Health, de Dean Ornish, Ballantine Books, 2008.

Ultraprevention: The 6-Week Plan That Will Make You Healthy for Life, de Mark Hyman y Mark Liponis, Scribner, 2003.

Whole Body Intelligence: Get Out of Your Head and Into Your Body to Achieve Greater Wisdom, Confidence, and Success, de Steve Sisgold, Rodale Books, 2015.

Women's Encyclopedia of Natural Medicine: Alternative Therapies and Integrative Medicine for Total Health and Wellness, de Tori Hudson, McGraw-Hill Education, 2007.